Software als Medizinprodukt

Mark Hastenteufel · Sina Renaud

Software als Medizinprodukt

Entwicklung und Zulassung von Software in der Medizintechnik

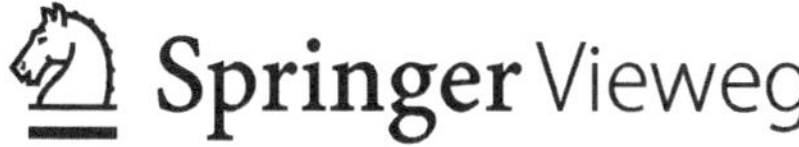

Springer Vieweg

Mark Hastenteufel
Heidelberg, Deutschland

Sina Renaud
Heidelberg, Deutschland

ISBN 978-3-658-26487-1   ISBN 978-3-658-26488-8 (eBook)
https://doi.org/10.1007/978-3-658-26488-8

Die Deutsche Nationalbibliothek verzeichnet diese Publikation in der Deutschen Nationalbibliografie;
detaillierte bibliografische Daten sind im Internet über ► http://dnb.d-nb.de abrufbar.

Springer Vieweg

Springer Vieweg ist ein Imprint der eingetragenen Gesellschaft Springer Fachmedien Wiesbaden GmbH
und ist ein Teil von Springer Nature.
Die Anschrift der Gesellschaft ist: Abraham-Lincoln-Str. 46, 65189 Wiesbaden, Germany

Für Lara, Julian und Jakob!

Vorwort

Warum ein Buch zum Thema *Software als Medizinprodukt*? Weil die Digitalisierung der Medizintechnik unaufhaltsam voranschreitet! Gibt es nicht schon ein Buch zu dem Thema? Doch, aber nicht in dieser Form. Zum einen Beschreiben wir in dem Buch kompakt die hochaktuellen Änderungen der regulatorischen Landkarte für Medizinprodukte in Europa. Zum anderen verknüpfen wir die regulatorischen Themen mit einer kompakten Einführung in grundlegende Themen des Software Engineerings.

Von Medizintechnikern ohne spezielle Ausbildung in Softwaretechnik haben wir schon gehört: „OK, da gibt es zwar diese Seminare zur IEC 62304. Aber wie mache ich das jetzt konkret? Was ist denn eine Verifizierung einer Software-Einheit? Wie formuliert man eine Software-Anforderung? Wie formuliere ich einen Software-Systemtest?" Anders haben versierte Software-Entwickler Schwierigkeiten, die oft hardwarelastig formulierten Anforderungen der Medizintechnik-Normen zu verstehen. Mit dem Buch wollen wir eine Brücke schlagen zwischen der klassischen Medizintechnik und der etwas anders tickenden Software-Industrie. Wir wollen Medizintechnikern helfen sich zu digitalisieren, und Softwerkern den Schritt in die Medizintechnik erleichtern.

Zuallererst ist das Buch aber ein Lehrbuch. Wir wollen mit dem Buch unseren Beitrag leisten zu dem wichtigen, aber in Curricula oft vernachlässigten Thema der Zulassung von Medizinprodukten. In seinem Branchenbericht von 2018 schreibt der BVMed „Gut ausgebildetes Personal sucht die Medizintechnikindustrie vor allem für Forschung und Entwicklung, aber auch für Zulassungsfragestellungen." In Bezug auf die neuen europäischen Anforderungen für Medizinproduktehersteller stellen die Wirtschaftsminister der Bundesländer auf ihrer gemeinsamen Konferenz 2018 in Bezug auf „Markteintrittsförderung von Innovationen in der Medizintechnik" fest: „Die Wirtschaftsministerkonferenz stellt einen erheblichen Mangel an Fachkräften auf dem Gebiet Regulatory Affairs fest …. Deshalb bittet die Wirtschaftsministerkonferenz die Bundesregierung, geeignete Maßnahmen für das gesamte Bildungssystem zu entwickeln, um dieses Kompetenzfeld gezielt zu adressieren." Mit diesem Buch wollen wir unseren Beitrag dazu leisten.

Primäres Zielpublikum unseres Buches sind Studierende der Medizintechnik und Medizininformatik. Zum anderen können aber auch Praktiker großen Nutzen aus dem Buch ziehen. Als Neueinsteiger in die Thematik wird man oft von einer Flut an Gesetzen, Regularien und Normen erschlagen und sieht den Wald vor lauter Bäumen nicht. Um als Lehrbuch einen Überblick über das Thema Software als Medizinprodukt zu wahren, sind daher viele Details zum besseren Verständnis ausgespart. Bei der praktischen Umsetzung in industriellen Projekten ist man oft mit weiteren wichtigen Themen konfrontiert, welche wir hier aber nicht vertiefen. Dies sind z. B.

- PLM-OEM Beziehungen,
- klinische Prüfungen,
- ausgelagerte Prozesse,
- Systeme und Behandlungseinheiten.

Das Buch liefert keine erschöpfende Einführung in die Zulassung von Medizinprodukten, sondern fokussiert vollständig auf Software als Medizinprodukt. Themen wie Nanomaterialien, Produkte aus menschlichem oder tierischem Gewebe oder implantierbare Produkte werden im Rahmen des Buches nicht behandelt.

Leser des Buches sollten bereits ein gewisses Grundverständnis für die Software-Entwicklung mitbringen. Insbesondere werden folgende Dinge als bekannt vorausgesetzt:

- Grundlagen der Programmierung
- Grundlagen der Modellierung, z. B. mittels Unified Modelling Language (UML)
- Verständnis von grundlegenden Werkzeugen der Software-Entwicklung

Das vorliegende Buch kann als Grundlage für folgende Lehrveranstaltungen verwendet werden:

- Zulassung von Medizinprodukten (▶ Kap. 2, 3, 6 und 7). Dies muss je nach Ausrichtung des Studiengangs ergänzt werden um spezifische Aspekte wie IEC 60601, biologische Kompatibilität oder Produktionsprozesse.
- Software als Medizinprodukt (alle Kapitel). Dies entspricht einer Vorlesung zur Zulassung von Medizinprodukten mit Fokus auf Software als Medizinprodukt.
- Einführung in Software Engineering für Medizintechniker beziehungsweise -informatiker (▶ Kap. 4).

Mit dem Buch wollen wir unseren Lesern ermöglichen, ein medizintechnisches Software-Projekt unter Beachtung regulatorischer Rahmenbedingungen erfolgreich von der Idee bis zur Zulassung zu verantworten. Leser sollen sensibilisiert werden für mögliche Probleme von Software in der Medizintechnik. Wichtig ist nicht das Auswendiglernen von Gesetzen und Normen, sondern mit gesundem Menschenverstand eine sichere und leistungsfähige Software als Medizinprodukt zu entwickeln. Jedoch kann in der praktischen Umsetzung auf das Studium von Gesetzen und Normen nicht vollständig verzichtet werden, aber erst nachdem die grundlegenden Zusammenhänge verstanden sind.

Das Buch entstand einerseits aus Erfahrungen der Vorlesungen

- Software als Medizinprodukt
- Zulassung von Medizinprodukten
- Software Engineering
- Software Engineering komplexer Systeme
- Software-Architektur
- Projektmanagement und Tools des Software Engineerings

an der Universität Heidelberg, Hochschule Heilbronn und Hochschule Mannheim in den Studiengängen Medizintechnik, Medizininformatik, Software Engineering, Allgemeine Informatik und Technische Informatik.

Andererseits sind die Inhalte des Buches geprägt von unseren Erfahrungen als Software-Entwickler, Software-Projektleiter und Software-Qualitätsmanager in industriellen Software-Projekten im Umfeld der Medizintechnik. Dabei konnten wir Erfahrungen sowohl bei einem internationalen Medizintechnikkonzern als auch bei kleinen Unternehmen der Medizintechnikbranche sammeln.

Zur besseren Lesbarkeit und völlig wertfrei verwenden wir im Buch die männliche Ansprache. Wir freuen uns jedoch sehr über alle anderen Leser. Software Engineering ist geprägt von vielen englischen Begriffen, die mittlerweile auch im deutschsprachigen Raum anerkannte Terminologie sind. Diese Begriffe werden in diesem Buch meist nicht übersetzt, teilweise aber auch in der deutschen Schreibweise verwendet.

Unser Wissen und Denken über Software-Entwicklung und Software-Qualitätsmanagement wurde im Laufe unseres Berufslebens von zahlreichen Personen geprägt. Ohne alle einzeln zu nennen: Danke Euch allen! Matthias, danke für die vielen QM-Diskussionen und die kritische Durchsicht des Manuskripts! Vielen Dank an Lara, Julian und Jakob für Eure Geduld in den letzten Wochen.

Wir wünschen unseren Lesern viel Spaß mit der Lektüre des Buchs. Qualitätsmanagement lebt von einem geschlossenen PDCA-Zyklus. Daher freuen wir uns über zahlreiches Feedback, um den PDCA-Zyklus des Buches schließen zu können.

Mark Hastenteufel
Sina Renaud
Heidelberg, im Mai 2019

Inhaltsverzeichnis

Teil III Internationales

Abkürzungen

510(k)	Synonym für eine Premarket Notification für Klasse II Produke in USA
CAPA	Corrective Action Preventive Action
CEP	Clinical Evaluation Plan
CER	Clinical Evaluation Report
CFR	Code of Federal Regulations
DHF	Design History File
DHR	Device History Record
DMR	Device Master Record
EUDAMED	Europäische Datenbank über Medizinprodukte
GS	Gemeinsame Spezifikation
IMDRF	International Medical Device Regulator Forum
MDCG	Medical Device Coordination Group
MDSAP	Medical Device Single Audit Programm
PMCF	Post Market Clinical Follow-up
PMA	Premarket Approval
PMN	Premarket Notification
PMS	Post-Market Surveillance
PMSR	Post-Market Surveillance Report
PSUR	Periodic Safety Update Report
QM	Qualitätsmanagement
QSR	Quality System Regulation, entspricht 21 CFR 820
SSCP	Summary of Safety and Clinical Performance
UDI	Unique Device Identification
UI	User Interface

Über die Autoren

Mark Hastenteufel

war nach seiner Promotion viele Jahre in verschiedenen Fach- und Führungspositionen in Software-Projekten bei einem großen Medizintechnikhersteller tätig. Ein Schwerpunkt dieser Tätigkeit lag auf der Entwicklung eines Planungssystems für die Partikeltherapie in einem globalen und agilen Setup. Hierbei war er involviert in alle typischen Phasen der Software-Entwicklung: Prototyping, Spezifikation, Architektur, Qualitätssicherung und Projektmanagement. Im Jahr 2015 wurde er als Professor für „Methoden des Software Engineering" an die Hochschule Heilbronn berufen und etablierte dort unter anderem die Vorlesung „Software als Medizinprodukt" im gemeinsamen Masterstudiengang Medizinische Informatik der Universität Heidelberg und Hochschule Heilbronn. Ab 2016 war er als Leiter des genannten Studiengangs für dessen Weiterentwicklung verantwortlich. Aktuell ist er an der Hochschule Mannheim als Professor für „Software Engineering in der Medizintechnik" in den Studiengängen Medizintechnik und Technische Informatik tätig. Neben seiner Hochschultätigkeit berät und unterstützt er Firmen bei der Entwicklung und Zulassung von Software als Medizinprodukt sowie seine Frau bei der Erziehung ihrer drei gemeinsamen Kinder.

Kontakt: mark@dr-hastenteufel.de

Sina Renaud

entwickelte nach ihrem Diplom an der Universität Heidelberg in medizinischer Informatik über ein Jahrzehnt medizinische Software im Umfeld der medizinischen Bildkommunikation und Telemedizin. Hierbei sammelte sie im ersten Moment nutzlose aber im Nachhinein wertvolle Erfahrungen bei der Definition von Anforderungen, dem Umgang mit Debuggern, dem Einsatz moderner Webtechnologien sowie der Spezifikation und Durchführung von Software-Tests. Dieser vielfältige Erfahrungsschatz hilft ihr in ihrer aktuellen Rolle als Software-Qualitäts- und Regulatory-Affairs-Managerin bei einem Medizintechnikhersteller. In den vergangenen Jahren war sie unter anderem verantwortlich für die Aufrechterhaltung und Weiterentwicklung von Qualitätsmanagementsystemen nach ISO 13485 und 21 CFR 820, das Risikomanagement sowie internationale Zulassungsfragen bei verschiedenen Herstellern medizinischer Software. Nebenbei lässt sich Sina gerne bei der Erziehung ihrer drei Kinder beraten und unterstützen.

Kontakt: sina.renaud@dr-hastenteufel.de

Abbildungsverzeichnis

Tabellenverzeichnis

Einleitung

Literatur – 3

© Springer Fachmedien Wiesbaden GmbH, ein Teil von Springer Nature 2019
M. Hastenteufel, S. Renaud, *Software als Medizinprodukt*,
https://doi.org/10.1007/978-3-658-26488-8_1

1

Zusammenfassung

Medizintechnik wird immer digitaler. Software ist längst integraler Bestandteil moderner Medizintechnik. Die neue Medical Device Regulation (MDR) soll für sichere und leistungsfähige Medizinprodukte sorgen und gilt ab 2020. In diesem Buch werden die wichtigsten Anforderungen der MDR dargestellt und die Entwicklung von Software als Medizinprodukt entlang harmonisierter Normen erläutert.

Die Medizintechnik ist ein Segen für unsere Gesellschaft. Moderne Medizin ist ohne Röntgen, Computertomografie oder Strahlentherapie nicht mehr denkbar. Im Alltag begegnen uns vielfältige Medizinprodukte wie Heftpflaster, Fieberthermometer oder Blutzuckermessgeräte. Auch in der Medizin schreitet die Digitalisierung voran und bringt die Medizintechnik immer näher zum Menschen. Mit Hilfe kleiner Sensoren können Smartphones EKGs aufzeichnen und Vorhofflimmern erkennen. Mittels eingebauter Kamera bestimmt das Smartphone den Herzrhythmus. Es kann digital verhütet werden, Thinnitus und Migräne können mittels App therapiert werden. Teilweise gibt es die App auf Rezept und wird von der Krankenkasse erstattet. Aber auch Ärzte und Leistungserbringer profitieren von digitaler Medizintechnik. Künstliche Intelligenz unterstützt Radiologen bei der Erkennung von Tumoren, Software plant eine Bestrahlung hochpräzise und Chirurgen werden durch dreidimensionale Bilder des Patienten bei Operationen unterstützt. Software ist längst zum integralen Bestandteil moderner Medizintechnik geworden. Software wird zum Medizinprodukt. Dieser Trend wird sich die nächsten Jahre unaufhaltsam fortsetzen. Die großen Player der Software-Industrie wagen bereits den Schritt in die Medizintechnik. Die digitale Medizintechnik wird die Medizin weiterhin in vielen Bereichen revolutionieren.

Neben ihrem Nutzen ist die Medizintechnik auch ein wichtiger Wirtschaftsfaktor. In Deutschland arbeiten circa 200.000 Menschen direkt in der Medizintechnik-Branche und setzen ca. 30 Mrd. € um [1]. Die Medizintechnik lebt von einer hohen Innovationskraft, ca. 9 % des Umsatzes fließen in Forschung und Entwicklung und führen zu immer besseren und innovativeren Produkten. In Deutschland ist die Medizintechnik sehr mittelständig geprägt. Es gibt mehr als 11.000 Kleinstunternehmen mit weniger als 20 Mitarbeitern. In diesem Punkt unterscheidet sich die Medizintechnik von anderen regulierten Branchen. Autos und Flugzeuge müssen auch zugelassen werden. Das Know-how der Zulassung konzentriert sich jedoch auf einige wenige „Big Player". In der Medizintechnik braucht jedes der über 11.000 Kleinstunternehmen entsprechendes Know-how.

In Deutschland gibt es über 63.000 registrierte Medizinprodukte, in den USA über 190.000. Medizinprodukte sind sehr heterogen: vom Heftpflaster zum implantierbaren Herzschrittmacher, vom Krankenbett zur modernen Bestrahlungsanlage, vom Fieberthermometer zur Herzklappe aus tierischem Gewebe. Um nicht alle Produkte gleich behandeln zu müssen, werden Medizinprodukte in Klassen eingeteilt. Medizinprodukte mit niedrigem Risiko gehören zur Klasse I, ein hohes Risiko führt zur Klasse III. Trotz existierender Regularien kam es immer wieder zu Vorfällen mit Medizinprodukten. Daraufhin wurde nach langer Vorarbeit 2017 in der Europäischen Union die neue *Medical Device Regulation* (*MDR*, dt.: Medizinprodukte-Verordnung) in Kraft gesetzt. Damit werden auch die Besonderheiten der digitalen Medizintechnik besser erfasst.

Wir fokussieren uns in diesem Buch auf „*Software als Medizinprodukt* (engl.: Software as medical device" (SaMD)). In ▶ Kap. 2 fassen wir die Anforderungen der MDR an Hersteller von Medizinprodukten zusammen. Dabei gehen wir noch nicht allzu sehr auf die Besonderheiten von Software ein, sondern beschreiben die Dinge allgemein. Da die regulatorischen Anforderungen sehr abstrakt formuliert sind, helfen eine Vielzahl an Normen zur konkreten Umsetzung. Diese werden in ▸ Kap. 3 beschrieben. Insbesondere schauen wir uns die Normen zu den wichtigen Themen Risikomanagement, klinische Bewertung, Qualitätsmanagement, Software-Lebenszyklus und Usability an. Eine Einführung in die wichtigsten Themengebiete des Software Engineerings schließt sich in ▸ Kap. 4 an. Mit diesen Kenntnissen wird in ▸ Kap. 5 die Besonderheit einer Software als Medizinprodukt auf dem Weg zur Zulassung herausgearbeitet. Ein Beispielprojekt der Firma *EchoSoft* und den Protagonisten *Ive, Steve, Joe* und *Anton* begleitet uns dabei. Anforderungen an die Zulassung von Medizinprodukten in den USA werden in ▸ Kap. 6 herausgearbeitet. Zum Abschluss gibt ▸ Kap. 7 einen kurzen Ausblick auf weltweite Zulassungen.

Literatur

1. BVMed: Branchenbericht Medizintechnologien. BVMed, Berlin (2018)

Allgemeines

Die Grundlage: Medical Device Regulation (MDR)

© Springer Fachmedien Wiesbaden GmbH, ein Teil von Springer Nature 2019
M. Hastenteufel, S. Renaud, *Software als Medizinprodukt*,
https://doi.org/10.1007/978-3-658-26488-8_2

2

Zusammenfassung

Die Grundlage für die Zulassung von Medizinprodukten in Europa ist die Medical Device Regulation (MDR). Ein Konformitätsbewertungsverfahren dient dem Nachweis der Erfüllung der grundlegenden Sicherheits- und Leistungsanforderungen (GSLA). Wesentlicher Bestandteil der GSLA sind das Risikomanagement und die klinische Bewertung. Die technische Dokumentation dient dabei als dokumentierter Nachweis der Erfüllung der GSLA. Erst wenn alle Anforderungen der MDR erfüllt sind, dürfen Produkte in Verkehr gebracht werden. Nach dem Inverkehrbringen sind Hersteller verpflichtet, die Verwendung des Produkts zu überwachen und zu dokumentieren.

Moderne Medizintechnik verspricht der Menschheit ein besseres Leben. Aber Medizinprodukte können auch gefährlich sein: fehlerhafte Hüftgelenke, Sicherheitsprobleme bei Herzschrittmachern oder mit krimineller Energie produzierte Brustimplantate aus Bausilikon. Daher unterliegen Medizinprodukte in Europa der *Medical Device Regulation* (im Folgenden kurz *MDR* genannt, dt.: Medizinprodukteverordnung) mit dem Ziel, der Öffentlichkeit sichere und leistungsfähige Medizinprodukte zu gewährleisten. Die MDR wurde am 5. Mai 2017 im Amtsblatt der Europäischen Union veröffentlicht, trat am 25. Mai 2017 in Kraft und gilt ab dem 26. Mai 2020 für alle Wirtschaftsakteure im Umfeld von Medizinprodukten. Die MDR löst die bis zu diesem Zeitpunkt gültige Medical Device Directive (MDD, Richtlinie über Medizinprodukte) von 1993 sowie die Active Implantable Medical Device Directive (AIMDD, Richtlinie über aktiv implantierbare Medizinprodukte) von 1990 ab.

In den vergangenen Jahren hat sich unser Leben hinsichtlich technologischer Aspekte radikal verändert. Google wurde 1998 gegründet, 2006 ging die Amazon Cloud an den Start, 2007 erblickte das erste iPhone die Welt, seit 2009 „whatsappen" wir und 2018 wurde die erste iWatch mit EKG und automatischer Erkennung von Vorhofflimmern vorgestellt. Diese Entwicklung macht klar, warum die Richtlinien über Medizinprodukte von 1993 und aktive implantierbare Medizinprodukte von 1990 nicht mehr auf dem Stand der Zeit waren und es einer neuen gesetzlichen Grundlage für Medizinprodukte bedurfte. Die MDR geht nun auch auf Themen wie vernetzte Medizinprodukte, IT-Sicherheit und mobile Endgeräte ein, welche zur damaligen Zeit keine Rolle spielten.

Die MDR ist im Gegensatz zu Ihren Vorgängern eine europäische Verordnung und gilt damit als unmittelbarer Rechtsakt in jedem Mitgliedsstaat der EU und bedarf keines weiteren Umsetzungsaktes in nationales Recht. Bisher wurden in Deutschland die Richtlinien über Medizinprodukte (MDD, AIMDD) durch das Medizinproduktegesetz (MPG) in nationales Recht umgesetzt. Das aktuelle Medizinproduktegesetz (MPG) wird zum 26. Mai 2020 durch das neue Medizinprodukte-Durchführungsgesetz abgelöst (Stand September 2019).

Eine spezielle Gruppe von Medizinprodukten sind *In-Vitro-Diagnostika* (IVD), welche bisher gesetzlich über die In-Vitro Diagnostic Directive (IVDD, dt.: Richtlinie über In-Vitro-Diagnostika) sowie ebenfalls das MPG geregelt wurden. IVDs sind vereinfacht gesagt Medizinprodukte, welche auf Basis von dem Körper entnommenen Proben diagnostische Werte berechnen. Beispiele für In-Vitro-Diagnostika sind Blutzuckermessgeräte oder Schwangerschaftstests. Die IVDD wurde zeitgleich mit der MDR durch *die In Vitro Diagnostic Regulation* (IVDR, dt.: europäische In-Vitro-Diagnostika Verordnung) abgelöst.

Sowohl die MDR als auch die IVDR definieren auch eigenständige Software als Medizinprodukt beziehungsweise In-Vitro-Diagnostika, sofern die jeweilige Definition erfüllt ist. In den allermeisten Fällen wird Software jedoch unter die MDR fallen, nur in Ausnahmefällen unter die IVDR. Die zugrundeliegenden Aktivitäten bei der Entwicklung und Zulassung der Software werden sich jedoch nicht wesentlich unterscheiden.

■ **Lernziele**

Nach Abschluss dieses Kapitels sind Leser in der Lage
- eine Zweckbestimmung für ein Medizinprodukt zu formulieren,
- zu entscheiden, ob ein Produkt (Hardware oder Software) ein Medizinprodukt darstellt,
- ein Medizinprodukt zu klassifizieren,
- die wesentlichen Schritte zur Zulassung eines Medizinprodukts in Europa zu benennen,
- die wesentlichen grundlegenden Sicherheits- und Leistungsanforderungen an Medizinprodukte zu benennen,
- ein Konformitätsbewertungsverfahren für ein Medizinprodukt anhand der Klassifizierung auszuwählen und
- die allgemeinen Pflichten von Medizinprodukteherstellern vor und nach Inverkehrbringen zu benennen.

2.1 Einführung

Ein Medizinprodukt durchläuft typischerweise während seines Lebenszyklus mehrere Phasen: die wissenschaftliche Phase, die Entwicklungsphase sowie die Betriebsphase, siehe ◘ Abb. 2.1.

Die MDR deckt die Entwicklungs- und Betriebsphase ab und spricht insbesondere folgende Akteure an:
- Hersteller von Medizinprodukten
- Importeure und Bevollmächtigte der Hersteller, falls Medizinprodukte außerhalb Europas produziert werden
- Händler von Medizinprodukten
- Benannte Stellen, welche mit der Konformitätsbewertung beauftragt sind

Die Betriebsphase wird auch als *nachgelagerte Phase* oder *Phase nach dem Inverkehrbringen* bezeichnet. Dieser nachgelagerten Phase wird mit der MDR eine wesentliche Bedeutung zuteil.

Die MDR ist mit 123 Artikeln und 17 Anhängen recht umfangreich, aber dennoch übersichtlich aufgebaut. Die 123 Artikel sind in zehn Kapitel mit teils länglichen Namen zusammengefasst, siehe ◘ Tab. 2.1.

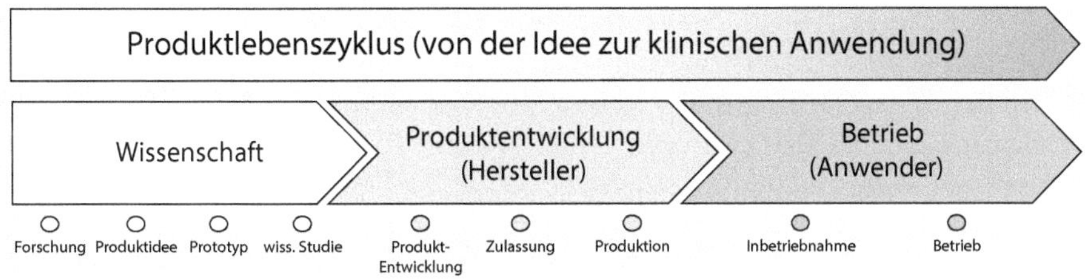

◘ **Abb. 2.1** Typischer Produktlebenszyklus eines Medizinprodukts

2

■ **Tab. 2.1**   Kapitel-Struktur der MDR

Kapitel	Artikel
I) *Geltungsbereich und Begriffsbestimmungen	1–4
II) *Bereitstellung auf dem Markt und Inbetriebnahme von Produkten, Pflichten der Wirtschaftsakteure, Aufbereitung, CE-Kennzeichnung, Freier Verkehr	5–24
III) *Identifizierung und Rückverfolgung von Produkten, Registrierung von Produkten und Wirtschaftsakteuren, Kurzbericht über Sicherheit und klinische Leistung, Europäische Datenbank für Medizinprodukte	25–34
IV) Benannte Stellen	35–50
V) *Klassifizierung und Konformitätsbewertung	51–60
VI) *Klinische Bewertung und klinische Prüfungen	61–82
VII) *Überwachung nach dem Inverkehrbringen, Vigilanz und Marktüberwachung	83–100
VIII) Kooperation zwischen den Mitgliedstaaten, der Koordinierungsgruppe Medizinprodukte, Fachlaboratorien, Expertengremien und Produktregister	101–108
XI) Vertraulichkeit, Datenschutz, Finanzierung und Sanktionen	109–113
X) Schlussbestimmungen	113–123

Mit * markierte Kapitel sind für Hersteller von Medizinprodukten relevant

Die Artikel der MDR werden durch 17 Anhänge ergänzt, welche detailliertere Informationen enthalten. Insbesondere Anhang I „Grundlegende Sicherheits- und Leistungsanforderungen" ist von Bedeutung, da hier die an Medizinprodukte gestellten Anforderungen festgelegt sind. ■ Tab. 2.2 gibt eine Übersicht der Anhänge, die jeweiligen Inhalte werden in den folgenden Kapiteln dieses Buches genauer beschrieben.

In Deutschland sind neben den oben beschriebenen Akteuren noch weitere Akteure während des Lebenszyklus eines Medizinprodukts beteiligt. Das *Bundesinstitut für Arzneimittel und Medizinprodukte (BfArM)*, welches dem Bundesministerium für Gesundheit (BMG) unterstellt ist, ist für die Genehmigung von klinischen Prüfungen sowie der Risikoüberwachung von Medizinprodukten verantwortlich. Hersteller oder Betreiber melden Vorkommnisse im Zusammenhang mit Medizinprodukten dem BfArM, dieses bewertet diese gemeinsam mit dem Hersteller und veröffentlicht gegebenenfalls Sicherheitsmeldungen über Korrekturmaßnahmen. Das *Deutsche Institut für Medizinische Dokumentation und Information (DIMDI)*, ebenfalls dem BMG unterstellt, betreibt ein Informationssystem über alle in Deutschland zugelassenen Medizinprodukte und deren Hersteller. Jeder Hersteller muss sich und seine Produkte beim DIMDI registrieren. Eine weitere entscheidende Rolle nimmt die *Zentralstelle der Länder für Gesundheitsschutz bei Arzneimittel und Medizinprodukten (ZLG)* ein, welche für die Benennung und Überwachung von Benannten Stellen in Deutschland zuständig ist. Die ZLG mit Sitz in Bonn ist dem Gesundheitsministerium Nordrhein-Westfalen unterstellt und basiert auf einem Abkommen der Bundesländer zur Übernahme und Vollzug von Aufgaben der Länder im Medizinprodukte- und Arzneimittelbereich. Die von der ZLG Benannten Stellen koordinieren

◻ Tab. 2.2 Anhänge der MDR

Anhang	Bemerkung
I) Grundlegende Sicherheits- und Leistungsanforderungen	DER wichtigste Anhang der MDR. Die Einhaltung der hier festgelegten Anforderungen sind vom Hersteller im Rahmen der Konformitätsbewertung nachzuweisen. Siehe ▶ Abschn. 2.7
II) Technische Dokumentation	Die technische Dokumentation dient zum Nachweis der Einhaltung der grundlegenden Sicherheits- und Leistungsanforderungen. Hier werden die geforderten Inhalte an die technische Dokumentation festgelegt. Siehe ▶ Abschn. 2.8
III) Technische Dokumentation über die Überwachung nach dem Inverkehrbringen	Hier werden Anforderungen an die Dokumentation der Phase nach dem Inverkehrbringen festgelegt. ▶ Abschn. 2.11
IV) EU-Konformitätserklärung	Hier werden die Inhalte einer vom Hersteller auszustellenden Konformitätserklärung festgelegt. ▶ Abschn. 2.6
V) CE-Konformitätskennzeichnung	Beschreibt das Format des CE-Zeichens
VI) Registrierung von Produkten und Wirtschaftsakteuren	Hier werden die Inhalte der Registrierung von Produkten (z. B. Handelsname, Risikoklasse, UDI, …) sowie Wirtschaftsakteuren (z. B. Hersteller, Adresse, …) festgelegt. Siehe ▶ Abschn. 2.5
VII) Von den Benannten Stellen zu erfüllende Anforderungen	Nicht relevant für Hersteller
VIII) Klassifizierungsregeln	Hier werden 22 Regeln zur Klassifizierung von Medizinprodukten in die Klassen I, IIa, IIb und III festgelegt. Siehe Abschn. 2.4
IX) Konformitätsbewertung auf der Grundlage eines Qualitätsmanagementsystems und der Bewertung der technischen Dokumentation	Siehe ▶ Abschn. 2.6
X) Konformitätsbewertung auf der Grundlage einer Baumusterprüfung	Siehe ▶ Abschn. 2.6
XI) Konformitätsbewertung auf der Grundlage einer Produktionskonformitätsprüfung	Siehe ▶ Abschn. 2.6
XII) Von einer Benannten Stelle ausgestellte Bescheinigungen	Je nach Konformitätsbewertungsverfahren werden unterschiedliche Bescheinigungen mit unterschiedlichen Inhalten ausgestellt. Siehe ▶ Abschn. 2.6
XIII) Verfahren für Sonderanfertigungen	Siehe ▶ Abschn. 2.14

(Fortsetzung)

◘ Tab. 2.2   (Fortsetzung)

Anhang	Bemerkung
XIV) Klinische Bewertung und klinische Nachbeobachtung	Siehe ▶ Abschn. 2.7.2
XV) Klinische Prüfungen	Eine Möglichkeit zur klinischen Bewertung sind klinische Prüfungen. Wird in diesem Buch nicht weiterverfolgt.
XVI) Produkte ohne medizinischen Verwendungszweck	Einige Produkte ohne medizinischen Verwendungszweck fallen ebenfalls unter die MDR, z. B. Geräte zur Entfernung von Fettgewebe.
XVII) Entsprechungstabelle	Vergleich der MDR mit MDD und AIMDD

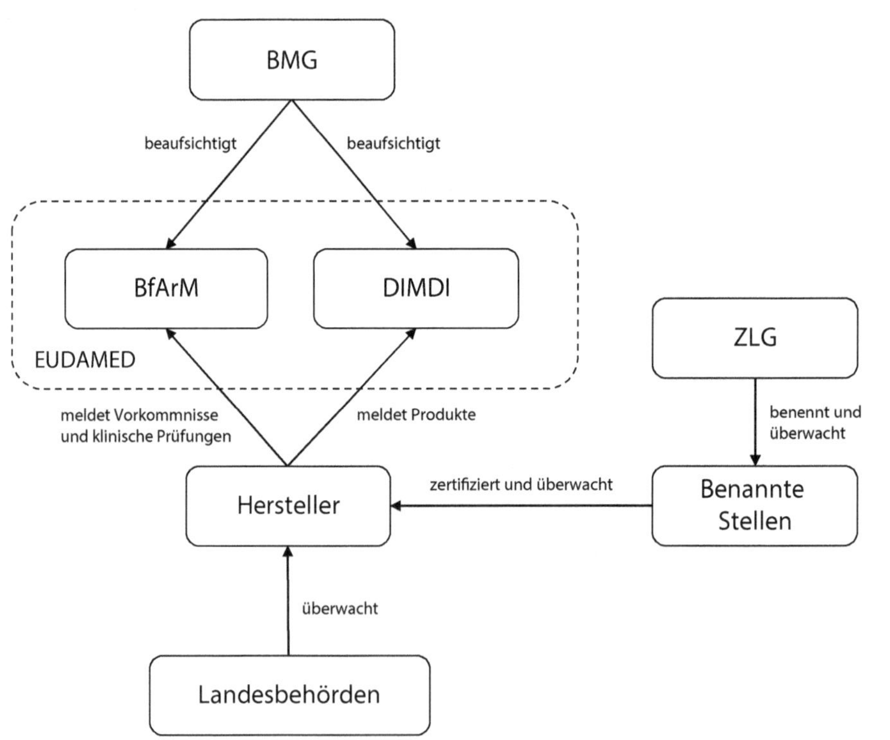

◘ Abb. 2.2   Akteure des Gesundheitswesens im Umfeld der Herstellung von Medizinprodukten

sich im EK-MED, einem nationalen Erfahrungsaustausch der Benannten Stellen, um eine abgestimmte Vorgehensweise zu gewährleisten. Die vom BfArM und DIMDI betriebenen Informationssysteme werden nach Inkrafttreten der MDR schrittweise in die europäische Datenbank für Medizinprodukte (EUDAMED, siehe ▶ Abschn. 2.9) übergehen, ◘ Abb. 2.2 veranschaulicht die Zusammenhänge.

Hintergrundinformation

Benannte Stellen sind privatwirtschaftliche Organisationen und mit der Konformitätsbewertung und Überwachung von Medizinprodukten und deren Herstellern von zuständigen Landesbehörden beauftragt. Benannte Stellen für Medizinprodukte sind z. B. TÜV (Süd/Nord/Rheinland), BSI, Dekra, DQS oder MEDCERT um nur einige zu Nennen. Jeder Benannten Stelle wird eine vierstellige Kennnummer zugewiesen.

2.2 Definitionen

In Artikel 2 „Begriffsbestimmungen" der MDR werden zum Verständnis der MDR wichtige Begriffe definiert. Die wichtigste Definition dabei ist:

MDR, Artikel 2 „Begriffsbestimmungen"

» **„Medizinprodukt"** bezeichnet ein Instrument, einen Apparat, ein Gerät, **eine Software**, ein Implantat, ein Reagenz, ein Material oder einen anderen Gegenstand, das dem Hersteller zufolge für Menschen bestimmt ist und allein oder in Kombination einen oder mehrere der folgenden spezifischen medizinischen Zwecke erfüllen soll:

- Diagnose, Verhütung, Überwachung, Vorhersage, Prognose, Behandlung oder Linderung von Krankheiten,
- Diagnose, Überwachung, Behandlung, Linderung von oder Kompensierung von Verletzungen oder Behinderungen,
- Untersuchung, Ersatz oder Veränderung der Anatomie oder eines physiologischen oder pathologischen Vorgangs oder Zustands,
- Gewinnung von Informationen durch die In-vitro-Untersuchung von aus dem menschlichen Körper – auch aus Organ-, Blut- und Gewebespenden – stammenden Proben

und dessen bestimmungsgemäße Hauptwirkung im oder am menschlichen Körper weder durch pharmakologische oder immunologische Mittel noch metabolisch erreicht wird, dessen Wirkungsweise aber durch solche Mittel unterstützt werden kann.

Die folgenden Produkte gelten ebenfalls als Medizinprodukte:

- Produkte zur Empfängnisverhütung oder -förderung,
- Produkte, die speziell für die Reinigung, Desinfektion oder Sterilisation der in Artikel 1 Absatz 4 genannten Produkte und der in Absatz 1 dieses Spiegelstrichs genannten Produkte bestimmt sind.

Aus der Definition wird ersichtlich, dass Software an sich ein Medizinprodukt darstellen kann, sofern die gegebenen Kriterien erfüllt sind. Dass diese auf den ersten Blick eindeutige Definition in der Realität für Software nicht einfach auszulegen ist, wird in ▶ Abschn. 2.13 weiter diskutiert. Weitere für das Verständnis wichtige Begriffsdefinitionen finden sich im Anhang dieses Buches.

Zur Entscheidung, ob ein Produkt oder eine Software unter die oben angegebene Definition fällt und demnach ein Medizinprodukt darstellt, ist eine sauber definierte Zweckbestimmung notwendig.

2.3 Zweckbestimmung

Eine Zweckbestimmung definiert die MDR als „Verwendung, für die ein Produkt entsprechend den Angaben des Herstellers auf der Kennzeichnung, in der Gebrauchsanweisung oder dem Werbe- oder Verkaufsmaterial beziehungsweise den Werbe- oder Verkaufsangaben und seinen Angaben bei der klinischen Bewertung bestimmt ist." Sie ist wesentliche Grundlage für weitere Aktivitäten bei der Entwicklung und Zulassung von Medizinprodukten. Bestandteile einer Zweckbestimmung sind typischerweise:

- die medizinische Indikation und gegebenenfalls Kontraindikationen
- die vorgesehene Patientengruppe (z. B. Kinder, Diabetiker, Erwachsene ab 18 Jahre)
- der Körperteil, mit dem das Medizinprodukt interagiert
- die Nutzerprofile (z. B. Ärzte, Chirurgen, Radiologen, MTA, Patienten)
- die Nutzungsumgebung (z. B. im OP, im Befundungsraum, zu Hause)
- sowie die physikalische Funktionsweise (z. B. Elektrisch, Strahlung, Mechanisch, Invasivität, Dauer der Anwendung) beziehungsweise bei Software die zugrundeliegenden Algorithmen

Eine Zweckbestimmung sollte idealerweise auf maximal einer DIN A4-Seite formuliert werden. Die Zweckbestimmung dient neben der initialen Einstufung als Medizinprodukt auch für die darauffolgende Klassifizierung, die Risikobewertung, die klinische Bewertung sowie Usability-Betrachtungen. Allgemein ist eine vernünftig definierte Zweckbestimmung zur Validierung eines Medizinprodukts unabdingbar, da bei der Validierung die Eignung eines Medizinprodukts für einen beabsichtigten Einsatzzweck (dokumentiert als Zweckbestimmung) geprüft wird.

> **Sie sind sich unsicher, eine Zweckbestimmung zu formulieren?** In den USA wird die Zweckbestimmung im Rahmen von Zulassungsverfahren veröffentlicht. Dies kann als Ideenquelle zur Formulierung der eigenen Zweckbestimmung dienen. Ansonsten gehen Zweckbestimmungen auch aus Werbematerialien oder Handbüchern von Medizinprodukten hervor.

> **Sie entwickeln „nur" nicht regulierte Gesundheitssoftware?** Formulieren Sie eine Zweckbestimmung auch für Gesundheitssoftware, wenn diese nicht unter die Definition Medizinprodukt fällt. Damit dokumentieren Sie Ihre Entscheidungsgrundlage, sollte es mal zu Diskussionen diesbezüglich kommen.

2.4 Klassifizierung

Fällt ein Produkt unter die Definition „Medizinprodukt", ist dieses im nächsten Schritt zu klassifizieren. Die Klassifizierung von Medizinprodukten erfolgt risikobasiert: Produkte mit geringem Risiko fallen in die niedrigste Klasse I. Medizinprodukte der Klasse I sind z. B. Verbandsmittel oder Gehhilfen. Medizinprodukte mit hohem Risiko werden der höchsten Klasse zugeordnet, z. B. Herzklappen oder implantierbare Schrittmacher. Die MDR definiert in Artikel 51 „Klassifizierung von Produkten" die vier Klassen I, IIa, IIb und III, wobei I die niedrigste und III die höchste Klasse darstellt.

Hintergrundinformation
Beim Deutschen Institut für Medizinische Information und Dokumentation (DIMDI) sind bis September 2017
63643 auf dem deutschen Markt erhältliche Medizinprodukte registriert. Dabei gehören 70 % zur Klasse I, 20 %
zur Klasse IIa, 8 % zur Klasse IIb und 2 % zur Klasse III. (Quelle: BVMed Newsletter 42/17 vom 23. Oktober 2017)

Eine Einstufung in Klassen erfolgt auf Grundlage von 22 Klassifizierungsregeln (MDR,
Anhang VIII). Die Klassifizierungsregeln basieren im Wesentlichen auf

a. der Dauer der Verwendung: Hier werden die Verwendungszeiträume vorübergehend
   < 60 min, kurzzeitig < 30 Tage und langzeitig > 30 Tage definiert.
b. der Art der Invasivität: Hier wird zwischen dem Eindringen eines Produkts durch
   eine Körperöffnung oder durch einen chirurgischen Eingriff unterschieden.
c. der Energiezufuhr: Hier wird zwischen aktiven Medizinprodukten, also mit externer
   Energiequelle, und nicht aktiven Medizinprodukten unterschieden.
d. der Körperstelle, mit der das Produkt interagiert: Hier werden insbesondere das
   zentrale Nervensystem, das zentrale Kreislaufsystem sowie verletzte Haut und
   Schleimhaut hervorgehoben.

Hier wird nochmal deutlich, warum eine sauber formulierte Zweckbestimmung notwendige Voraussetzung zur Klassifizierung ist. Dies bekräftigt auch die MDR: „Die Anwendung der Klassifizierungsregeln richtet sich nach der Zweckbestimmung der Produkte".
   Zur Anwendung der Klassifizierungsregeln gibt die MDR einige Durchführungsvor-
schriften. Insbesondere sind hier zu nennen:

» 3.3. Software, die ein Produkt steuert oder dessen Anwendung beeinflusst, wird
   derselben Klasse zugerechnet wie das Produkt. Ist die Software von anderen Produkten unabhängig, so wird sie für sich allein klassifiziert.
   3.5 Treffen mehrere Klassifizierungsregeln zu, wird das Produkt der höchsten Klasse
   zugeordnet.

Insbesondere die Durchführungsvorschrift 3.3 ist für Software als Medizinprodukt relevant. Oft ist Software angebunden an andere Medizinprodukte. Beispiele sind:

Beispiel
Eine **Befundungssoftware**, welche Bilddaten von Modalitäten anzeigt und die Bilder durch
Bildverarbeitungsfunktionen und dreidimensionale Visualisierungen verarbeitet. Hier beeinflusst die Befundungssoftware die zugrundeliegenden Bilddaten, da diese verändert werden
können. Damit fällt diese Art von Software in dieselbe Klasse wie die höchste unterstützte
Modalität. Können z. B. CT-Bilder befundet werden, ist die Befundungssoftware Klasse IIb.
   Achtung: Zeigt die Befundungssoftware „nur" Bilddaten an, ohne diese ändern zu können, wird die Software für sich alleine klassifiziert beziehungsweise fällt unter Umständen
nicht unter die Definition Medizinprodukt, siehe ▸ Abschn. 2.13.
   Eine **Planungssoftware für die Strahlentherapie, die** mit den von ihr errechneten Behandlungsplänen ein Strahlentherapiegerät steuert. Da dieses Gerät der Klasse IIb zugeordnet ist, fällt eine Planungssoftware auch in die Klasse IIb.

Neben den Klassen I, IIa, IIb und III definiert die MDR noch drei weitere Sonderklassen:
Im, Is, Ir. Hierbei handelt es sich um Klasse I-Produkte mit speziellen Eigenschaften: Produkte mit Messfunktion (Im), sterile Produkte (Is) und wiederverwendbare chirurgische
Instrumente (Ir). Für diese Sonderklassen muss, obwohl Klasse I-Produkte, bei der Konformitätsbewertung eine Benannte Stelle im Hinblick auf obige Eigenschaften eingebun-
den werden (MDR, Artikel 52).

2

Die Klassifizierungsregeln sind aufgeteilt in Regeln für
- nicht invasive Produkte: Regel 1–4,
- invasive Produkte: Regel 5–8,
- aktive Produkte: Regel 9–13,
- besondere Produkte: Regel 14–22.

Besondere Produkte sind z. B. Produkte mit Arzneimittel, Produkte zur Empfängnisverhütung, Produkte zur Desinfizierung, Produkte aus Gewebe menschlichen oder tierischen Ursprungs, Produkte mit Nanomaterial oder aktiv therapeutische Produkte mit eingebauter diagnostischer Funktion.

Software wird generell als aktives Medizinprodukte eingestuft, da zum Betrieb der Software eine aktive Hardware notwendig ist. Prinzipiell könnte Software in die Regeln 9, 10 oder 11 fallen, wobei jedoch, neben der oben erwähnten Durchführungsvorschrift 3.3, insbesondere die Regel 11 relevant ist:

» Software, die dazu bestimmt ist, Informationen zu liefern, die zu Entscheidungen für diagnostische oder therapeutische Zwecke herangezogen werden, gehört zur Klasse IIa, es sei denn, diese Entscheidungen haben Auswirkungen, die Folgendes verursachen können:
  - den Tod oder eine irreversible Verschlechterung des Gesundheitszustands einer Person; in diesem Fall wird sie der Klasse III zugeordnet, oder
  - eine schwerwiegende Verschlechterung des Gesundheitszustands einer Person oder einen chirurgischen Eingriff; in diesem Fall wird sie der Klasse IIb zugeordnet.

  Software, die für die Kontrolle von physiologischen Prozessen bestimmt ist, gehört zur Klasse IIa, es sei denn, sie ist für die Kontrolle von vitalen physiologischen Parametern bestimmt, wobei die Art der Änderung dieser Parameter zu einer unmittelbaren Gefahr für den Patienten führen könnte; in diesem Fall wird sie der Klasse IIb zugeordnet.
  Sämtliche andere Software wird der Klasse I zugeordnet.

Vergleicht man diese Regel mit der Definition „Medizinprodukte", wird ersichtlich, dass Software als Medizinprodukt kaum noch in Klasse I fallen kann. Software wird meist der Diagnose, Überwachung oder Therapie dienen und damit mindestens als Klasse IIa eingeordnet. Verbleiben würde Software, welche zur Verhütung, Vorhersage, Prognose oder Linderung von Krankheiten dient.

Beispiel

Ultraschallgerät: Klasse IIa

» „Regel 10: Aktive Produkte zu Diagnose- und Überwachungszwecken gehören zur Klasse IIa, wenn sie dazu bestimmt sind, Energie abzugeben, die vom menschlichen Körper resorbiert wird …"

Computertomograf: Klasse IIb

» „Regel 10: … Aktive Produkte, die zum Aussenden ionisierender Strahlung sowie für die radiologische Diagnostik oder die radiologische Therapie bestimmt sind, einschließlich Produkte für die interventionelle Radiologie und Produkte, die solche Produkte steuern oder kontrollieren oder die deren Leistung unmittelbar beeinflussen, werden der Klasse IIb zugeordnet."

Strahlentherapiegerät: Klasse IIb

» „Regel 9: … Alle aktiven Produkte, die zum Aussenden ionisierender Strahlung für therapeutische Zwecke bestimmt sind, einschließlich Produkten, die solche Produkte steuern oder kontrollieren oder die deren Leistung direkt beeinflussen, werden der Klasse IIb zugeordnet."

Kondom: Klasse IIb

» „Regel 15: Alle Produkte, die zur Empfängnisverhütung oder zum Schutz vor der Übertragung von sexuell übertragbaren Krankheiten eingesetzt werden sollen, werden der Klasse IIb zugeordnet, es sei denn, es handelt sich um implantierbare Produkte oder um invasive Produkte zur langzeitigen Anwendung; in diesem Fall werden sie der Klasse III zugeordnet."

Hintergrundinformation
Obwohl auf den ersten Blick nicht ersichtlich, kann Software auch unter die Klassifizierungsregel für Produkte zur Empfängnisverhütung fallen: „Natural Cycles" (▶ www.naturalcycles.com) ist eine Klasse IIb App zur „digitalen" Verhütung.

Je nach Klasse stehen dem Hersteller unterschiedliche Konformitätsbewertungsverfahren zur Wahl, siehe ▶ Abschn. 2.6. Neben den unterschiedlichen Konformitätsbewertungsverfahren ergeben sich für den Hersteller noch weitere Konsequenzen. In Abschn. 2.4 findet sich eine Liste der geforderten Tätigkeiten je nach Medizinprodukteklasse.

2.5 Allgemeine Pflichten

Die wesentlichen Forderungen der MDR an Hersteller werden in Kurzform in Artikel 10 „Allgemeine Pflichten der Hersteller" zusammengefasst. Hersteller von Medizinprodukten sind verpflichtet zur:

- Anwendung eines Risikomanagementsystems.
- Durchführung einer klinischen Bewertung.
- Erstellung und kontinuierliche Aktualisierung einer technischen Dokumentation, welche die Konformität des Produkts mit den Anforderungen der MDR ermöglicht. Die Dokumentation ist mindestens 10 Jahre nach Inverkehrbringen des letzten Produkts aufzubewahren, bei Implantaten 15 Jahre.
- Erstellung einer Konformitätserklärung.
- Anbringung und Registrierung eines eindeutigen Bezeichners (Unique Device Identification, UDI).
- Einrichtung, Dokumentation, Anwendung, Aufrechterhaltung, Aktualisierung und Verbesserung eines Qualitätsmanagementsystems, welches der Risikoklasse des Produkts angemessen ist.
- Einrichtung eines Systems zur Überwachung nach dem Inverkehrbringen.
- Berücksichtigung der Amtssprache der Länder, in denen das Produkt bereitgestellt wird.
- Aufbau eines Vigilanzsystems, um Produkte bei Gefahr zu korrigieren oder zurückzurufen sowie Behörden zu informieren.

Zu bemerken ist, dass diese Pflichten unabhängig von der Produktklasse gelten. Unter diesem Gesichtspunkt ist insbesondere die Einrichtung eines Qualitätsmanagementsystems hervorzuheben. Demnach ist nicht nur für höherklassige Medizinprodukte ein

Qualitätsmanagementsystem (QM-System) notwendig, sondern für **alle** Klassen. Konkret wird von dem zu etablierenden QM-System Folgendes gefordert (auszugsweise):

- Verantwortung der Leitung
- Ressourcenmanagement
- Planung, Auslegung, Entwicklung, Herstellung und Bereitstellung von Produkten
- Management korrektiver und präventiver Maßnahmen
- Überwachung und Messung, Datenanalyse und Verbesserung

Dies entspricht im Wesentlichen den Inhalten eines Qualitätsmanagementsystems nach ISO 13485, siehe ▶ Abschn. 3.4, welches im Rahmen der Konformitätsbewertung von höherklassigen Medizinprodukten Anwendung findet. Der Unterschied von Klasse I zu höherklassigen Medizinprodukten besteht „nur" in der Zertifizierung des Qualitätsmanagementsystems, welche bei Klasse I nicht nötig ist.

Eine weitere Pflicht von Herstellern ist die namentliche Benennung einer *für die Einhaltung der Regulierungsvorschriften verantwortlichen Person* (engl.: Compliance Officer, MDR Artikel 15). Dieser ist über die EUDAMED namentlich zu melden und ist verantwortlich für:

- die Konformität der Produkte gemäß Qualitätsmanagementsystem,
- die technische Dokumentation und die Konformitätserklärung,
- die Überwachung nach dem Inverkehrbringen sowie
- Berichtspflichten bei meldepflichtigen Vorkommnissen.

Die für die Einhaltung der Regulierungsvorschriften verantwortliche Person muss über eine hinreichende Ausbildung und Erfahrung verfügen.

2.6 Konformitätsbewertungsverfahren

Ziel des *Konformitätsbewertungsverfahrens* beziehungsweise der *Konformitätsbewertung* (MDR, Artikel 52) ist der Nachweis der Erfüllung der sogenannten Grundlegenden Sicherheits- und Leistungsanforderungen und damit der Nachweis über „Sicherheit und Leistungsfähigkeit" des Medizinprodukts.

Für Produkte der Klasse IIa, IIb und III gehen die Hersteller üblicherweise den Weg über ein zertifiziertes, vollständiges Qualitätsmanagementsystem (MDR, Anhang IX) und verwenden dazu die harmonisierte Norm ISO 13485. Bei diesem Konformitätsbewertungsverfahren etabliert der Hersteller zunächst ein Qualitätsmanagementsystem, welches von einer Benannten Stelle vor dem Inverkehrbringen zertifiziert sein muss. Im Rahmen dieser Zertifizierung erfolgt auch eine Überprüfung der technischen Dokumentation des Produkts, um die Einhaltung der grundlegenden Sicherheits- und Leistungsanforderungen zu überprüfen. Nach dem Inverkehrbringen erfolgt die Überprüfung des Qualitätsmanagementsystems und der technischen Dokumentation einmal pro Jahr. Die erfolgreiche Bewertung des Qualitätsmanagementsystems sowie der technischen Dokumentation wird von der Benannten Stelle abschließend bescheinigt (mehr zur Zertifizierung von Qualitätsmanagementsystemen in ▶ Abschn. 3.4.). Alternativ kommen für Hersteller von Klasse IIa-Produkten eine Produktionsqualitätssicherung (MDR, Anhang XI, Teil A) oder Produktprüfung (MDR, Anhang XI, Teil B) in Frage, für Hersteller von Klasse IIb- und III-Produkte in Kombination mit einer Baumusterprüfung (MDR, Anhang X).

Für Klasse I-Produkte ist weder ein zertifiziertes Qualitätsmanagementsystem notwendig, noch unterliegt der Hersteller Kontrollen durch Benannte Stellen. Allerdings wird dennoch, wie bereits weiter oben beschrieben, ein nicht notwendigerweise zertifiziertes Qualitätsmanagementsystem gefordert. Für Hersteller von Klasse I-Software gilt dies in besonderem Maße, da auch die harmonisierte Norm IEC 62304 für jegliche medizinische Software, unabhängig Ihrer Klassifizierung, ein Qualitätsmanagementsystem fordert, siehe ▶ Abschn. 3.5. Hersteller von Klasse I-Produkten haben die Allgemeinen Pflichten zu erfüllen und eine technische Dokumentation anzufertigen und bereitzuhalten.

Für die Konformitätsbewertung von Software als Medizinprodukt kommen nur die rot markierten Pfade in Frage. Aufgrund der Eigenarten von Software ergeben eine Baumusterprüfung und/oder Produktionsqualitätssicherung beziehungsweise Produktprüfung wenig Sinn und werden von den Benannten Stellen meist nicht angeboten.

Nach erfolgreichem Abschluss der Konformitätsbewertung ist vom Hersteller eine Konformitätserklärung auszustellen. Diese beinhaltet im Wesentlichen

- den Namen und sonstige Angeben des Herstellers sowie den Produktnamen,
- die Zweckbestimmung des Produkts,
- eine Erklärung, dass der Hersteller die alleinige Verantwortung für die Ausstellung der Konformitätserklärung trägt,
- die Basis-UDI des Produkts (siehe ▶ Abschn. 2.10),
- die Risikoklasse sowie die dazu führende Klassifizierungsregel (siehe Abschn. 2.4),
- eine Versicherung, dass das Produkt den Anforderungen der MDR entspricht,
- einen Verweis auf angewandte Normen und Spezifikationen,
- gegebenenfalls Name und Kennnummer der beteiligten Benannten Stelle und das durchgeführte Konformitätsbewertungsverfahren,
- Ort, Datum, Name und Unterschrift.

Nach Ausstellung der Konformitätserklärung durch den Hersteller darf dieser ein CE-Zeichen anbringen und das Produkt EU-weit auf den Markt bringen. Für Klasse I-Produkte, bei denen keine Benannte Stelle beteiligt ist, wird ein einfaches CE-Kennzeichen am Produkt angebracht. Bei Beteiligung einer Benannten Stelle ergänzt sich das CE-Zeichen um eine vierstellige Kennnummer der Benannten Stelle. Bei Software findet sich das CE-Zeichen meist im Splash-Screen (das beim Start eines Programms angezeigte Fenster) und/oder in einem „About"-Dialog.

Hintergrundinformation
Fahrradfahren und Autofahren
   Das Herstellen und Inverkehrbringen von Klasse I-Medizinprodukten ist wie Fahrradfahren: Man muss vorher keinen Führerschein machen, sich aber trotzdem an bestehende Regeln und Gesetze halten. Ebenso wenig muss das Fahrrad eine gültige Hauptuntersuchung vorweisen.
   Das Herstellen und Inverkehrbringen von Medizinprodukten der Klasse IIa und höher ist wie Autofahren: Bevor man auf die Straße darf, muss der Fahrer einen Führerschein machen und das Auto eine gültige Hauptuntersuchung vorweisen. Dies entspricht einer Zertifizierung des Qualitätsmanagementsystems nach ISO 13485 und Anhang IX der MDR.

In ◘ Abb. 2.3 sind die notwendigen Tätigkeiten und Möglichkeiten einer Konformitätsbewertung angegeben. Diese sind allerdings nicht in zeitlicher Reihenfolge zu lesen. Tatsächlich ist es nicht möglich, eine zeitliche Reihenfolge anzugeben, da viele Tätigkeiten parallel durchgeführt werden. In ◘ Abb. 2.4 wird nochmal der Weg eines Medizinprodukts zum CE-Zeichen in vereinfachter Form dargestellt. Auch hier werden die angegebenen Aktivitäten in der Realität nicht in strikt sequentieller Reihenfolge durchgeführt.

2

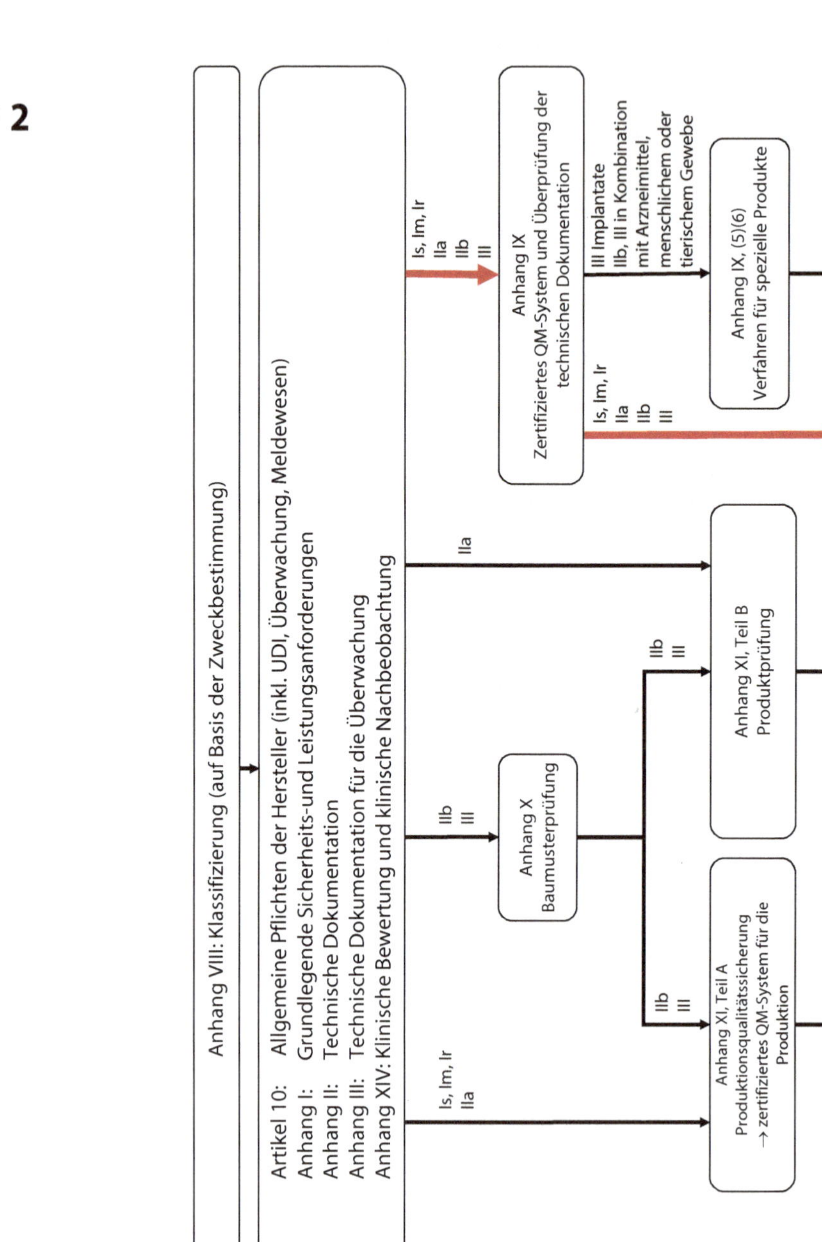

■ **Abb. 2.3**   Schematische Darstellung der möglichen Wege zur Konformitätsbewertung in Abhängigkeit der Produktklasse

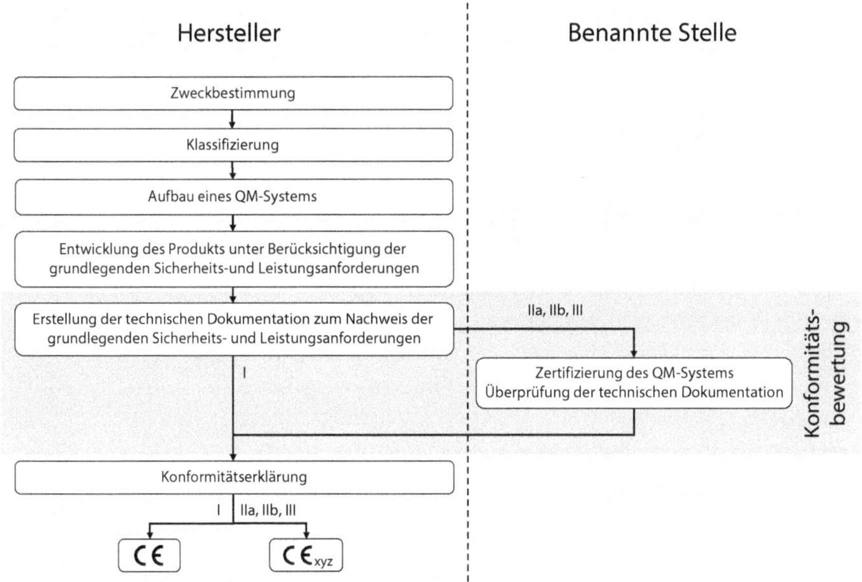

▣ Abb. 2.4 Vereinfachte Darstellung einer Konformitätsbewertung mittels vollständigem Qualitätsmanagementsystem

Im Falle eines Klasse I-Produkts entwickelt der Hersteller in alleiniger Verantwortung unter Einhaltung der grundlegenden Sicherheits- und Leistungsanforderungen das Produkt, erstellt eine technische Dokumentation und bescheinigt die Konformität.

Für alle anderen Produkte entwickelt der Hersteller unter Anwendung eines zertifizierten Qualitätsmanagementsystems das Produkt und eine Benannte Stelle überprüft die Einhaltung der grundlegenden Sicherheits- und Leistungsanforderungen durch Überprüfung der technischen Dokumentation.

2.7 Grundlegende Sicherheits- und Leistungsanforderungen

Zentrales Element der MDR sind die *Grundlegenden Sicherheits- und Leistungsanforderungen* (im Folgenden mit *GSLA* bezeichnet) in Anhang I. Diese gilt es vom Hersteller einzuhalten und mittels technischer Dokumentation nachzuweisen. Die GSLA sind aufgeteilt in

- Allgemeine Anforderungen (GSLA 1–9),
- Anforderungen an Auslegung und Herstellung (GSLA 10–22) und
- Anforderungen an die vom Hersteller gelieferten Informationen (GSLA 23).

Die allgemeinen Anforderungen (GSLA 1–9) sind immer einzuhalten und beziehen sich auf die Reduzierung von Risiken im gesamten Lebenszyklus (Entwicklung, Produktion, Lagerung, Transport) sowie den Nachweis der Leistungsfähigkeit. Exemplarisch sei hier GSLA 1 genannt:

2

» „Die Produkte erzielen die von ihrem Hersteller vorgesehene Leistung und werden so ausgelegt und hergestellt, dass sie sich unter normalen Verwendungsbedingungen für ihre Zweckbestimmung eignen. Sie sind sicher und wirksam und gefährden weder den klinischen Zustand und die Sicherheit der Patienten noch die Sicherheit und die Gesundheit der Anwender oder gegebenenfalls Dritter, wobei etwaige Risiken im Zusammenhang mit ihrer Anwendung gemessen am Nutzen für den Patienten vertretbar und mit einem hohen Maß an Gesundheitsschutz und Sicherheit vereinbar sein müssen; hierbei ist der allgemein anerkannte Stand der Technik zugrunde zu legen."

Die GSLA 1 fasst sehr gut das grundliegende Anliegen der MDR zusammen:
- Produkte erfüllen ihre Zweckbestimmung.
- Produkte sind sicher und wirksam.
- Dabei muss der klinische Nutzen das Risiko überwiegen.
- Produkte sind nach dem Stand der Technik zu entwickeln.
  Aus dieser GSLA ergeben sich folgende Schlussfolgerungen:
- Der Hersteller muss eine Zweckbestimmung formulieren. Sonst kann er nicht nachweisen, dass diese erfüllt ist.
- Es ist eine klinische Bewertung durchzuführen, sonst kann der klinische Nutzen nicht dargelegt werden.
- Es ist eine Risikoanalyse durchzuführen, sonst können die Risiken nicht mit dem Nutzen abgewogen werden.
- Es sind idealerweise (harmonisierte) Normen anzuwenden, da diese den Stand der Technik widerspiegeln.

Weiter fordern die GSLA 3 und 4 ein Risikomanagementsystem. Die GSLA 5 ergänzt, dass auch Risiken aufgrund ergonomischer Merkmale betrachtet werden sollen und dabei der Erfahrungsstand der Anwender, die Anwendungsumgebung sowie die körperliche Verfassung der Anwender (sofern das Produkt durch Patienten selbst verwendet wird) berücksichtigt werden sollen. Diese entspricht einer Forderung nach einem nutzerzentrierten Entwicklungsprozess beziehungsweise der Betrachtung von Usability-Aspekten, (siehe ▸ Abschn. 3.6).

Die weiteren GSLA beziehen sich auf bestimmte, sicherheitsrelevante Eigenschaften der Produkte und umfassen die in ◘ Tab. 2.3 aufgeführten Punkte.

Für die Entwicklung von Software als Medizinprodukt sind insbesondere, aber nicht ausschließlich, folgende GSLA zu beachten:

» 14.2. Die Produkte werden so ausgelegt und hergestellt, dass folgende Risiken ausgeschlossen oder so weit wie möglich reduziert werden:
Risiken im Zusammenhang mit der möglichen negativen **Wechselwirkung zwischen Software und der IT- Umgebung**, in der sie eingesetzt wird und mit der sie in Wechselwirkung steht;

→ Eine Software wird nie alleine für sich zum Einsatz kommen, sondern ist immer abhängig von Hardware (Prozessor, Grafikkarte, Monitor, Speicher, Netzwerk, …) und einer Laufzeitumgebung (Betriebssystem oder Browser bei Web-Applikationen). Insbesondere die Laufzeitumgebung existiert dabei in vielfachen Versionen. Der Hersteller hat festzulegen, ob eine Software allgemein freigegeben wird oder an eine bestimmte Hardware oder Laufzeitumgebung gebunden ist. Dies ist bei der Risikoanalyse sowie gegebenenfalls bei Software-Tests zu beachten. So ist es bei einer App schwer möglich, diese auf eine bestimmte Hardware oder Betriebssystemversion zu beschränken. Eine im

☐ Tab. 2.3 Grundlegende Sicherheits- und Leistungsanforderungen an Auslegung und Herstellung sowie mitzuliefernde Informationen

Nr.	Beschreibung
10	Chemische, physikalische und biologische Eigenschaften
11	Infektion und mikrobielle Kontamination
12	Produkte, zu deren Bestandteilen ein Stoff gehört, der als Arzneimittel gilt, und Produkte, die aus Stoffen oder aus Kombinationen von Stoffen bestehen, die vom menschlichen Körper aufgenommen oder lokal im Körper verteilt werden
13	Produkte, zu deren Bestandteilen Materialien biologischen Ursprungs gehören
14	*Herstellung von Produkten und Wechselwirkungen mit ihrer Umgebung
15	*Produkte mit Diagnose- oder Messfunktion
16	Schutz vor Strahlung
17	*Programmierbare Elektroniksysteme – Produkte, zu deren Bestandteilen programmierbare Elektroniksysteme gehören, und Produkte in Form einer Software
18	*Aktive Produkte und mit diesen verbundene Produkte
19	Besondere Anforderungen für aktive implantierbare Produkte
20	Schutz vor mechanischen und thermischen Risiken
21	Schutz vor Risiken für den Patienten oder Anwender durch Produkte, die Energie oder Stoffe abgeben
22	*Schutz vor den Risiken durch Medizinprodukte, für die der Hersteller die Anwendung durch Laien vorsieht
23	*Kennzeichnung und Gebrauchsanweisung

Mit * markierte Anforderungen sind ggf. bei der Entwicklung von Software als Medizinprodukt zu beachten. Alle anderen Anforderungen sind bei Software nicht anwendbar

Krankenhaus eingesetzte Software zur Spezialbefundung wiederum könnte mit dedizierter Hardware und Betriebssystemversion ausgeliefert werden.

» 17.1. … Produkte in Form einer Software werden so ausgelegt, dass **Wiederholbarkeit, Zuverlässigkeit und Leistung** entsprechend ihrer bestimmungsgemäßen Verwendung gewährleistet sind.

→ Dies könnte insbesondere bei Software mit künstlicher Intelligenz eine Rolle spielen. Sollte die Software vor Inverkehrbringen trainiert werden, ist die Wiederholbarkeit gegeben. Wird hingegen im Einsatz weitertrainiert, ist die Wiederholbarkeit nicht gegeben. In diesem Falle ist vom Hersteller ausreichend zu begründen, dass die Leistungsfähigkeit trotzdem gegeben bleibt.

» 17.2. … bei Produkten in Form einer Software wird die **Software entsprechend dem Stand der Technik** entwickelt und hergestellt, wobei die Grundsätze des Software-Lebenszyklus, des **Risikomanagements einschließlich der Informationssicherheit**, der Verifizierung und der Validierung zu berücksichtigen sind.

→ Durch diese GSLA wird die Anwendung eines Software-Lebenszyklusprozesses gefordert, welcher durch die harmonisierte Norm IEC 62304 konkretisiert wird. Der versteckte Einschub „einschließlich Informationssicherheit" ist eine wesentliche Neuerung der MDR und hat weitreichende Auswirkung. Es wird damit gefordert, dass auch die IT-Sicherheit (engl.: Security) im Rahmen des Risikomanagements zu betrachten ist, insbesondere die Fragestellung, ob es durch mangelnde IT-Sicherheit zu Risiken hinsichtlich Patientenschäden kommen kann. Die IT-Sicherheit soll also nicht primär unter dem Aspekt der Datensicherheit betrachtet werden, sondern unter dem Aspekt der Patientensicherheit.

» 17.3. Bei der Auslegung und Herstellung der in diesem Abschnitt behandelten Software, die zur Verwendung in Verbindung mit mobilen Computerplattformen bestimmt ist, werden die **spezifischen Eigenschaften der mobilen Plattform** (z. B. Größe und Kontrastverhältnis des Bildschirms) und die externen Faktoren im Zusammenhang mit ihrer Verwendung (sich veränderndes Umfeld hinsichtlich Lichteinfall und Geräuschpegel) berücksichtigt.

→ Oft wird Software als Medizinprodukt als App für Smartphones oder Tablets angeboten. Diese haben andere Eigenschaften als typische Software für den Arbeitsplatz. Ein Smartphone hat eine Bildschirmgröße von 5–6", ein Standardmonitor etwa 24–27". Weiterhin sind die Nutzungsbedingungen andere, Apps werden nicht ausschließlich am Arbeitsplatz eingesetzt. Hier gilt es in Risikobetrachtungen zu bewerten, ob es durch eine kleine Bildschirmgröße oder die Nutzungsbedingungen zu Risiken kommen kann. Ein Warnhinweis könnte auf einem 27"-Monitor am Arbeitsplatz gut zu sehen sein, auf einem 5"-Smartphone im Sonnenschein aber nicht.

» 17.4. Die Hersteller legen **Mindestanforderungen** bezüglich Hardware, Eigenschaften von **IT-Netzen und IT- Sicherheitsmaßnahmen** einschließlich **des Schutzes vor unbefugtem Zugriff** fest, die für den bestimmungsgemäßen Einsatz der Software erforderlich sind

→ Diese Anforderung zielt wieder auf IT-Sicherheit ab. Diese liegt nicht in der alleinigen Verantwortung des Herstellers, sondern Bedarf des Zusammenspiels von Hersteller, Betreiber und Anwendern. Hersteller sind in der Pflicht vorzugeben, was Ihre Anforderungen bezüglich der notwendigen IT-Sicherheitsmaßnahmen sind und welche Aufgaben sie vom Betreiber zur Gewährleistung der IT-Sicherheit erwarten.

» Produkte zur **Anwendung durch Laien** werden so ausgelegt und hergestellt, dass sie ihre Zweckbestimmung unter Berücksichtigung der Fertigkeiten und Möglichkeiten der Laien sowie der Auswirkungen der normalerweise zu erwartenden Schwankungen in der Verfahrensweise und der Umgebung der Laien erfüllen können. Die vom Hersteller beigefügten Angaben und Anweisungen sind für den Laien leicht verständlich und anwendbar.

→ Ein Produkt zur Nutzung durch professionelle Anwender bedarf einer anderen Usability als ein Produkt zur Anwendung durch Laien. Medizinprodukte zur Anwendung durch Laien sind z. B. Fieberthermometer, Blutzuckermessgeräte oder Inhaliergeräte. Gerade Software wird durch die zunehmende Verbreitung von medizinischen Apps immer mehr durch Laien bedient werden. Müssen Laien gut durch die Software geführt werden, ist dies bei professionellen Nutzern unerwünscht und hinderlich.

Die Erfüllung der Grundlegenden Sicherheits- und Leistungsanforderungen wird in einer Tabelle nachgewiesen und ist zentraler Bestandteil der technischen Dokumentation, siehe ▶ Abschn. 2.8.

2.7.1 Risikomanagement

Wie oben angesprochen, fordern die GSLA 3 und 4 ein Risikomanagementsystem. Ein Risikomanagement ist auch implizit in der GSLA 1 gefordert, da ohne die Bestimmung und Bewertung von Risiken auch kein Nutzen-Risiko-Verhältnis zu bewerten ist. Das Risikomanagement soll iterativ während des gesamten Lebenszyklus betrieben und aktualisiert werden. Konkret wird von dem Risikomanagementsystem gefordert:

- ein Risikomanagementplan
- die Identifikation von Gefährdungen
- die Bewertung von Risiken
- die Minimierung von Risiken
- die Beachtung von neuen Informationen aus der Überwachung nach dem Inverkehrbringen

Zur Risikominimierung sollen folgende Maßnahmen in genau dieser Reihenfolge angewendet werden:

I. Beseitigung von Risiken durch Auslegung
II. Angemessene Schutzmaßnahmen
III. Sicherheitsinformationen für Anwender

Die oben genannten Forderungen werden durch die harmonisierte Norm ISO 14971 – „Anwendung des Risikomanagements auf Medizinprodukte" konkretisiert und in ▶ Abschn. 3.2 detaillierter besprochen.

2.7.2 Klinische Bewertung

In der GSLA 1 wird gefordert, dass der Nutzen für den Patienten möglichen Risiken überwiegen muss. Hierzu ist der Nutzen für den Patienten zu bestimmen und zu bewerten. In einer klinischen Bewertung wird mittels *klinischer Daten* der *klinische Nutzen* des Produkts herausgearbeitet. Klinische Daten stammen dabei aus unterschiedlichen Quellen und der klinische Nutzen ist die positive Auswirkung des Produkts auf die Gesundheit einer Person oder auf das Patientenmanagement im Allgemeinen. Eine genaue Definition der Begriffe findet sich im Anhang. Neben dem klinischen Nutzen wird bei der klinischen Bewertung auch die *Sicherheit des Produkts* bewertet und muss mit den in der Risikoanalyse getroffenen Annahmen abgeglichen werden.

Eine klinische Bewertung stützt sich auf klinische Daten aus

a) der Fachliteratur aus einschlägigen Datenbanken (z. B. Pubmed) über Sicherheit und Leistung des Produkts, wobei das in den Publikationen verwendete Produkt dem eigenen Produkt gleichartig sein muss (Literaturroute). Gleichartigkeit bezieht sich auf die medizinische Indikation, die zugrundeliegende Technologie (Material, physikalische Funktionsweise oder Software-Algorithmen) sowie die biologischen Eigenschaften, sofern das Produkt in Kontakt mit dem menschlichen Körper steht;

b) klinischen Prüfungen mit dem Produkt.

Dabei sind auch die derzeit verfügbaren anderen Behandlungsoptionen zu berücksichtigen. In Fällen, bei denen es keine alternativen Behandlungsoptionen gibt, kann eine klinische Bewertung zu anderen Schlussfolgerungen kommen als bei Produkten, für die es mehrere alternative Behandlungsoptionen gibt.

In vielen Fällen wird es möglich sein, den klinischen Nutzen über den Literaturweg herauszuarbeiten. Für Klasse III-Produkte sowie Implantate sind jedoch klinische Prüfungen bis auf wenige Ausnahmen verpflichtend. Die Durchführung klinischer Prüfungen ist ein umfangreiches Themengebiet (MDR, Artikel 63 bis 80) und wird in diesem Buch nicht weiterverfolgt.

In Ausnahmefällen, die der Hersteller ausreichend zu begründen hat, kann der Nachweis der Erfüllung der GSLA auch ohne klinische Daten erfolgen. Die Begründung auf einen Verzicht klinischer Daten soll unter anderem das Zusammenspiel zwischen Produkt und menschlichem Körper berücksichtigen. Diese Option gilt es insbesondere für Software zu bedenken, siehe dazu auch ▶ Abschn. 3.3.

Die klinische Bewertung muss über den gesamten Lebenszyklus aktualisiert werden (*klinische Nachbeobachtung nach dem Inverkehrbringen*), andernfalls ist zu begründen, warum dies nicht notwendig ist.

Eine klinische Bewertung besteht aus

- **einem Plan für die klinische Bewertung**: Hier werden auf Basis der Zweckbestimmung der klinische Nutzen detailliert herausgearbeitet und die Generierung der klinischen Daten geplant (Suchstrategie für die Literaturroute oder Planung der klinischen Prüfung).
- **der Ermittlung der klinischen Daten:** Bei der Literaturroute sind hier die Fachdatenbanken nach einschlägigen Publikationen mit den geplanten Suchbegriffen zu durchsuchen.
- **der Bewertung der ermittelten Daten** hinsichtlich der Eignung. Hier ist insbesondere die technische, biologische und medizinische Gleichartigkeit der Produkte zu bewerten.
- **der Erzeugung weiterer Daten durch klinische Prüfungen**, sofern über die Literaturroute nicht ausreichend klinische Daten erzeugt werden konnten.
- **der Analyse aller klinischer Daten** sowie der Schlussfolgerung hinsichtlich des klinischen Nutzens.

Die Ergebnisse der klinischen Bewertung sind in einem *Bericht über die Klinische Bewertung* zu dokumentieren, welcher Teil der technischen Dokumentation ist. Die Benannte Stelle erstellt im Rahmen der Konformitätsbewertung einen *Bericht über die Begutachtung der klinischen Bewertung*. Für bestimmte Produkte (Klasse III und aktive Produkte der Klasse IIb mit Arzneimittelabgabe) leitet die Benannte Stelle diesen Bericht an ein Expertengremium (Artikel 106, MDR) weiter. Das Expertengremium erstellt bei Bedarf ein *wissenschaftliches Gutachten über den Bericht über die Begutachtung der klinischen Bewertung*. Die Benannte Stelle beachtet dieses Gutachten bei der Konformitätsbewertung, was unter anderem in einer potenziellen Einschränkung der Zweckbestimmung oder erforderlichen klinischen Nachbeobachtungen resultieren kann.

Die oben genannten Forderungen der MDR werden durch das MEDDEV Dokument 2.7/1 „Clinical Evaluation" konkretisiert und in ▶ Abschn. 3.3 besprochen.

Wie bereits erwähnt, ist Software anders, daher gibt es für die klinische Bewertung von Software eine spezielle Herangehensweise, welche ebenfalls in ▶ Abschn. 3.3 näher erläutert wird.

2.8 Technische Dokumentation

Die *technische Dokumentation* eines Produkts dient zum Nachweis der Erfüllung der grundlegenden Sicherheits- und Leistungsanforderungen und ist zentraler Gegenstand der Überwachung durch Benannte Stellen. Eine technische Dokumentation ist jedoch für alle Klassen von Medizinprodukten in gleicher Weise anzufertigen, auch wenn der Hersteller keiner Überwachung durch Benannte Stellen unterliegt.

Die Anforderungen an die Inhalte der technischen Dokumentation finden sich kompakt in Anhang II „Technische Dokumentation" und Anhang III „Technische Dokumentation über die Überwachung nach dem Inverkehrbringen" der MDR.

Inhalte einer technischen Dokumentation sind:

▪▪ Produktbeschreibung und Spezifikation
Zu dokumentieren sind hier die üblichen Herstellerangaben, Produktnamen und alle Varianten, die Basis-UDI, die Zweckbestimmung, die Klasse, eine allgemeine Produktbeschreibung („High-level Features"), Verweis auf frühere oder ähnliche Produkte sowie die Konformitätserklärung.

▪▪ Gebrauchsanweisung und Kennzeichnungen
Die konkreten Anforderungen an die Inhalte der Gebrauchsanweisung und Kennzeichnung des Medizinprodukts finden sich in der grundlegenden Sicherheits- und Leistungsanforderung 23.

▪▪ Entwicklungsdokumente und Produktionsspezifikationen
Hierunter fallen Anforderungsdokumente, Entwicklungsdokumente (Architektur, Design usw.), Test- und Prüfspezifikationen, Produktionsprozesse, Auslieferungsprozesse und Angaben zu Lieferanten. Für Software sind unter diesem Punkt im Wesentlichen die typischen Software-Dokumente nach IEC 62304 gefordert, (siehe ▶ Abschn. 3.6).

▪▪ Nachweis der Grundlegenden Sicherheits- und Leistungsanforderungen
Für die Erfüllung der oben beschriebenen grundlegenden Sicherheits- und Leistungsanforderungen sind entsprechende Nachweise zu dokumentieren. Dies geschieht typischerweise durch Auflistung der GSLA in Tabellenform, wie in ◙ Tab. 2.4 exemplarisch gezeigt.

▪▪ Nutzen-Risiko-Analyse und Risikomanagement
Diese umfassen die Inhalte der Risikoakte, (siehe ▶ Abschn. 3.2).

▪▪ Produktverifizierung
Ergebnisse der Verifizierung: Haben wir das Produkt richtig gebaut? Dies sind die Ergebnisse von vorklinischen Tests, bei Software sind dies die typischen Testphasen (Unittests, Integrationstests, Systemtests).

2

□ **Tab. 2.4** Beispiel einer Tabelle zum Nachweis der grundlegenden Sicherheits- und Leistungsanforderungen (GSLA)

GSLA	Anwendbar (J/N)	Nachweis über	Dokument beziehungsweise Kommentar
1. Die Produkte erzielen die von ihrem Hersteller vorgesehene Leistung und werden so ausgelegt und hergestellt, dass sie sich unter normalen Verwendungsbedingungen für ihre Zweckbestimmung eignen. …	J	Anwendung von ISO 14971 Klinische Bewertung	Risikomanagementakte Klinischer Bewertungsbericht
…	…	…	…
5. Beim Ausschluss oder bei der Verringerung der durch Anwendungsfehler bedingten Risiken müssen die Hersteller …	J	Anwendung von ISO 14971 Anwendung von IEC 62366	Risikomanagementakte Usabilityakte
…	…	…	…
10. Chemische, physikalische und biologische Eigenschaften	N	N.A.	Software-Produkt, hat keine chemischen, physikalischen oder biologischen Eigenschaften
…	…	…	…

▪▪ Produktvalidierung

Ergebnisse der Validierung: Haben wir das richtige Produkt gebaut? Hierzu zählen die klinische Bewertung (Plan und Bericht) und die Usabilityakte mit etwaigen Usabilitytests. Weiterhin ist der Plan für die klinische Nachbeobachtung nach dem Inverkehrbringen beizulegen beziehungsweise eine Begründung warum diese nicht erforderlich ist.

▪▪ Kurzbericht über Sicherheit und Leistung

(Nur für Implantate und Klasse III-Produkte) Der Kurzbericht soll für Patienten verständlich formuliert sein und umfasst die Zweckbestimmung, die UDI, eine Zusammenfassung der klinischen Bewertung, verbleibende Restrisiken, alternative Behandlungsmethoden, eine Beschreibung der Anwendergruppe, eine kurze Produktbeschreibung sowie die angewandten Normen. Der Kurzbericht wird in der EUDAMED veröffentlicht und ist der Öffentlichkeit zugänglich.

Die technische Dokumentation über die Überwachung nach dem Inverkehrbringen umfasst

- den Plan zur Überwachung,
- den Bericht über die Überwachung (bei Klasse I) sowie
- den Bericht über die Sicherheit (bei Klasse IIa, IIb, III).

Auf die Inhalte der jeweiligen Dokumente und das System zur Überwachung nach dem Inverkehrbringen wird in ▶ Abschn. 2.11 eingegangen.

2.9 Eudamed

Vor Zeiten der MDR betrieb jeder europäische Mitgliedstaat ein eigenes Meldesystem. Hersteller von Medizinprodukten in Deutschland mussten sich beim DIMDI registrieren, inklusive namentlicher Angabe eines Sicherheitsbeauftragten sowie den vertriebenen Medizinprodukten. Meldepflichtige Vorkommnisse (siehe Definitionen) wurden in Deutschland dem BfArM gemeldet. Ebenfalls mussten klinische Prüfungen über das BfArM beantragt werden. Dieses Meldewesen wird mit der MDR durch eine zentrale *Europäische Datenbank für Medizinprodukte (EUDAMED)* vereinheitlicht (MDR, Artikel 33).

Die EUDAMED dient als zentrales Informationssystem für die europäische Medizinprodukteindustrie und soll auch der Öffentlichkeit erforderliche Informationen über am Markt befindliche Medizinprodukte bereitstellen. Folgende Informationen werden der EUDAMED übermittelt:

- **Informationen zu Medizinprodukten (MDR, Artikel 29)**
  - Mitgliedsstaat, in dem das Produkt in Verkehr gebracht wurde sowie für Klasse IIa, IIb und III die Mitgliedsstaaten, in denen das Produkt verfügbar sein wird
  - Basis-UDI
  - Risikoklasse
  - für Klasse III der Kurzbericht über Sicherheit und klinische Leistung
  - sonstige Beschreibungen des Produkts

- **Informationen zu Herstellern (MDR, Artikel 30)**
  - Name und Anschrift
  - Name und Kontaktdaten der für die Einhaltung der Regulierungsvorschriften zuständigen Person

- **UDI-Datenbank (MDR, Artikel 28)**
Neben der Basis-UDI im Zusammenhang mit der Produktregistrierung werden in der UDI-Datenbank weitere Informationen zu dem Produkt und aller Produktversionen inklusive der dazugehörigen UDI-DI erfasst.

Detaillierte Informationen über die in EUDAMED einzugebenden Informationen zu Medizinprodukten, Herstellern und UDI finden sich in Anhang VI der MDR.

- **Informationen zu Benannten Stellen (MDR, Artikel 57)**
Dieses Teilsystem der EUDAMED dient zur Erfassung von Informationen über Benannte Stellen, deren Notifizierungen und den von Benannten Stellen ausgestellten Bescheinigungen und Berichte. Die Informationen sollen der Öffentlichkeit zugänglich sein.

- **Informationen zu klinischen Prüfungen (MDR, Artikel 73)**
Dieses Teilsystem dient zur Einreichung von Anträgen auf klinische Prüfungen im Rahmen einer klinischen Bewertung sowie sonstiger im Rahmen einer klinischen Prüfung anfallenden Informationen, inklusive der Meldung von schwerwiegenden unerwünschten Ereignisse im Zusammenhang einer klinischen Prüfung.

2

- **System für Vigilanz und Überwachung nach dem Inverkehrbringen (MDR, Artikel 92)**

Dieses Teilsystem ist mit der UDI-Datenbank verknüpft und dient zur Meldung von schwerwiegenden Vorkommnissen, Trendmeldungen, Sicherheitsanweisungen von Herstellern sowie für Klasse III-Produkte den regelmäßig aktualisierten Berichten über die Sicherheit.

- **Informationen zur Marktüberwachung (MDR, Artikel 100)**

In diesem Teilsystem werden Informationen zur Marktüberwachung der verantwortlichen Behörden gesammelt und allen betroffenen Behörden und Benannten Stellen zugänglich gemacht.

2.10 Unique Device Identification

Die Einführung einer eindeutigen Kennung für Medizinprodukte (Unique Device Identification, UDI) ist eine der grundliegenden Neuerungen der MDR und folgt damit den amerikanischen Behörden, welche eine solche eindeutige Kennzeichnung bereits vorher verpflichtend eingeführt haben (siehe ► Kap. 6). Die UDI ist eine weltweit eindeutige Kennung und soll eine Nachverfolgung von Medizinprodukten über den gesamten Lebenszyklus ermöglichen.

Eine eindeutige Kennzeichnung von Medizinprodukten besteht aus drei Teilen (MDR, Artikel 27 und Anhang VI):

- **Basis-UDI-DI**

Die Basis-UDI-DI ist die primäre Kennung eines Produktmodells und wird auf Konformitätsbescheinigungen, der technischen Dokumentation und bei der Registrierung von Produkten in der EUDAMED angegeben. Die Basis-UDI erscheint nicht auf dem Produkt selbst, dazu dient die UDI-DI. Weltweit eindeutige Nummern für die (Basis-)UDI-DI werden von damit beauftragten Organisationen (z. B. GS1) vergeben und sind von den Herstellern von diesen zu kaufen.

- **UDI-DI**

Die UDI-DI (Device Identification, Produktkennung) ist eine einmalige Kennung, die einer Produktversion eigen ist. Eine UDI-DI wird immer dann neu vergeben, wenn sich bei einer neuen Produktversion wesentliche Merkmale im Rahmen einer gleichbleibenden Zweckbestimmung geändert haben. Sind Produkte mit unterschiedlichen Handelsnamen oder mit Benutzungsschnittstellen in unterschiedlichen Sprachen auf dem Markt, sind diese mit einer eigenen UDI-DI zu kennzeichnen [1].

- **UDI-PI**

Die UDI-PI (Production Identification, Herstellungskennung) ist eine Kennung, mit dem ein konkret produziertes Produkt gekennzeichnet wird. Als PI können beispielsweise eine herstellereigene Seriennummer, ein Herstellungsdatum oder eine Losnummer verwendet werden.

Eine UDI soll in maschinenlesbarem Format (Automatic Identification and Data Capture, AIDC) sowie in menschlich lesbarem Format (Human Readable Interpretation, HRI) angebracht werden. Bei Platzmangel ist bei Produkten zur Anwendung im professionellen Umfeld das AIDC-Format zu bevorzugen, bei Produkten für den

Heimgebrauch das HRI-Format. Die UDI ist auf dem Produkt und den Produktverpackungen anzubringen.

- **Spezielle Anforderungen an die UDI für Software als Medizinprodukt**

Stellen die UDI-Anforderungen für Hersteller bestimmter Medizinprodukte hohe Anforderungen dar, so sind diese für Software überschaubar. Software wird nicht im herkömmlichen Sinne produziert, daher sind auch keine eindeutigen Herstellungskennungen (UDI-PI) für jedes produzierte Produkt nötig und sinnvoll. Vielmehr ist eine herstellereigene Buildnummer oder ein Builddatum als UDI-PI zu verwenden. Die eindeutige Kennzeichnung von Software mittels UDI ist nur für Software als eigenständiges Medizinprodukt nötig und ist nicht anwendbar für Software in eigenständigen Medizingeräten.

Die Basis-UDI bleibt so lange gültig, bis sich bei einer neuen Produktversion die Zweckbestimmung und/oder Risikoklasse ändert. Eine neue Produktkennung (UDI-DI) ist immer dann erforderlich, wenn sich Folgendes mit einer neuen Software-Version ändert:

- neue oder geänderte Algorithmen
- Datenbankstrukturen
- Betriebsplattformen
- Architekturen
- neue Schnittstellen zur Außenwelt (Interoperabilität)

Kleine Änderungen der Software erfordern eine neue UDI-PI, aber keine neue UDI-DI. Als kleine Änderungen angesehen werden z. B. Fehlerbehebungen oder Sicherheitsupdates [2].

> **Tipp**
>
> Software-Hersteller haben oft eine dreistufige Definition für die Vergabe von Versionsnummern (Version **x.y.z**, z. B. Version 3.2.0 oder Version A10b). Dabei wird die erste Stelle **x** bei grundlegenden Änderungen (z. B. neue Funktionalität für neue Einsatzzwecke oder grundlegender Technologiewechsel) hochgezählt, die zweite Stelle **y** bei neuer Funktionalität im Rahmen des gleichbleibenden Einsatzzwecks und die letzte Nummer **z** bei Fehlerbehebungen.
>
> Passen Sie die Definitionen Ihrer Versionsnummerierung der Definitionen zur Vergabe neuer Basis-UDIs oder UDI-DIs an. Das erspart Ihnen viele Diskussionen.

Wird die Software auf DVD mit physischen Verpackungen ausgeliefert, so ist die UDI auf DVD und Verpackung im AICD- und HRI-Format anzubringen. Ansonsten reicht eine Anzeige der UDI im Startfenster oder sonstigen Informationsfenstern in menschlich lesbarem Format. Software ohne eine Nutzungsschnittstelle muss die UDI über eine Schnittstelle liefern können.

2.11 Überwachung nach dem Inverkehrbringen und Vigilanz

Die verpflichtende Einführung eines Systems zur Überwachung nach dem Inverkehrbringen (Post-Market Surveillance, PMS) ist eine weitere grundlegende Errungenschaft der MDR (MDR, Artikel 83–86 und Anhang III). Das System zur Überwachung muss dabei integraler Bestandteil des Qualitätsmanagementsystems sein und soll Daten während des

Lebenszyklus hinsichtlich der Sicherheit und Leistung sammeln, auswerten und potenzielle Korrektur- oder Vorbeugemaßnamen einleiten. Insbesondere sollen folgende Aspekte bei Bedarf aktualisiert werden:

- das Risikomanagement: Werden aus den gesammelten Daten neue Risiken bekannt, oder stellen sich die Annahmen bzgl. der Wahrscheinlichkeiten von Risiken als inkorrekt dar, ist die Risikoakte entsprechend zu aktualisieren.
- die Gebrauchsanweisung und Kennzeichnung: Lassen sich aus den gesammelten Daten Annahmen ableiten, dass es durch falsche Nutzung des Produkts zu Risiken kommen kann, sind die Gebrauchsanweisung und/oder Kennzeichnung entsprechend zu aktualisieren. Unter Umständen kann sich auch durch gesammelte Daten der Nutzung eine erweiterte Zweckbestimmung ergeben, welche mit allen Konsequenzen zu betrachten ist (Klassifizierung, Risikomanagement, klinische Bewertung, Usability).
- die klinische Bewertung: Eine Teilmenge der gesammelten Daten nach dem Inverkehrbringen können klinische Daten über die Nutzung des Produkts sein, welche gegebenenfalls eine Aktualisierung der klinischen Bewertung zur Folge haben. Eine proaktive Erhebung von klinische Daten nach dem Inverkehrbringen wird als klinische Nachbeobachtung (Post-Market Clinical Follow-Up) bezeichnet.
- Der Kurzbericht über Sicherheit und Leistung für Klasse III-Produkte.

Gegebenenfalls sind durch die gesammelten Daten Korrekturmaßnahmen zur Verbesserung der Usabilty, Leistung oder Sicherheit des Produkts einzuleiten. Weiterhin soll das System Trends erkennen, welche im Rahmen des Vigilanzsystems zu melden sind. ◘ Abb. 2.5 veranschaulicht die Zusammenhänge.

Das System zur Überwachung nach dem Inverkehrbringen fordert folgende Dokumente:

- **Plan zur Überwachung nach dem Inverkehrbringen (Post-market surveillance plan PMSP, MDR Artikel 84)**

Der Plan soll zum einen festlegen, aus welchen Quellen Daten zu sammeln sind. Dies können z. B. Rückmeldungen und Beschwerden von Anwendern, Fachliteratur über das eigene Produkt oder ähnliche Produkte oder Datenbanken über Vorkommnismeldungen

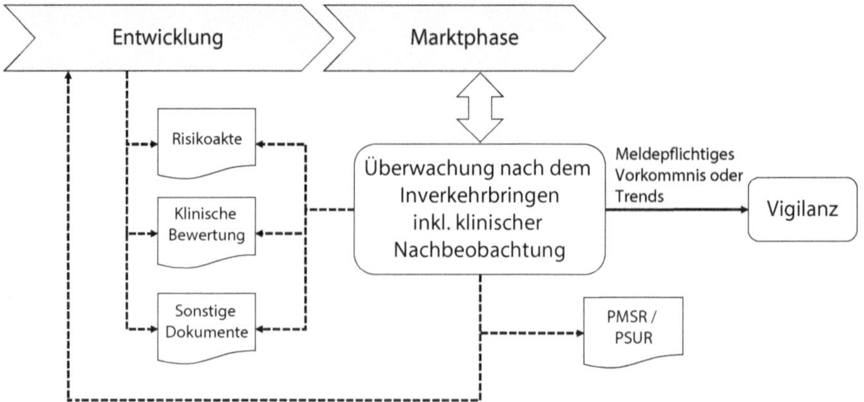

◘ **Abb. 2.5**   Überwachung nach dem Inverkehrbringen

sein. Zum anderen muss festgelegt werden, wie diese Daten auszuwerten sind und welche Maßnahmen zu treffen sind. Der Plan muss auch die klinische Nachbeobachtung abdecken oder begründen, warum diese nicht erforderlich ist.

- **Bericht über die Überwachung nach dem Inverkehrbringen (Post-market surveillance report PMSR, MDR Artikel 85)**

Für Klasse I-Produkte erstellen Hersteller einen Bericht mit einer Zusammenfassung der Schlussfolgerungen der auf Basis des Plans gesammelten Daten und einer Beschreibung von daraus getroffenen Korrekturmaßnahmen. Der Bericht wird bei Bedarf aktualisiert und ist auf Verlangen den Behörden vorzulegen.

- **Regelmäßig aktualisierter Bericht über die Sicherheit (Periodic safety update report PSUR, MDR Artikel 86)**

Eine Erweiterung stellt der PSUR für alle anderen Klassen dar. In diesem Bericht sind zusätzlich Schlussfolgerungen aus der Nutzen-Risiko-Analyse sowie die Gesamtabsatzmenge des Produkts und eine Schätzung der mit dem Produkt behandelten Personen. Letzteres dient insbesondere zur Prüfung der angenommenen Wahrscheinlichkeiten der Risikoanalyse. Der PSUR ist für Klasse IIa-Produkte alle zwei Jahre zu aktualisieren und den Benannten Stellen sowie auf Verlangen den Behörden vorzulegen. Für Klasse IIb- und III-Produkte ist der PSUR jährlich zu aktualisieren und für Klasse III-Produkte sowie Implantate zusätzlich über die EUDAMED den Benannten Stellen zur Verfügung zu stellen. Diese wiederum bewerten den Bericht und stellen diese Bewertung ebenfalls über EUDAMED den Behörden zur Verfügung.

Ein System zur Überwachung nach dem Inverkehrbringen wird ebenfalls von den in
▶ Kap. 3 beschriebenen Normen ISO 13485, ISO 14971 und IEC 62304 gefordert.

Tipp

Eine Quelle zum Sammeln von Daten für die Überwachung nach dem Inverkehrbringen bei medizinischen Apps sind die Kundenbewertungen im Appstore. Eine proaktive Datenerhebung kann auch über in die Software eingebaute Analytics-Tools unter Beachtung datenschutzrechtlicher Aspekte erfolgen. Kann auf Kundenrechner zugegriffen werden, liefert eine Auswertung von Logfiles Daten. Bei Software as a Service-Anwendungen liefern zudem Monitoring-Tools Daten zur Überwachung nach dem Inverkehrbringen.

- **Vigilanz**

Eng verbunden mit dem System zur Überwachung nach dem Inverkehrbringen ist das *Vigilanzsystem* (MDR, Artikel 87–92). Hersteller sind verpflichtet, *schwerwiegende Vorkommnisse (serious incident)* (siehe Definitionen) über die EUDAMED zu melden, sofern das Vorkommnis keine eindeutig erwartete und dokumentierte Nebenwirkung des Produkts darstellt (MDR, Artikel 87). Die Meldung hat unverzüglich, spätestens nach 15 Tagen zu erfolgen, bei Tod oder schwerwiegender Verschlechterung des Gesundheitszustands einer Person innerhalb von zehn Tagen. Bei einer schwerwiegenden Gefahr für die öffentliche Gesundheit liegt die Meldefrist bei zwei Tagen, ◘ Tab. 2.5.

Neu mit der MDR kommt die Forderung, *Trends* bei nichtschwerwiegenden Vorkommnissen und aus der Risikoanalyse erwarteter Nebenwirkungen zu melden (MDR, Artikel 88). Was dabei als Trend zu bewerten ist, legt der Hersteller in dem oben beschriebenen Plan

◨ Tab. 2.5 Meldefristen für schwerwiegende Vorkommnisse

Art des Vorkommniss	Meldefrist
Schwerwiegendes Vorkommnis	Unverzüglich, spätestens 15 Tage
Schwerwiegendes Vorkommnis mit Tod oder schwerwiegender Verschlechterung des Zustands einer Person	Unverzüglich, spätestens zehn Tage
Schwerwiegendes Vorkommnis mit Gefahr für die öffentlich Gesundheit	Unverzüglich, spätestens zwei Tage

zur Überwachung nach dem Inverkehrbringen fest. Ein Trend von nichtschwerwiegenden Vorkommnissen bei Software könnte z. B. ein Anstieg von nicht sicherheitsrelevanten Fehlermeldungen aus dem Feld über die letzten vier Quartale sein.

Im Anschluss an die Meldung von schwerwiegenden Vorkommnissen untersucht der Hersteller das Problem, aktualisiert falls erforderlich die Risikoanalyse und leitet *Sicherheitskorrekturmaßnahmen (field safety corrective action*, MDR Artikel 89) ein. Diese Untersuchung wird von den Behörden begleitet und überwacht. Einen Abschlussbericht über die Untersuchungen ist vom Hersteller über EUDAMED verfügbar zu machen. Etwaige Sicherheitskorrekturmaßnahmen sind über *Sicherheitsanweisungen im Feld (field safety notice)* den Anwendern mitzuteilen und über EUDAMED der Öffentlichkeit zugänglich zu machen. Eine Meldung von Sicherheitskorrekturmaßnahmen kann mit oder ohne vorausgehende Meldung eines schwerwiegenden Vorkommnisses erfolgen.

2.12 Marktüberwachung

■ **Durch Behörden**

Die Artikel 92 bis 100 der MDR befassen sich mit der Marktüberwachung der Hersteller durch die zuständigen Behörden. In Deutschland sind dies die Landesbehörden beziehungsweise Regierungspräsidien. Diese werden aufgefordert, anhand angemessener Stichproben Medizinprodukte auf Übereinstimmung mit den Anforderungen der MDR zu kontrollieren. Dies kann durch Kontrolle der technischen Dokumentation oder durch physische Kontrollen der Medizinprodukte erfolgen. Hersteller jeglicher Klassen von Medizinprodukten unterliegen diesen Kontrollen.

■ **Durch Benannte Stellen**

Hersteller, außer bei Klasse I-Produkten, unterliegen auch der Überwachung durch Benannte Stellen im Rahmen der Konformitätsbewertung. Dies geht meist einher mit der Zertifizierung eines Qualitätsmanagementsystems mit begrenzter Laufzeit. Zertifikate für ein Qualitätsmanagementsystem nach ISO 13485 haben eine Laufzeit von drei Jahren. Alle drei Jahre findet ein Re-Zertifizierungsaudit statt, dessen Aufwand sich nach der Mitarbeiterzahl des Herstellers richtet. In den Zwischenjahren finden jährlich Überwachungsaudits in kleinerem Umfang statt. Während des Dreijahres-Zyklus wird das komplette Spektrum des Qualitätsmanagementsystems überprüft, (siehe ▶ Abschn. 3.4.5). Zusätzlich sind Benannte Stellen verpflichtet, einmal innerhalb von fünf Jahren ein unangekündigtes Audit beim Hersteller durchzuführen. Während der Audits des Qualitätsmanagementsystems wird von der Benannten Stelle auch die technische Dokumentation begutachtet.

2.13 Softwarespezifisches

Wie in der Definition von Medizinprodukten in ▶ Abschn. 2.2 angegeben, kann Software für sich ein Medizinprodukt darstellen. Prinzipiell unterscheidet sich Software in einigen Aspekten von physikalischen Produkten, z. B.:

- Software ist immateriell.
- Software wird nicht im herkömmlichen Sinne produziert.
- Von Software geht keine direkte Gefährdung aus.
- Softwarefehler sind systematisch.
- Software unterliegt einer höheren Änderungsfrequenz.
- Software ist komplexer.

Bei der Einstufung, ob es sich bei einer Software um ein Medizinprodukt handelt, ist die Definition des Begriffs „Medizinprodukt" der MDR leider nicht ausreichend. Dies soll an folgendem einfachen Beispiel verdeutlicht werden:

Software als Medizinprodukt: ja oder nein?

Ein medizinisches Fachbuch mit Diagnosen zu gegebenen Symptomen ist sicher kein Medizinprodukt, da ein Buch nicht unter die Definition „Medizinprodukt" fällt. Wie verhält es sich aber, wenn ich das Buch nun stufenweisen „digitalisiere"?

Schritt 1: Wir bauen uns eine App mit dem oben beschriebenen Buch als pdf und einer Suchfunktion, um für vorhandene Symptome nach Diagnosen zu suchen: Hmm? Ist ja eigentlich nicht mehr als ein intelligentes Buch. Ist aber eine Software. Und dient zur Diagnose. Die App ist trotzdem aber sicher kein Medizinprodukt.

Schritt 2: Jetzt bauen wir eine App mit gleicher Zweckbestimmung, welche aber aus einer Vielzahl von medizinischen Datenbanken für gegebene Symptome nach potenziellen Diagnosen sucht. Ahh! Das ist schon mehr als ein intelligentes Buch. Könnte ein Medizinprodukt sein.

Schritt 3: Jetzt bauen wir eine coole App mit künstlicher Intelligenz, welche mittels trainierter Modelle zu gegebenen Symptomen nach potenziellen Diagnosen sucht. Ohh! Das ist schon sehr komplex und sicher ein Medizinprodukt.

Anhand der Beispiele wird ersichtlich, dass wir für Software neben der Definition „Medizinprodukt" aus der MDR weitere Informationen zur Einstufung als Medizinprodukt benötigen. Ein hilfreicher Leitfaden dazu ist das MEDDEV-Dokument 2.1/6 [3], welches die Einstufung einer Software als Medizinprodukt als Entscheidungsbaum darstellt (mehr zu MEDDEV-Dokumenten in ▶ Abschn. 3.1.3). Ein entscheidendes Kriterium zur Einstufung ist die Frage, ob die Software mehr macht als *speichern, archivieren, kommunizieren* oder eine *einfache Suche*. Dient die Software zur reinen Speicherung oder Kommunikation von Daten, ist diese nicht als Medizinprodukt einzustufen. Dies gilt für jegliche Art von Daten wie Befunde, Bilddaten, Laborwerte oder sonstige Diagnose- und Therapiedaten. Eine einfache Suche stellt auch keine Medizinproduktefunktionalität dar. In obigem Beispiel stellt eine Suche in einem pdf-Dokument sicher eine einfache Suche dar.

Daher ist die App in Schritt 1 kein Medizinprodukt. Ob eine Suche in verschiedenen Datenbanken noch eine einfache Suche darstellt, ist fraglich. Eine App mit KI-Modellen stellt auf jeden Fall keine einfache Suche dar. Daher ist die App in Schritt 3 sicher ein Medizinprodukt.

Das BfArM gibt auf seiner Webseite weitere Anhaltspunkte, wann eine Software als Medizinprodukt einzustufen ist. Enthält die Zweckbestimmung Begriffe wie *alarmieren, analysieren, berechnen, detektieren, diagnostizieren, interpretieren, konvertieren, messen, steuern, überwachen, verstärken,* kann davon ausgegangen werden, dass die Software ein Medizinprodukt darstellt.

Durch welche Funktionalität eine Software als Medizinprodukt eingestuft wird, ist in den jeweiligen Wirtschaftsregionen unterschiedlich. In ▸ Kap. 6 werden wir die US-amerikanische Sichtweise betrachten.

Falls als Medizinprodukt eingestuft, wird Software in Europa meist unter die MDR fallen. In Ausnahmefällen könnte aber auch die IVDR anwendbar sein. An der prinzipiellen Vorgehensweise ändert dies jedoch nichts. Interessanterweise ähneln aber viele Softwareprodukte, obwohl als Medizinprodukt nach MDR eingestuft, eher In-Vitro-Diagnostika. Aus diesem Grund wird in [4] eine Methode zur klinischen Bewertung von Software als Medizinprodukt beschrieben, welche den in der IVDR beschriebenen Leistungsstudien sehr ähnelt.

2.14 **Sonstiges**

■ **Sonderanfertigungen**

Sonderanfertigungen sind Produkte, welche speziell auf die Bedürfnisse eines individuellen Patienten ausgelegt sind. Hierfür gelten besondere Vorschriften (MDR, Anhang XIII). Software wird jedoch in den seltensten Fällen (nie?) als Sonderanfertigung entwickelt. Software wird zwar oft auf individuelle Kundenanforderungen konfiguriert, aber nicht patientenindividuell.

■ **Eigenentwicklungen in Gesundheitseinrichtungen**

Gesundheitseinrichtungen wie Krankenhäuser haben die Möglichkeit, in eigener Verantwortung Medizinprodukte in nicht industriellem Maßstab herzustellen, wenn Ihre Erfordernisse nicht über verfügbare Produkte abzudecken sind (MDR, Artikel 5). Für diese Produkte gelten nur die grundlegenden Sicherheits- und Leistungsanforderungen, sofern

- diese nur innerhalb der Einrichtung verwendet werden.
- die Einrichtung geeignete Qualitätsmaßnahmen ergriffen hat.
- die Einrichtung ausreichend dokumentiert, dass eine Eigenentwicklung notwendig ist.
- die Einrichtung den Behörden auf Verlangen Informationen zur Verwendung des Produkts vorlegt.
- die Einrichtung eine öffentlich zugängliche Erklärung über das Produkt, inklusive einer Versicherung der Einhaltung der grundlegenden Sicherheits- und Leistungsanforderungen verfasst.
- die Einrichtung Dokumente über die Zweckbestimmung sowie Entwicklung und Herstellung erstellt.
- die Einrichtung die Verwendung des Produkts überwacht und Korrekturmaßnahmen bei Bedarf ergreift.

Dies entspricht weitestgehend den Anforderungen an Klasse I-Produkte. Demnach kann eine Gesundheitseinrichtung alle eigen hergestellten Produkte, egal welches Risiko diese bergen, wie Klasse I-Produkte handhaben.

Dies ist insbesondere für Universitätskliniken interessant, in denen häufig von Doktoranden innerhalb von Forschungsprojekten Software entwickelt wird, welche schnell in der Belegschaft großen Anklang findet. Hervorzuheben ist aber nochmal, dass nicht jegliche in einer Gesundheitseinrichtung „gehackte" Software innerhalb dieser klinisch verwendet werden darf, sondern die Software ausreichend sorgfältig und unter Beachtung der grundlegenden Sicherheits- und Leistungsanforderungen zu entwickeln ist.

- **Fernabsatz**

Nicht nur auf dem Markt bereitgestellte Software fällt unter die MDR, sondern auch i) als Dienstleistung angebotene Software oder ii) im Rahmen einer Dienstleistungserbringung verwendete Software (MDR, Artikel 6). Unter i) fällt Software as a Service, welche vom Hersteller auf eigenen Servern betrieben wird. Unter ii) sind beispielsweise über das Internet angebotene diagnostische Dienstleistungen von Ärzten zu verstehen, bei der selbst entwickelte Software eingesetzt wird. Entscheidend ist also nicht das Inverkehrbringen der Software, sondern das Inverkehrbringen des Ergebnisses der Software.

- **Kurzbericht über klinische Leistung und Sicherheit**

Für Klasse III Produkt und Implantate wird ein *Kurzbericht über klinische Leistung und Sicherheit (Summary of safety and clinical performance, SSCP)* gefordert (MDR, Artikel 32). Dieser soll für Patienten verständlich formuliert sein und enthält folgende Informationen:

- Hersteller- und Produktangaben inklusive Basis-UDI
- die Zweckbestimmung des Produkts
- eine Beschreibung des Produkts
- diagnostische oder therapeutische Alternativen zu dem Produkt
- einen Hinweis auf angewandte Normen und gemeinsame Spezifikationen
- eine Zusammenfassung der klinischen Bewertung
- Angaben zu Restrisiken
- das Profil und notwendige Schulung der Anwender

Der Kurzbericht wird von der Benannten Stelle überprüft und von dieser der Öffentlichkeit über EUDAMED zugänglich gemacht.

- **Harmonisierte Normen und gemeinsame Spezifikationen**

Werden zur Erfüllung der grundlegenden Sicherheits- und Leistungsanforderungen oder anderer Forderungen der MDR *harmonisierte Normen* angewendet, so wird davon ausgegangen, dass die Anforderungen der MDR erfüllt sind (MDR, Artikel 8). Für harmonisierte Normen gilt das *Vermutungsprinzip*: Bei Einhaltung einer harmonisierten Norm wird vermutet, dass die von der harmonisierten Norm abgedeckten Aspekte der zugrundeliegenden Richtlinie oder Verordnung erfüllt sind, mehr dazu in ▶ Kap. 3. Existieren zu Aspekten der MDR keine harmonisierten Normen oder sind diese unzureichend, kann die EU-Kommission *gemeinsame Spezifikationen* erlassen, welche von den Herstellern einzuhalten sind (MDR, Artikel 9). Befolgen Hersteller diese nicht, ist dies ausreichend zu begründen. Zum aktuellen Zeitpunkt (Mai 2019) existieren jedoch noch keine gemeinsamen Spezifikationen zur MDR.

2.15 Zusammenfassung

Die Grundlage für die Zulassung von Medizinprodukten in Europa ist die Medical Device Regulation (MDR, dt.: Medizinprodukte-Verordnung). Die Definition „Medizinprodukt" der MDR schließt explizit auch Software als Medizinprodukt ein. Die wesentlichen Schritte der Zulassung sind:

- klare Definition der Zweckbestimmung
- Entscheidung, ob das Produkt in den Geltungsbereich der MDR fällt
- wenn ja, Klassifizierung des Produkts
- Durchführung eines Konformitätsbewertungsverfahrens
- Ausstellung einer Konformitätserklärung durch den Hersteller
- Anbringen des CE-Zeichens
- Inverkehrbringen des Medizinprodukts

Das Konformitätsbewertungsverfahren wird entweder in alleiniger Verantwortung des Herstellers durchgeführt (für Klasse I) oder unter Beteiligung einer Benannten Stelle (für alle anderen Klassen sowie Im, Ir, Is). Das Konformitätsbewertungsverfahren dient dem Nachweis der Erfüllung der grundlegenden Sicherheits- und Leistungsanforderungen sowie der sonstigen allgemeinen Herstellerpflichten. Wesentlicher Bestandteil der grundlegenden Sicherheits- und Leistungsanforderungen sind das Risikomanagement und die klinische Bewertung. Beides zusammen dient der Abwägung des Risiko-Nutzen-Verhältnisses und schlussendlich dem Nachweis der Sicherheit und Leistungsfähigkeit. Die Technische Dokumentation dient dabei als dokumentierter Nachweis der Erfüllung der GSLA. Medizinprodukte müssen mit einer weltweit eindeutigen Kennzeichnung (Unique Device Identification, UDI) versehen werden und sind darüber im gesamten Lebenszyklus identifizierbar. Erst wenn alle Anforderungen der MDR erfüllt sind, dürfen Produkte in Verkehr gebracht werden. Alle wesentlichen Informationen über Medizinprodukte werden über die europaweit einheitliche Datenbank EUDAMED gesammelt. Nach dem Inverkehrbringen sind Hersteller verpflichtet, die Verwendung des Produkts zu überwachen und zu dokumentieren. Die Hersteller wiederum unterliegen der Überwachung durch Benannte Stellen, sofern diese bei der Konformitätsbewertung beteiligt waren, sowie den verantwortlichen Landesbehörden in Deutschland.

◨ Abb. 2.6 verdeutlicht die grundlegenden Zusammenhänge von Konformitätsbewertung, Qualitätsmanagementsystem, technischer Dokumentation und grundlegenden Sicherheits- und Leistungsanforderungen.

2.16 Aufgaben

Vorbereitung: Laden Sie sich die aktuelle Version der MDR von den Seiten der EU-Kommission, siehe [5].

Gegeben sind nun folgende Medizinprodukte:

1. Diagnostisches Ultraschallgerät
2. Computertomograf
3. Therapeutischer Ultraschall (zur Behandlung von Tumoren mit hochenergetischem Ultraschall)
4. Software zur Bestrahlungsplanung

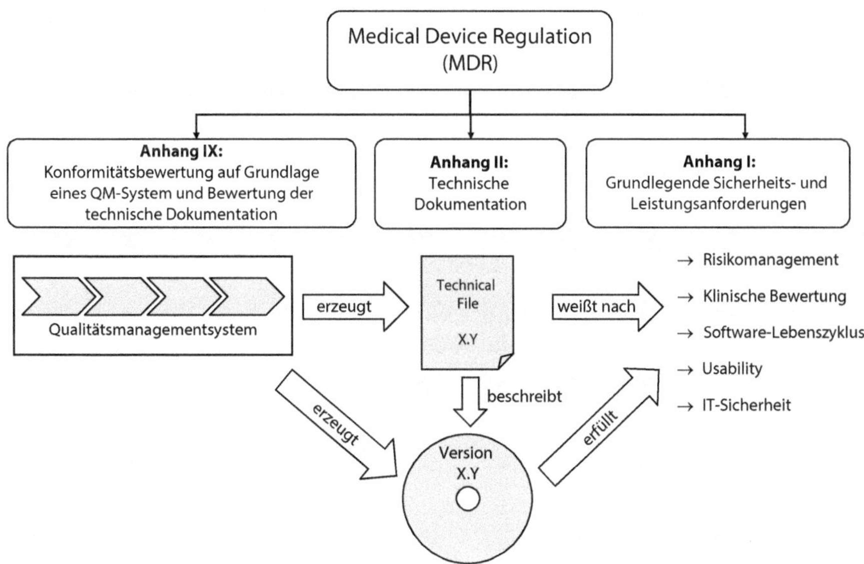

◘ Abb. 2.6 Zusammenhang von Konfirmitätsbewertung, Qualitätsmanagementsystem, technischer Dokumentation und grundlegenden Sicherheits- und Leistungsanforderungen

5. Heftpflaster
6. Mundspatel
7. Aortenstent
8. Implantierbarer Defibrillator
9. Automatisch externer Defibrillator
10. Schwangerschaftstest aus dem Drogeriemarkt

Aufgabe 2.1: Fallen alle zehn Produkte unter den Geltungsbereich der MDR?

Suchen Sie sich nun aus obiger Liste ein beliebiges Medizinprodukt aus. Alternativ können Sie sich ein beliebiges Medizinprodukt ihrer Wahl überlegen.

Aufgabe 2.2: Formulieren Sie zu Ihrem Medizinprodukt eine Zweckbestimmung.

Aufgabe 2.3: Vergleichen Sie die Zweckbestimmung aus Aufgabe 2.2 mit der Definition „Medizinprodukt" und entscheiden Sie, aufgrund welcher Eigenschaften das Produkt zum Medizinprodukt wird.

Aufgabe 2.4: Klassifizieren Sie das Medizinprodukt auf Basis der Zweckbestimmung und finden Sie dazu die treffende Regel (Hinweis: Unter Umständen können auch mehrere Regeln zutreffen).

Aufgabe 2.5: Bestimmen Sie nun anhand der Klasse die in Frage kommenden Konformitätsbewertungsverfahren. Müssen Sie zur Konformitätsbewertung eine Benannte Stelle kontaktieren?

Aufgabe 2.6: Lesen Sie die grundlegenden Sicherheits- und Leistungsanforderungen an Auslegung und Herstellung (GSLA #10 – #22, Anhang I der MDR) und entscheiden Sie für jede Anforderung und jeden Unterpunkt, ob dieser für Ihr Medizinprodukt zutreffend ist.

Aufgabe 2.7: Medizinprodukte für Laien

Recherchen sie in gängigen Online-Shops nach zugelassenen Medizinprodukten für die Heimanwendung. Alternativ können Sie in einem Drogeriemarkt Ihrer Wahl nach Medizinprodukten Ausschau halten.

a. Fallen die Produkte unter den Geltungsbereich der MDR oder IVDR?
b. Schauen Sie auf den Herstellerseiten nach weiteren Informationen zu Gebrauchsanweisung, Zweckbestimmung und Klassifizierung. Finden Sie eine Konformitätserklärung der Hersteller?
c. Falls die Produkte in den Geltungsbereich der MDR fallen, finden Sie die passende Klassifizierungsregel.

Aufgabe 2.8: Im Drogeriemarkt findet sich oft eine bestimmte Sorte Nasenspray, welche als Medizinprodukt zugelassen ist. Welche ist das und warum?

Aufgabe 2.9: Medical Apps

Recherchieren Sie in App-Stores nach als Medizinprodukt zugelassenen Apps. Finden Sie Angaben der Hersteller zu Zweckbestimmung und Klassifizierung?

Aufgabe 2.10: Da zum aktuellen Zeitpunkt (Mai 2019) die EUDAMED noch nicht in Betrieb ist, laufen Meldungen über Vorkommnisse und die zugehörigen Sicherheitskorrekturmaßnahmen noch über das BfArM. Recherchieren Sie in der BfArM-Datenbank

▶ https://www.bfarm.de/SiteGlobals/Forms/Suche/Filtersuche_Produktgruppe_ Formular.html

nach aktuellen Sicherheitsmitteilungen für eine Produktkategorie Ihrer Wahl. Lesen Sie eine Sicherheitsmitteilung. Was war der Fehler? Welche Auswirkungen konnte der Fehler haben? Welche Korrekturen und Korrekturmaßnahmen leitet der Hersteller ein?

Aufgabe 2.11: Überlegen und begründen Sie, warum für Software als Medizinprodukt eine Konformitätsbewertung über die Anhänge X+XI nicht sinnvoll ist und daher von den meisten Benannten Stellen abgelehnt wird.

Literatur

1. MDCG 2018-1: Draft Guidance on Basic UDI-DI und changes to UDI-DI. MDCG (2018)
2. MDCG 2018-5: UDI Assignment to Dedical Device Software. MDCG (2018)
3. MEDDEV 2.1/6: Guidelines on the Qualification and Classification of Stand Alone Software Used in Healthcare Within the Regulatory Framework of Medical Devices. MEDDEV (2016)
4. IMDRF SaMD Working Group: Software as a Medical Device (SaMD): Clinical Evaluation. IMDRF (2017)
5. Verordnung (EU): 2017/745 über Medizinprodukte. https://eur-lex.europa.eu/legal-content/DE/TXT/?uri=CELEX%3A32017R0745 (2017)

Die Umsetzung: Normen, Spezifikationen und Guidelines

© Springer Fachmedien Wiesbaden GmbH, ein Teil von Springer Nature 2019
M. Hastenteufel, S. Renaud, *Software als Medizinprodukt*,
https://doi.org/10.1007/978-3-658-26488-8_3

Zusammenfassung

Die MDR verweist auf die Anwendung harmonisierter Normen. Werden diese angewendet und erfüllt, wird die Konformität mit der MDR angenommen. Normen machen konkretere Umsetzungsvorgaben der oft abstrakten rechtlichen Forderungen. Die wichtigsten harmonisierten Prozessnormen der Medizintechnik sind die ISO 14971 (Risikomanagement), ISO 13485 (Qualitätsmanagement), IEC 62304 (Software-Lebenszyklus) und IEC 62366-1 (Usability). Die Normen referenzieren sich zum Teil gegenseitig. Zusammen ergibt sich aus dem Zusammenspiel der Normen ein Prozess zur Entwicklung sicherer und leistungsfähiger Medizinprodukte.

Zur Konkretisierung der oft abstrakten Forderungen der MDR dienen (harmonisierte) Normen, gemeinsame Spezifikationen und andere Leitfäden. In folgendem Kapitel werden die wichtigsten Normen der Medizintechnik besprochen. Hierbei handelt es sich um Prozessnormen, welche bei jeglicher Art von Medizinprodukten anwendbar sind. Im Gegensatz dazu stehen Produktnormen, welche konkrete Anforderungen an Entwicklung und Testverfahren von bestimmten Produkten geben. Da diese sehr vielfältig sind und hauptsächlich bei physikalischen Medizinprodukten Anwendung finden, werden Produktnormen in diesem Buch nicht weiter behandelt.

In diesem Kapitel sollen keine Details der Normen besprochen werden, da diese sich in stetigem Wandel befinden: Alle drei bis fünf Jahre werden neue Versionen veröffentlicht. Vielmehr wird der Versuch unternommen, die wesentlichen Kernaussagen herauszuarbeiten.

■ **Lernziele**

Nach Abschluss dieses Kapitels sind Leser in der Lage,

- die wesentlichen Grundkonzepte der wichtigsten Normen der Medizintechnik zu erklären,
- die Zusammenhänge dieser Normen zu erklären,
- einen Risikomanagementprozess unter Beachtung von Usability- und IT-Security-Risiken für ein eigenes Medizinprodukt zu definieren und umzusetzen,
- eine klinische Bewertung mittels Literaturroute durchzuführen,
- die wichtigsten Prozesse zum Aufbau eines eigenen Qualitätsmanagementsystems für die Entwicklung von Medizinprodukten zu definieren und zu dokumentieren sowie
- einen Software-Entwicklungsprozess für Medizinprodukte zu definieren und zu dokumentieren.

3.1 Einführung

3.1.1 Harmonisierte Normen

Technische Normen haben oft ein etwas „verstaubtes" Ansehen. Anscheinend beschäftigt sich keiner gerne mit Normen. Studenten schon gar nicht. Dennoch kann die Wichtigkeit von Normen und Standards in unserem alltäglichen Leben gar nicht hoch genug bewertet werden. Ohne Normen und Standards funktioniert unser Leben nicht: Die Maße unserer Steckdosen sind genormt, damit alle Stecker passen, aus der Steckdose kommt Strom mit genormter Spannung, unsere Papiergröße ist genormt, damit es in alle Hüllen passt, Glühlampen passen immer aufgrund genormter Fassungen in Lampenschirme, um nur einige Beispiele zu nennen.

3

Auch in der Medizintechnik dienen Normen dazu, sichere und leistungsfähige Medizinprodukte zu bauen. Weltweit sind die zwei bedeutendsten Normungsorganisationen die *International Organization for Standardization (ISO, siehe* [1]*)* und die *International Electrotechnical Commission (IEC, siehe* [2]*)*. Alle in der Medizintechnik relevanten Normen gehen von einer dieser Organisation aus. In Europa sind das *European Committee for Standardization (CEN, siehe* [3]*)* sowie das *European Committee for Electrotechnical Standardization (CENELEC)* für Normungen zuständig. Zur Konkretisierung von europäischen Richtlinien und Verordnungen erarbeiten diese im Auftrag der EU-Kommission entsprechende Normen, meist in Zusammenarbeit mit ISO oder IEC. Im Anschluss werden die Normen im Amtsblatt der Europäischen Kommission veröffentlicht und sind damit „harmonisiert" (EN-Normen). Harmonisierte Normen haben den in ▶ Abschn. 2.14 beschriebenen Vermutungscharakter. Europäisch harmonisierte Normen müssen von den nationalen Normungsgremien, in Deutschland das *Deutsche Institut für Normung (DIN, siehe* [4]*)*, in die jeweilige Landessprache übersetzt und veröffentlicht werden. Hersteller sollten sich, müssen sich aber nicht, an harmonisierte Normen halten, um Übereinstimmung mit den damit abgedeckten Richtlinien oder Verordnungen zu zeigen. In harmonisierten Normen finden sich in den Anhängen Z Referenzen auf Aspekte der Richtlinien oder Verordnungen, welche von der Norm abgedeckt sind. Auf der Webseite der EU-Kommission sind alle zu Richtlinien und Verordnungen harmonisierten Normen einzusehen.

Beispiel

Die von der ISO erarbeitete Norm zum Risikomanagement für Medizinprodukte *ISO 14971* wird auf Grundlage eines Mandats der EU als *EN ISO 14971* zur Konkretisierung der grundlegenden Sicherheits- und Leistungsanforderungen der MDR harmonisiert und anschließend in Deutschland als *DIN EN ISO 14971* veröffentlicht.

■ Produktnormen

Zu unterscheiden sind Prozessnormen und Produktnormen. Produktnormen machen Vorgaben zu erforderlichen Eigenschaften oder Testverfahren für konkrete Produkten. Einen besonderen Stellenwert nehmen hier die Ergänzungsnormen und besonderen Festlegungen der Normenreihe EN 60601 für Medizinische elektrische Geräte ein. Für Software ist diese Normenreihe nicht anwendbar, sofern diese nicht Teil eines Medizinischen elektrischen Gerätes ist, sondern als Standalone Software auf handelsüblichen Endgeräten läuft. Da Produktnormen sehr speziell für eine bestimmte Produktkategorie gelten, werden diese in diesem Buch nicht weiterverfolgt. Beispiele für Produktnormen sind:

Beispiel

EN 62083: Medical electrical equipment – Requirements for the safety of radiotherapy treatment planning systems
EN ISO 25539-1: Cardiovascular implants – Endovascular devices – Part 1: Endovascular prostheses
EN ISO 14607: Non-active surgical implants – Mammary implants – Particular requirements
EN 60601-2-4: Medical electrical equipment – Part 2–4: Particular requirements for the safety of cardiac defibrillators

■ Prozessnormen

Im Gegensatz zu Produktnormen, werden in Prozessnormen Anforderungen an Tätigkeiten bei der Durchführung eines Prozesses beschrieben. Die wichtigsten harmonisierten Prozessnormen der Medizintechnik sind die

- DIN EN ISO 13485 „Medizinprodukte – Qualitätsmanagementsysteme – Anforderungen für regulatorische Zwecke"
- DIN EN 62366-1 „Medizinprodukte – Teil 1: Anwendung der Gebrauchstauglichkeit auf Medizinprodukte"
- DIN EN 62304 „Medizingeräte-Software – Software-Lebenszyklus-Prozesse"
- DIN EN ISO 14971 „Medizinprodukte – Anwendung des Risikomanagements auf Medizinprodukte"
- DIN EN ISO 14155 „Klinische Prüfung von Medizinprodukten an Menschen – Gute klinische Praxis"

Diese Prozessnormen sind bei der Entwicklung jeglicher Art von Medizinprodukten anwendbar, mit Ausnahme der DIN EN 62304 (nur, wenn Software Bestandteil des Produkts ist oder das Produkt selbst darstellt) und der DIN EN ISO 14155 (nur, wenn klinische Prüfungen durchgeführt werden). Qualitätsmanagement (DIN EN ISO 13485), Risikomanagement (DIN EN ISO 14971) und Usability (DIN EN 62366) sind aber immer zu beachten. Daher stellen diese Normen die wichtigsten in der Medizintechnik dar und werden in den folgenden Kapiteln näher erklärt.

> **Tipp**
>
> Behalten Sie nicht nur die harmonisierten Normen im Auge. In Bezug auf Software spricht die MDR in den grundlegenden Sicherheits- und Leistungsanforderungen explizit von „… Software entsprechend dem Stand der Technik entwickelt …"
> Stand der Technik kann sich auch in nicht harmonisierten Normen finden, z. B.
> - DIN EN 82304-1 „Gesundheitssoftware – Teil 1: Allgemeine Anforderungen für die Produktsicherheit"
>
> oder
> - ISO/TR 80002-2 „Medical device software – Part 2: Validation of software for medical device quality systems"

3.1.2 Gemeinsame Spezifikationen

Sind harmonisierte Normen nicht ausreichend oder existieren keine harmonisierten Normen, kann die EU- Kommission sogenannte *Gemeinsame Spezifikationen (GS)* erlassen (Artikel 9, MDR). Dies gilt aber nur für die Themengebiete
- Grundlegende Sicherheits- und Leistungsanforderungen,
- technische Dokumentation,
- Klinische Bewertung,
- Klinische Nachbeobachtung sowie
- Klinische Prüfungen.

Sind solche gemeinsamen Spezifikationen erlassen, haben sich Hersteller daran zu halten, falls nicht muss eine Nichtbeachtung ausreichend begründet werden. Zum aktuellen Zeitpunkt (Mai 2019) gibt es noch keine gemeinsamen Spezifikationen.

3.1.3 **Sonstige Guidelines**

- **MEDDEV und MDCG**

Neben harmonisierten Normen und gemeinsamen Spezifikationen sind insbesondere noch die MEDDEV-Dokumente zu erwähnen. Dies sind von der EU-Kommission erarbeitete Leitfäden für Hersteller und Benannte Stellen. Sie haben keine gesetzliche Verpflichtung, Benannte Stellen können aber durchaus auf Basis von MEDDEV-Dokumenten auditieren und unter Umständen Abweichungen diesbezüglich anmerken. Die MEDDEV-Dokumente sind auf der Webseite der EU-Kommission einsehbar [5]. MEDDEV-Dokumente wurden unter der Medical Device Directive (MDD), dem Vorgänger der MDR, erarbeitet und werden schrittweise durch MDCG-Dokumente ersetzt oder erweitert. Die *Medical Device Coordination Group (MDCG, dt.: Koordinierungsgruppe Medizinprodukte)* ist ein von der MDR eingesetztes Gremium (Artikel 103, MDR) und übernimmt unter anderem die Erstellung der MDCG-Dokumente, die als Leitfäden zur Umsetzung der MDR dienen.

Wichtige MEDDEV-Dokumente, welche auch mit der MDR noch Ihre Daseinsberechtigung haben, sind:

- MEDDEV 2.1/6 „Qualification and Classification of stand alone software", 2016
- MEDDEV 2.7/1 „Clinical evaluation: Guide for manufacturers and notified bodies", 2016

MEDDEV 2.1/6 dient zur Einstufung von Software als Medizinprodukt, MEDDEV 2.7/1 zur Durchführung von klinischen Bewertungen und ist angelehnt an die Forderungen der MDR.

- **IMDRF**

Um die weltweite Harmonisierung der Regularien für Medizinprodukte voranzutreiben, haben sich 2011 mehrere Regulierungsbehörden zum *International Medical Device Regulators Forum (IMDRF)* zusammengetan [6]. In verschiedenen Arbeitsgruppen erarbeitet das IMDRF Dokumente für ein einheitliches Verständnis von Regulierungsfragen für Medizinprodukte. Auf das IMDRF wollen wir in ▶ Abschn. 7.1 nochmal kurz eingehen.

- **Weitere**

Neben den oben erwähnten existieren noch Leitfäden und Beschlüsse des nationalen *Erfahrungsaustauschkreises der für Medizinprodukte Benannten Stellen (EK-Med, siehe [7])* innerhalb des ZLG sowie der europäischen *Notified Body Operations Group (NBOG, siehe [8])*.

3.2 **Sicherheit und Leistungsfähigkeit I: Risikomanagement (ISO 14971)**

Anliegen der MDR ist es, sichere und leistungsfähige Medizinprodukte zu gewährleisten. Die grundlegenden Sicherheits- und Leistungsanforderungen 1–9 fordern dazu implizit oder explizit ein Risikomanagement. Die GSLA 3 und 4 fordern konkret ein Risikomanagementsystem mit

- einem Risikomanagementplan,
- der Identifikation von Gefährdungen,

- der Bewertung von Risiken,
- der Beseitigung oder Kontrolle der Risiken sowie
- der Beachtung von Informationen aus der Überwachung nach dem Inverkehrbringen.

Risiken sind vom Hersteller mit folgenden Maßnahmen in dieser Reihenfolge zu kontrollieren:

- Risiken durch sichere Auslegung beseitigen oder minimieren
- Schutzmaßnahmen ergreifen, z. B. Alarme
- Sicherheitsinformationen (z. B. Warnhinweise) und Schulungen bereitstellen

Als Grundlage für alle weiteren Betrachtungen in diesem Kapitel werden zunächst einige Begriffe definiert:

■ Begriffe des Risikomanagements

Risiko – Bezeichnung für die Kombination von Wahrscheinlichkeit eines Schadenseintritts und Schwere des Schadens (Quelle: MDR)

Sicherheit – Bezeichnung für die Freiheit von Risiken (Quelle: DIN EN ISO 14971)

Schaden – Verletzung oder Schädigung der menschlichen Gesundheit oder Schädigung von Gütern oder der Umwelt. (Quelle: DIN EN ISO 14971)

Gefährdung – potenzielle Schadensquelle (Quelle: DIN EN ISO 14971)

Gefährdungssituation – Umstände, unter denen Menschen, Güter oder die Umwelt einer oder mehreren Gefährdungen ausgesetzt sind (Quelle: DIN EN ISO 14971)

Risiken entstehen durch Auslegungsfehler (z. B. Software-Fehler), Materialfehler, Produktionsfehler, Nutzungsfehler oder Auswirkungen der Außenwelt durch mangelnde Kompatibilität, Interoperabilität oder IT-Sicherheit. In der obigen Definition des Begriffs Risiko wird die Wahrscheinlichkeit eines Schadenseintritts betrachtet, **nicht** die Wahrscheinlichkeit, dass einer der oben genannten Fehler aufgetreten ist. Der Unterschied soll an einigen Beispielen des alltäglichen Lebens verdeutlicht werden.

Beispiele aus dem täglichen Leben zu Begriffen des Risikomanagements
Baustelle
Auf Baustellen stellen a) herunterfallende Gegenstände und b) Löcher im Boden *Gefährdungen* dar. Sollte ein Gegenstand wegen einer ausfallenden Sicherung (*Ursache*) herunterfallen, entsteht noch nicht zwangsläufig ein Personenschaden. Erst wenn jemand direkt unter dem fallenden Gegenstand steht (*Gefährdungssituation*), kann es zu einem Schaden kommen. Die Wahrscheinlichkeit eines Schadens besteht demnach aus der Wahrscheinlichkeit, dass ein Fehler eintritt (es fällt etwas herunter) und der Wahrscheinlichkeit, dass jemand unter dem Gegenstand steht. Selbst wenn jemand von einem Gegenstand getroffen wird, kommt es nicht automatisch zu einem (schweren) Schaden, vielleicht war es nur eine Zigarettenschachtel. Bei einem Backstein sieht es anders aus. Die Folgen eines Schadens werden als *Schweregrad des Schadens* bezeichnet.

Straßenverkehr
Im Straßenverkehr stellen fahrende Autos eine *Gefährdung* dar. Der Straßenverkehr wird durch Ampeln geregelt. Ein Ausfall der Ampeln (*Ursache*) führt zu einer *Gefährdungssituation*: Autos können zusammenstoßen oder die Straße überquerende Fußgänger von Autos

erfasst werden. Nicht zwangsläufig kommt es aber bei defekten Ampeln zu Personenschäden, das heißt nicht zwangsläufig entsteht durch eine Gefährdungssituation ein Schaden.

Essen im Kühlschrank

Essen im Kühlschrank stellt eine *Gefährdung* dar, nämlich wenn es verdorben ist. Eine *Ursache* könnte ein Stromausfall sein, der zu einem Leistungsverlust des Kühlschranks führt. Zu einer *Gefährdungssituation* kann es nun kommen, wenn jemand Essen aus dem Kühlschrank isst und nicht merkt, dass es verdorben ist. Ein daraus entstehender *Schaden* ist eine Magenverstimmung mit leichtem Unwohlsein bis hin zu einer Lebensmittelvergiftung.

> **Tipp**
>
> Versuchen Sie sauber, für Ihr Produkt Gefährdungen, mögliche Ursachen (Fehlerquellen) sowie daraus resultierende Patientenschäden zu definieren. Seien Sie am Anfang pragmatisch und lassen Sie den Begriff Gefährdungssituation außen vor. Fangen Sie insbesondere bei Software nicht an, über den Unterschied von Gefährdung und Gefährdungssituation zu diskutieren, Sie verknoten sich Ihr Hirn. Nach eigener Erfahrung lassen sich leicht Nachmittage mit Diskussionen über diese Begriffe verbringen. Es ist nicht immer so eindeutig, wie es in obigen Beispielen erscheint. (Ehrlich gesagt kann man auch in obigen Beispielen über Gefährdung und Gefährdungssituation diskutieren.)
>
> Obwohl natürlich sehr hilfreich, sind exakte Begriffseinordnungen nicht das entscheidende Ergebnis einer Risikoanalyse, sondern schlussendlich nur eine sichere Software für Anwender und Patienten.

Meist führt nicht eine Ursache allein zu einer Gefährdung(Situation), sondern es ist meist eine Ursachenkette. In obigem Beispiel ist die Ursachenkette

- der Strom fällt aus (initialer Fehler),
- dadurch fällt der Kühlschrank aus (Folgefehler),
- dadurch verdirbt das Essen (weiterer Folgefehler).

Diese Ursachenkette gilt es im Risikomanagement zu identifizieren.

Zur Umsetzung der regulatorischen Anforderungen zum Risikomanagement dient die harmonisierte Norm *DIN EN ISO 14971 „Medizinprodukte – Anwendung des Risikomanagements auf Medizinprodukte"* [9]. Es wird ein auf Basis eines Risikomanagementplans vierstufiges Risikomanagement mit

- Risikoanalyse,
- Risikobewertung,
- Risikobeherrschung und
- Anpassung durch Informationen aus der nachgelagerten Phase

gefordert. Dies entspricht im Wesentlichen den Forderungen der MDR. Die Ergebnisse des Risikomanagements werden in einer Risikomanagementakte dokumentiert. Nun wollen wir auf einzelne Aspekte genauer eingehen.

- **Verantwortung der obersten Leitung**

Diese muss die Risikopolitik und die Kriterien der Risikoakzeptanz festlegen. Die Risikoakzeptanz wird durch eine Risikoakzeptanzmatrix festgelegt, welche in die Bereiche

„akzeptabel (A)" und „nicht akzeptabel (NA)" eingeteilt wird. Auf den Achsen der Risikoakzeptanzmatrix werden die Wahrscheinlichkeiten für das Auftreten eines Schadens und der Schweregrad des Schadens aufgetragen, (siehe ◘ Abb. 3.1).

Die Auflösung der Matrix ist nicht vorgeschrieben, es kann eine 3 × 3 Matrix, 5 × 5 Matrix oder sonstige Matrix sein. Wichtig ist jedoch, dass der Hersteller die Bedeutung der Schwergrade und Wahrscheinlichkeiten definiert und mit konkreten Beispielen (Schweregrad) oder Zahlen (Wahrscheinlichkeiten) verdeutlicht. Mit dieser Risikoakzeptanzmatrix legt der Hersteller seine Risikopolitik fest: Er beschreibt eindeutig, wie viele Tote und Schwerverletzte er für sein Produkt akzeptiert. Diese Risikopolitik hängt stark von dem Produkt und damit dem Risiko-Nutzen-Verhältnis ab. Für eine moderne Strahlentherapieanlage wird man ein höheres Risiko akzeptieren als für ein Krankenhausbett.

▪ Qualifikation des Personals
Risikomanagement macht man nicht nebenbei. Es ist meist eine komplexe und hoch interdisziplinäre Tätigkeit. Entwickler können gut einschätzen, was im Produkt schiefgehen kann. Welche medizinische Konsequenz dahinter steckt, ist jedoch nicht von Ingenieuren beurteilbar. Mediziner wiederum verstehen nicht das Innenleben eines Produkts. Und dann braucht man noch jemanden, der den Risikomanagementprozess beherrscht. Zusammengefasst sind mindestens die drei oben genannten Kompetenzen erforderlich.

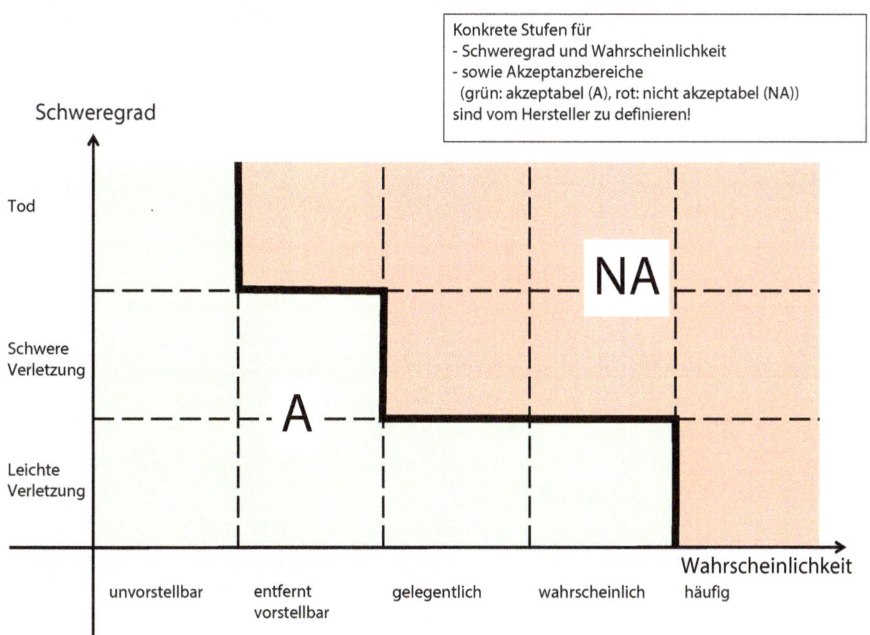

◘ **Abb. 3.1**   Beispiel einer Risikoakzeptanzmatrix

■ Risikomanagementplan

Das Risikomanagement muss nach einem geplanten Prozess ablaufen, der Teil des Qualitätsmanagementsystems ist, (siehe ▶ Abschn. 3.4). Der Risikomanagementplan muss umfassen:

- die Verantwortlichkeiten: Wer macht was?
- die zeitliche Einordnung der Risikomanagementaktivitäten in den Entwicklungsprozess
- Akzeptanzkriterien für die einzelnen Risiken (Risikoakzeptanzmatrix)
- Bewertung des Gesamt-Restrisikos (Summe aller einzelnen Risiken)
- die Tätigkeiten zur Verifizierung der Risikobeherrschungsmaßnahmen
- die Tätigkeiten in der nachgelagerten Phase (Überwachung nach dem Inverkehrbringen)

Der Risikomanagementplan ist Teil der Risikomanagementakte.

■ Risikomanagementakte

Die Risikomanagementakte ist das dokumentierte Ergebnis des Risikomanagements und umfasst

- die Risikoanalyse,
- die Risikobewertung,
- die Umsetzung und Verifizierung der Risikobeherrschung sowie
- die Beurteilung der Akzeptanz jedes Restrisikos.

■ Risikoanalyse

Grundlage einer Risikoanalyse ist zunächst eine sauber definierte Zweckbestimmung. Die Risikoanalyse soll auch vernünftigerweise vorhersehbare Fehlanwendungen beinhalten. Im nächsten Schritt sind die *sicherheitsbezogenen Merkmale* (Eigenschaften des Medizinprodukts, die zu Gefährdungen führen können) zu identifizieren, sofern diese nicht schon Teil der Zweckbestimmung sind. Sicherheitsbezogene Merkmale werden im Anhang der Norm (beziehungsweise im Leitfaden ISO/TR 24971) aufgeführt und können mit Folgenden Leitfragen ermittelt werden:

- Kommt das Produkt mit Patienten in Kontakt?
- Wird dem Patienten Energie oder Substanzen zugeführt?
- Muss das Medizinprodukt steril sein? Muss es vor Anwendung desinfiziert werden?
- Liefert das Medizinprodukt Messungen oder interpretierende Aussagen?
- Hat das Medizinprodukt Schnittstellen zu anderen Medizinprodukten?
- Hat das Medizinprodukt eine begrenzte Nutzungsdauer? Ist es ein Einmalprodukt?
- Erfordert eine Installation des Medizinprodukts spezielle Fähigkeiten?
- Wird das Produkt mit einem neuen Produktionsprozess hergestellt?
- Können Fehlbedingungen zu Gefährdungen führen?
- Werden Informationen angezeigt und können diese zu Gefährdungen führen?
- Erzeugt das Medizinprodukt Alarme?

Als nächstes sind die mit dem Medizinprodukt verbundenen Gefährdungen zu identifizieren. Gefährdungen können sein:

- Elektromagnetische Energie
- Strahlungsenergie
- Thermische Energie
- Mechanische Energie

- Biologische Gefährdungen
- Chemische Gefährdungen
- Funktionsausfall
- Information (indirekte Gefährdung)

Informationen sind dabei ein Sonderfall, sie stellen keine direkte Gefährdung dar. Durch Informationen wird kein Patient direkt zu Schaden kommen. Es ist immer die weitere Ursachenkette zu betrachten, durch die ein Patient zu Schaden kommen kann.

Beispiel

Eine Befundungssoftware zeigt Bilder in nicht ausreichender Auflösung an. Dadurch wird bei einer Befundung ein Tumorherd übersehen und der Patient nicht ausreichend behandelt. In der Folge stirbt der Patient. Die schlussendliche Gefährdung ist die Nichtbehandlung.

Eine Diabetesmanagementsoftware zeigt einen falschen Blutzuckerwert an. In der Folge spritzt der Patient eine falsche Dosis Insulin. Die schlussendliche Gefährdung ist das Insulin.

Eine Planungssoftware für die Strahlentherapie speichert durch einen Fehler die Planposition um 10mm versetzt. Der Patient wird mit dem Plan behandelt und bekommt an gesundem Gewebe eine zu hohe Strahlendosis und im Tumorgewebe eine zu kleine Strahlendosis. Die schlussendliche Gefährdung ist die Strahlung.

Bei Software kommt es durch Fehler meist zur Berechnung und Anzeige falscher Information, welche wiederum zu falschen Schlussfolgerungen (falsche Befundung, Diagnose, Therapie) durch den Anwender führt und dadurch die eigentliche Gefährdung zur Folge hat. Insbesondere bei Software ist noch eine mangelnde Usability der Software zu betrachten: Die Software macht eigentlich alles richtig, aber der Anwender liest Daten falsch ab oder interpretiert diese falsch. Diese durch Usability-Probleme verursachten Risiken werden in ▶ Abschn. 3.6 weiter betrachtet.

Eine weitere Fehlerquelle bei vernetzten Medizinprodukten und damit insbesondere bei Software sind Risiken durch mangelnde IT-Sicherheit. IT-Sicherheit wird in diesem Zusammenhang nicht unter dem Gesichtspunkt der Datensicherheit betrachtet, sondern unter dem Aspekt Patientensicherheit: Kann es durch mangelnde *Security* zu *Safety*-Problemen kommen?

Wie schon oft erwähnt, ist Software anders als physikalische Produkte. Bei Letzteren sind Fehlerquellen oft Produktions- oder Materialfehler. Diese sind nicht systematisch. Bei einem Kunden versagt das Produkt wegen eines Materialfehlers, bei 1000 anderen Kunden funktioniert alles einwandfrei. Bei Software gibt es keine Produktions- oder Materialfehler. Am ähnlichsten zu Produktionsfehlern sind Fehler bei der Installation oder Konfiguration von Software. Diese sind ebenfalls nicht systematisch. Alle anderen Softwarefehler sind jedoch systematischer Natur: jeder Softwarefehler schlummert bei jedem Kunden in jedem Produkt. Fraglich ist nur, ob der Softwarefehler auch immer zu Tage kommt.

Bei der Risikoanalyse kann man entweder Top-down von den Gefährdungen ausgehend mittels *Fehlerbaumanalyse* (*Fault Tree Analysis, FTA*) auf die Ursachen schließen. Oder Bottom-up mittels *Fehlermöglichkeits- und Einflussanalyse* (*Failure Mode and Effects Analysis, FMEA*) auf daraus folgende Gefährdungen schließen. Es gibt kein bevorzugtes Vorgehen, meist nähert man sich aus verschiedenen Richtungen iterativ an. Eine Quelle zur Bestimmung von Risiken liefern auch Datenbanken zu Vorkommnismeldungen von ähnlichen Produkten.

Die Risikoanalyse schließt mit der Risikoeinschätzung ab. Diese beinhaltet eine Bestimmung von Wahrscheinlichkeit und Schweregrad des Schadens für jedes Risiko. Bei der Betrachtung der Wahrscheinlichkeit ist vereinfacht gesagt zu betrachten, wie wahrscheinlich ein Fehler auftritt und wie wahrscheinlich daraus ein Schaden entsteht.

> **Tipp**
>
> Denken Sie immer daran, die Wahrscheinlichkeit des Eintritts eines Schadens für Patient oder Anwender zu bestimmen, nicht nur die Wahrscheinlichkeit des Auftretens der Ursache beziehungsweise des Fehlers. Dazu ist weitgehendes klinisches Know-how nötig. Überlassen Sie die Risikoanalyse daher nicht alleinig einem Softwareentwickler, der gerade nichts zu tun hat.

Die Wahrscheinlichkeiten für das Auftreten von Fehlern sind für Produktions- oder Materialfehler noch einigermaßen bestimmbar. Für Baumaterialen gibt es oft Angaben zu *Mean-Time-Between-Failure (MTBF)*. Für Softwarefehler sind eigentlich keine Aussagen zur Wahrscheinlichkeit möglich. Wie wahrscheinlich ist es, dass in einem bestimmten Codeabschnitt ein Fehler vorhanden ist? Korreliert diese Wahrscheinlichkeit mit der Abschlussnote des Entwicklers? Oder der Anzahl der Biere vom Vorabend? Hier kann man eigentlich nur die weitere Kette bis zum möglichen Patientenschaden betrachten, unter der Annahme der Softwarefehler ist vorhanden (Wahrscheinlichkeit des Fehlers = 100 %).

Ein mögliches Gedankenmodell zur Bestimmung der Wahrscheinlichkeit eines Risikos zeigt ◘ Abb. 3.2. Nicht immer sind dabei die Wahrscheinlichkeiten P_0, P_1 und P_2 in zeitlich linearer Reihenfolge zu betrachten. Im Fall 3 fällt zuerst der Strom aus (initialer

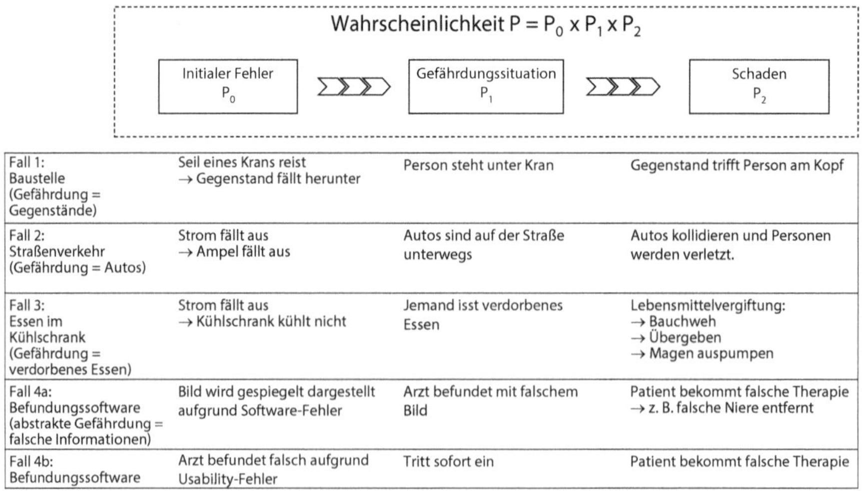

Fall 1: Baustelle (Gefährdung = Gegenstände)	Seil eines Krans reist → Gegenstand fällt herunter	Person steht unter Kran	Gegenstand trifft Person am Kopf
Fall 2: Straßenverkehr (Gefährdung = Autos)	Strom fällt aus → Ampel fällt aus	Autos sind auf der Straße unterwegs	Autos kollidieren und Personen werden verletzt.
Fall 3: Essen im Kühlschrank (Gefährdung = verdorbenes Essen)	Strom fällt aus → Kühlschrank kühlt nicht	Jemand isst verdorbenes Essen	Lebensmittelvergiftung: → Bauchweh → Übergeben → Magen auspumpen
Fall 4a: Befundungssoftware (abstrakte Gefährdung = falsche Informationen)	Bild wird gespiegelt dargestellt aufgrund Software-Fehler	Arzt befundet mit falschem Bild	Patient bekommt falsche Therapie → z. B. falsche Niere entfernt
Fall 4b: Befundungssoftware	Arzt befundet falsch aufgrund Usability-Fehler	Tritt sofort ein	Patient bekommt falsche Therapie

◘ **Abb. 3.2**   Ein mögliches Gedankenmodell zur Bestimmung der Wahrscheinlichkeit eines Risikos

Fehler), dann verdirbt das Essen, dann isst jemand das Essen, dann verdirbt er sich den Magen. Alles zeitlich linear. In Fall 1 jedoch muss zuerst jemand unter einem Kran stehen (Gefährdungssituation), bevor es durch einen Fehler zu einem Schaden kommen kann. Im Fall 4b fallen Fehler und Gefährdungssituation zusammen. Schlussendlich zählt die Gesamtwahrscheinlichkeit P, dass es durch einen Fehler zu einem Schaden kommt. Wie auch immer man darauf kommt.

Ähnlich schwierig verhält es sich mit Risiken durch Usability-Probleme. Hier ist kein „direkter" Fehler im Produkt die Ursache, sondern ein Nutzungsfehler. Nutzer interpretieren Informationen falsch, sie lesen in der Hektik Informationen falsch ab oder bedienen das Produkt falsch. Hier lassen sich Anhaltspunkte für Wahrscheinlichkeiten eventuell durch Ergebnisse von Usabilitytests ermitteln. Nutzungsfehler werden übrigens regulatorisch wie normale Produktfehler behandelt. Sie sind immer zuerst Fehler des Herstellers, nicht Fehler des Anwenders.

Beispiel

Betrachten wir den Fall 4a aus ◧ Abb. 3.2 genauer. Untersucht werden soll das Risiko gespiegelter Bilder. Die Wahrscheinlichkeit des Software-Fehlers können wir nicht abschätzen und nehmen $P_0 = 100\,\%$ an. Wie wahrscheinlich ist es nun, dass der Arzt mit einem gespiegelten Bild befundet (Gefährdungssituation)? In den meisten Fällen wird er es erkennen, in einigen Fällen nicht. Insbesondere bei Bildern im Schädelbereich wird eine Spiegelung nicht erkenntlich sein. Wir nehmen an, dass in 1 % der Fälle eine Spiegelung nicht erkannt wird, also $P_1 = 1\,\%$. Selbst eine Befundung auf gespiegelten Daten führt nicht zwangsläufig zu einem Schaden. Vielleicht stimmt die Diagnose nicht mit den Symptomen überein? Vielleicht erkennt ein anderer Arzt im klinischen Pfad die Falschdiagnose? Nehmen wir weiter an, dass eine Falsch-Diagnose aufgrund gespiegelter Bilder in 1 % der Fälle im weiteren Verlauf nicht mehr erkannt wird, ergibt sich für die Gesamtwahrscheinlichkeit $P = 100\,\% \times 1\,\% \times 1\,\% = 0,01\,\%$. Eigentlich immer noch sehr hoch, oder?

■ **Risikobewertung**

Im Anschluss an die Risikoanalyse bewertet der Hersteller die Risiken und trägt diese mit den zuvor ermittelten Wahrscheinlichkeiten und Schwergrade in die Risikoakzeptanzmatrix ein. Für Risiken im roten nicht akzeptablen Bereich sind nun Risikobeherrschungsmaßnahmen zu definieren.

■ **Risikobeherrschung**

Nun sind für die Risiken im roten nicht akzeptablen Bereich Maßnahmen zu analysieren und zu implementieren. Falls vorhanden, sind entsprechende Produktnormen (▶ Abschn. 3.1.1) zur Risikobeherrschung heranzuziehen. Maßnahmen sind in dieser Reihenfolge anzuwenden:

 = höchste Wirksamkeit: Inhärent sichere Auslegung
 = mittlere Wirksamkeit: Schutzmaßnahmen im Medizinprodukt
 = niedrigste Wirksamkeit: Informationen zur Sicherheit und gegebenenfalls Schulungen

Mittels der definierten Maßnahmen kann nun entweder die Wahrscheinlichkeit oder der Schweregrad herabgesetzt werden.

3

Beispiel

In obigem Beispiel der Baustelle kommen folgende Risikobeherrschungsmaßnahmen in Frage:

- Inhärente Sicherheit: Keiner darf die Baustelle betreten.
- Schutzmaßnahmen: Alle müssen einen Schutzhelm anziehen.
- Sicherheitshinweis: „Achtung, auf der Baustelle können Sie von herunterfallenden Gegenständen verletzt werden."

Bei der inhärenten Sicherheit wird die Wahrscheinlichkeit eines Schadens auf null gesetzt. Aber leider kann dann auch keiner mehr die Baustelle betreten. Also vielleicht keine gute Maßnahme. Mit der Schutzmaßnahme wird der Schweregrad eines potenziellen Schadens herabgesetzt, die Wahrscheinlichkeit, von einem Gegenstand getroffen zu werden, bleibt aber gleich. Bei dem Sicherheitshinweis wird die Wahrscheinlichkeit verringert, weil dadurch besser auf potenziell herunterfallende Gegenstände geachtet wird.

Inhärente Sicherheit ist oft nur mit Verlust von Leistung erreichbar. Werden gefährliche Funktionen nicht zugelassen, ist das Produkt zwar sicher, aber weniger leistungsfähig. Aber dies kann ja nicht Ziel der Sache sein. Ein Beispiel für inhärente Sicherheit ohne Verlust der Leistung: eine Gefährdung bei einem aktiven, am 220V-Netz betriebenen Medizingerät ist ein gesundheitsschädlicher Stromschlag. Dieses Risiko kann durch Verwendung einer 5V-Batterie statt der Netzspannung ausgeschlossen werden, sofern das Gerät mit 5V die gleiche Leistung erzielen kann.

Hintergrundinformation

Diskussionen über die Verringerung der Wahrscheinlichkeit oder des Schweregrads sind eine weitere Quelle für lange, sinnlos verbrachte Nachmittage. Oft ist es egal, wie folgendes Beispiel verdeutlichen soll:

Im Beispiel oben wird durch den Schutzhelm scheinbar der Schweregrad verringert. In Wahrheit ist ein Risiko aber kein singulärer Punkt in der Risikomatrix, sondern mehr eine Verteilung wie in ◼ Abb. 3.3 dargestellt. Ein herunterfallender Gegenstand kann mit der Wahrscheinlichkeit W1 einen sehr kleinen Schaden S1 oder einen sehr großen Schaden S3 zur Folge haben. Mit der Wahrscheinlichkeit W2 folgt ein mittlerer Schaden S2. Durch die Schutzmaßnahme wird diese Verteilung nun nach unten verschoben. Nimmt man an, der Schaden S2 bleibt gleich, so wird dessen Wahrscheinlichkeit auf W2neu herabgesetzt. Betrachtet man jedoch die

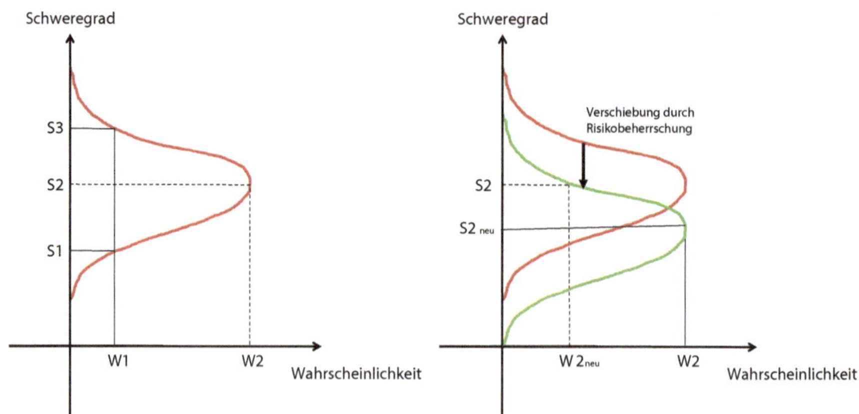

◼ **Abb. 3.3**   Verschiebung einer Wahrscheinlichkeitsverteilung durch Risikominimierung

Wahrscheinlichkeit W2, so wird deren Schweregrad auf S2neu herabgesetzt. Also ist es egal, ob man Wahrscheinlichkeit oder Schweregrad herabsetzt und man kann sich viele Diskussionen sparen.

Falls durch Maßnahmen Risiken nicht in den grünen akzeptablen Bereich zu bringen sind, darf der Hersteller dies durch ausreichende Risiko-Nutzen-Analyse begründen. Für umgesetzte Risikobeherrschungsmaßnahmen ist zu bewerten, ob dadurch nicht neue Risiken entstanden sind.

Beispiel

Eine Bewertung von Risikobeherrschungsmaßnahmen ist insbesondere bei der Betrachtung von IT-Sicherheitsrisiken nötig. Maßnahmen, welche die IT-Sicherheit verbessern, können unter Umständen die Patientensicherheit beeinträchtigen. Soll z. B. der Zugriff durch unbefugte Personen durch Passwörter geschützt werden, entstehen dadurch in Notfallsituation Patientenrisiken, wenn nicht auf die Daten zugegriffen werden kann.

Die umgesetzten Risikobeherrschungsmaßnahmen sind zu verifizieren und zu validieren. Zum einen muss überprüft werden, ob die Maßnahmen richtig umgesetzt sind (Verifizierung). Zum anderen ist zu prüfen, ob die Risikobeherrschungsmaßnahme auch die gewünschte Wirkung hat (Validierung).

Das Ergebnis der Risikoanalyse und Risikobeherrschung wird in einer Tabelle festgehalten, (siehe ◘ Tab. 3.1).

Die dazugehörige Risikoakzeptanzmatrix zeigt ◘ Abb. 3.4.

▪ Bewertung des Gesamt-Restrisikos

Selbst wenn alle Risiken durch geeignete Maßnahmen in den grünen Bereich gebracht wurden, ist vielleicht die Summe der Einzelrisiken nicht akzeptabel. Ein Risiko, welches in einem von 1000 Fällen auftreten kann, ist vielleicht akzeptabel. Gibt es aber 500 dieser Risiken, ist die Summe nicht mehr akzeptabel. Das Gesamt-Restrisiko ist im Verhältnis zum Nutzen zu bewerten.

▪ Informationen aus nachgelagerten Phasen

Der Hersteller muss Informationen nach dem Inverkehrbringen sammeln und analysieren, um daraus auf potenziell neue Gefährdungen und Risiken zu schließen oder Annahmen der Risikoanalyse anzupassen. Dies ist Teil des Systems zur Überwachung nach dem Inverkehrbringen wie von der MDR gefordert, (siehe ▶ Abschn. 2.11).

Risikoanalysen für In-Vitro-Diagnostika (IVD)

Obwohl die Betrachtung von IVD kein Bestandteil dieses Buchs darstellt, lohnt sich dennoch ein Blick auf Risikoanalysen von IVD. Informationen dazu liefert der Anhang der ISO 14971 (beziehungsweise die ISO/TR 24971). In Software werden meist mittels Algorithmen quantitative oder qualitative Werte berechnet, das ähnelt sehr IVDs. Bei IVDs sind typische Leistungsmerkmale

- bei quantitativen Ergebnissen: Präzision und Genauigkeit der berechneten Werte;
- bei qualitativen Ergebnissen: falsch positiv und falsch negativ;
- die Zuverlässigkeit bei zeitkritischen Messungen.

Damit ergeben sich als Gefährdungen:

- eine falsche Diagnose → damit eine falsche Handlung, z. B.
    - medizinische Intervention, obwohl keine notwendig war
    - keine medizinische Intervention, obwohl eine notwendig war
    - falsche medizinische Intervention
- ein verzögertes Ergebnis in zeitkritischen Situationen

□ Tab. 3.1 Beispiel für die Dokumentation einer Risikoanalyse in Tabellenform

Gefährdung	Ursache	S	W	B	Maßnahme zur Risikobeherrschung	S	W	B
G1	Ursache U1.1	2	3	NA	Maßnahme M1.1.1	2	2	A
					Maßnahme M1.1.2			
	Ursache U1.2	2	2	A	n.a.	2	2	A
G2	Ursache U2.1	1	4	A	n.a.	1	4	A
	Ursache U2.2	2	3	NA	Maßnahme M2.2.1	2	2	A

G: Gefährdung
U: Ursache
M: Maßnahme
S: Schweregrad (S1=leichte Verletzung, S2=schwere Verletzung, S3=Tod)
W: Wahrscheinlichkeit (W1=unvorstellbar, W2=entfernt vorstellbar, W3=gelegentlich, …)
B: Bewertung (A: akzeptabel, NA: nicht akzeptabel)
n.a.: keine Maßnahme notwendig, da bereits im akzeptablen Bereich
Die Wahrscheinlichkeiten, Schweregrade und Akzeptanzbereiche beziehen sich auf die Risikoakzeptanzmatrix in □ Abb. 3.4

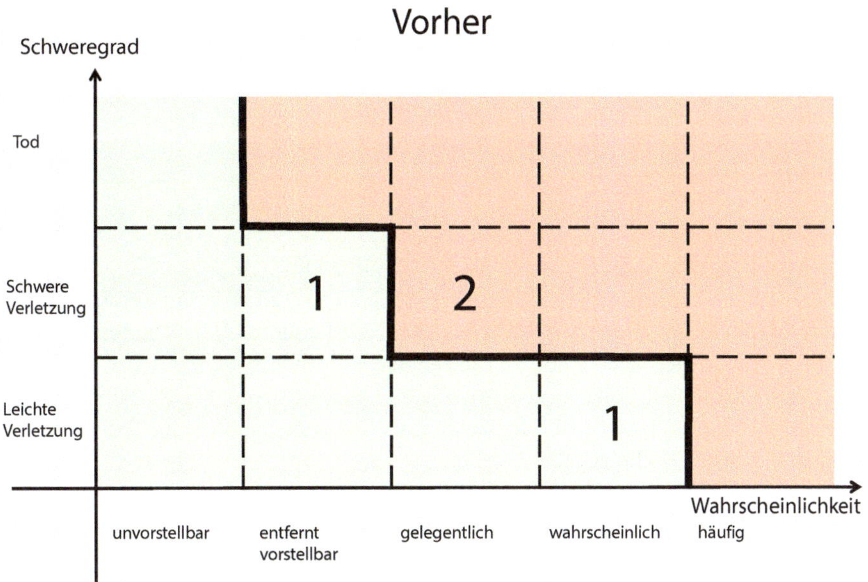

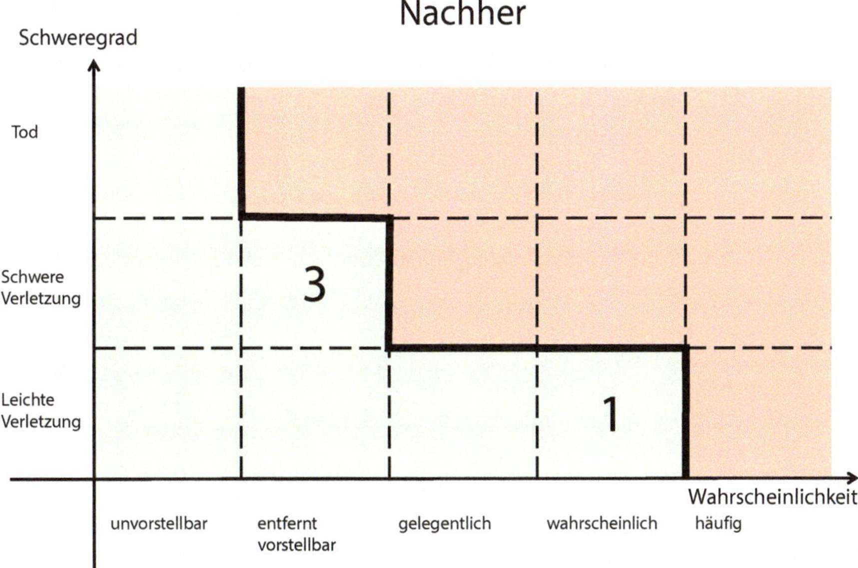

◨ Abb. 3.4 Risikoakzeptanzmatrix vor und nach Risikominimierung entsprechend dem Beispiel aus Tab. 3.1

Sind IVD-Ergebnisse falsch, ist zum einen die Wahrscheinlichkeit der Erkennung eines falschen Ergebnisses zu betrachten. Zum anderen ist zu bewerten, ob ein falsches Ergebnis überhaupt zu einer anderen oder schlechteren Handlung (unter Beachtung des gesamten Kontextes) führen würde.

Durch Risikobeherrschungsmaßnahmen ist bei IVD nur die Wahrscheinlichkeit herabsetzbar. Diese kann zum einen durch bessere Auslegung erfolgen (bei Software wäre dies durch genauere Algorithmen). Zum anderen können Schutzmaßnahmen eingeführt werden, um fehlerhafte Ergebnisse besser entdecken zu können (durch das Produkt selbst oder den Anwender). Bei Software wäre dies z. B. die Ausgabe und Anzeige von Informationen in verschiedenen Varianten. Oder für kritische Berechnungen die Berechnung durch zwei unabhängig entwickelte Algorithmen. Zuletzt sind Warnhinweise an die Anwender möglich, um diese für eine genaue Handhabung des Produkts und Prüfung der Ergebnisse zu sensibilisieren.

- **Risikomanagement für Software als Medizinprodukt**

Wie bereits oben beschrieben, liegt ein Unterschied von Software zu physikalischen Medizinprodukten in der fehlenden direkten Gefahr für Patienten. Ein weiterer Unterschied sind die Risikoquellen. Bei Software entstehen Fehler meist während der Entwicklung oder es sind Usability-Probleme. Auch die Maßnahmen wie in der MDR und der ISO14971 sind entsprechend zu interpretieren. Mehr zum Risikomanagement für Software als Medizinprodukt in ▶ Abschn. 5.5.5.

3.3 Sicherheit und Leistungsfähigkeit II: Klinische Bewertung

Die klinische Bewertung ist das Gegenstück zur Risikoanalyse. Die MDR fordert in der GSLA 1, dass „Risiken … gemessen am Nutzen für den Patienten vertretbar" sind, (siehe ◘ Abb. 3.5). Dies erfordert eine Bestimmung des Nutzens im Rahmen einer klinischen Bewertung (Artikel 10(3) und 61, MDR). Eine klinische Bewertung erfolgt bis auf wenige Ausnahmen auf Grundlage klinischer Daten, um die Sicherheit, Leistungsfähigkeit und den klinischen Nutzen zu belegen.

Die Leistungsfähigkeit eines Medizinprodukts ist gegeben, wenn die beabsichtigte Zweckbestimmung im klinischen Umfeld erbracht werden kann. Ein Anzeichen mangelnder Leistungsfähigkeit ist z. B. eine schlechte Reproduzierbarkeit von diagnostischen Verfahren (verschiedene Anwender kommen zu unterschiedlichen Ergebnissen). Der aus der Leistungsfähigkeit resultierende klinische Nutzen kann sich beispielsweise orientieren an [10]

- der Mortalität und Morbidität,
- der Lebensqualität der Patienten,
- der Sensitivität und Spezifität bei Diagnoseverfahren,
- einem besseren Patientenmanagement.

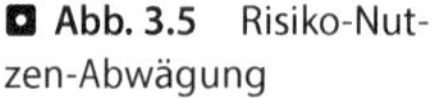

◘ **Abb. 3.5** Risiko-Nutzen-Abwägung

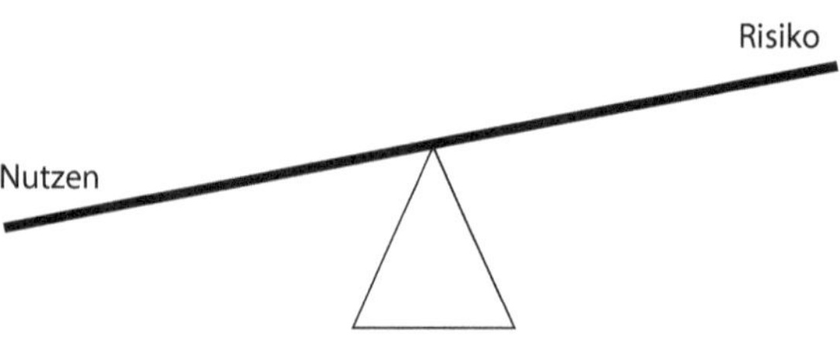

Es mag durchaus sein, dass der klinische Nutzen gegenüber den Behandlungsoptionen nur für bestimmte Patientenpopulationen oder Indikationen gegeben ist. Dies ist in der klinischen Bewertung herauszuarbeiten und gegebenenfalls die Zweckbestimmung anzupassen.

Klinischer Nutzen von Diagnoseverfahren

Sie müssen im Rahmen einer klinischen Bewertung den klinischen Nutzen eines Diagnoseverfahrens bewerten? Dann lohnt sich eine Beschäftigung mit der Evidenzhierarchie diagnostischer Verfahren nach Fryback [11, 12]:

1. Technische Qualität
2. Diagnostische Genauigkeit
3. Diagnostischer Impakt
4. Therapeutischer Impakt
5. Patientenrelevante Endpunkte
6. Nutzen aus gesellschaftlicher Sicht

Die wichtigsten Begriffe in diesem Zusammenhang sind im Anhang definiert und in ■ Abb. 3.6 Zusammenhänge veranschaulicht.

Die MDR liefert hinsichtlich klinischer Bewertung schon sehr genaue Definitionen und Vorgaben. Folgende Dokumente konkretisieren diese Vorgaben weiter:

- MEDDEV 2.7/1 „Clinical Evaluation: A guide for manufactures and notified bodies" [10]
- DIN EN ISO 14155 „Klinische Prüfung von Medizinprodukten an Menschen – Gute klinische Praxis" [13]
- IMDRF SaMD Working Group (2017), Software as a Medical Device (SaMD): Clinical Evaluation [14]

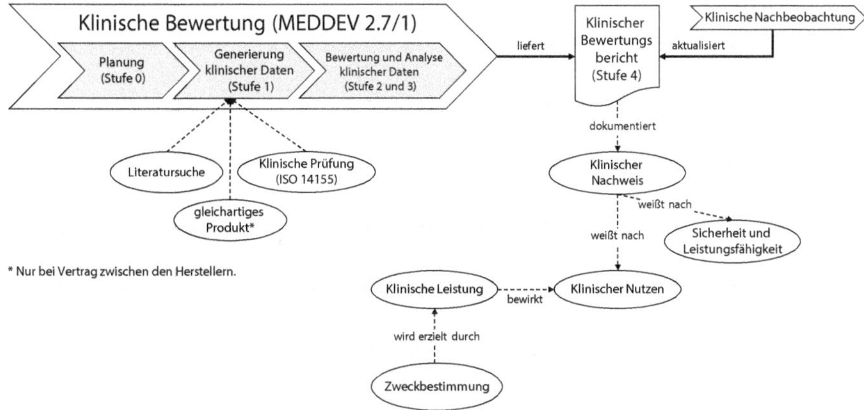

■ **Abb. 3.6**   Begriffe und Zusammenhänge der klinischen Bewertung

Software zur Bestrahlungsplanung

Eine Software zu Bestrahlungsplanung dient zur Erzeugung von Behandlungsplänen auf Basis von Computertomografie-Aufnahmen des Patienten. Nach der Erzeugung eines Patientenmodels (Tumore und Risikoorgane) werden geeignete Einstrahlrichtungen und -intensitäten berechnet. Die Behandlungspläne werden über eine Datenbank an das Behandlungsgerät weitergereicht.

Bei der klinischen Bewertung bietet sich der Literaturweg an. Die Strahlentherapie ist eine etablierte Methode zur Behandlung von Krebspatienten. Es findet sich eine Vielzahl an Studien zu Vergleichen mit alternativen Behandlungsoptionen. Da ohne ein Planungssystem keine Strahlentherapien möglich sind, kann über die Auswertung der aktuellen Literatur zur Strahlentherapie auch der klinische Nachweis für die Strahlentherapieplanung geführt werden.

■ **MEDDEV 2.7/1**

Das MEDDEV-Dokument 2.7/1 nimmt zwar Bezug zur MDD, ist jedoch auch für klinische Bewertungen nach MDR relevant und berücksichtigt die Forderungen der MDR. Es wird jedoch auf eine potenzielle Anpassung im Zuge der MDR hingewiesen.

Eine klinische Bewertung ist von einem erfahrenen Autorenteam durchzuführen. Es sind sowohl Kenntnisse der wissenschaftlichen Arbeitsweise, der regulatorischen Anforderungen, der zugrundeliegenden Technologie des Produkts als auch der medizinischen Anwendung des Produkts nachzuweisen. Von den Autoren wird ein Hochschulabschluss und fünf Jahre Berufserfahrung erwartet, ohne Hochschulabschluss erhöht sich dies auf zehn Jahre.

Es wird ein fünfstufiges Verfahren zur klinischen Bewertung beschrieben.

■■ **Stufe 0**

Planung der klinischen Bewertung (*Clinical Evaluation Plan, CEP*). Der Plan sollte grundlegende Informationen zum Produkt zusammentragen. Dazu gehören die Produktbeschreibung, das Ergebnis des Risikomanagements, Informationen zum medizinischen Anwendungsgebiet (Prävalenz, Symptome, Ursachen), die aktuellen Behandlungsoptionen sowie die zu durchsuchenden Literaturquellen. Der Hersteller sollte seine Kernaussagen („claims") bezüglich der klinischen Leistungsfähigkeit und Sicherheit herausarbeiten.

■■ **Stufe 1**

Auf Basis der Planung werden nun geeignete klinische Daten ermittelt. Diese können aus früheren klinischen Machbarkeitsstudien oder der wissenschaftlichen Literatur (z. B. Fachbücher, Publikationen in Pubmed, medizinische Leitlinien, …) und anderen Datenbanken (Meldungen zu Vorkommnissen, Produktregistern) stammen. Die Suchstrategie muss eindeutig beschrieben und wiederholbar sein.

■■ **Stufe 2**

Nun gilt es, die zusammengetragenen klinischen Daten zu bewerten. Zum einen ist die Vergleichbarkeit der Produkte hinsichtlich technologischer (inklusive Software-Algorithmen), medizinischer und biologischer Eigenschaften zu bewerten. Zum anderen ist die wissenschaftliche beziehungsweise statistische Qualität der Publikationen zu bewerten. Angewandte Bewertungskriterien sind dabei festzuhalten. Auch bei eigenen klinischen Daten aus Machbarkeitsstudien ist zu bewerten, ob diese noch gültig sind. Unter Umständen hat sich das Produktdesign oder Verwendungszweck während der Entwicklung derart verändert, dass eine technologische oder medizinische Vergleichbarkeit nicht mehr gegeben ist.

▪▪ Stufe 3

In Stufe 3 sind die klinischen Daten zu analysieren. Es ist ein „State-of-the-Art" mit den wichtigsten Aussagen zu Sicherheit und Leistung zu erarbeiten. Gegensätzliche Aussagen sind zu interpretieren. Abschließend ist die Erfüllung der relevanten grundlegenden Sicherheits- und Leistungsanforderungen auf Basis der analysierten Daten zu bestimmten. Diese Bewertung beinhaltet potenzielle Risiken für Patienten, der zu erwartende Nutzen, die Bestätigung einer ausreichenden Usability, die Bestätigung ausreichender Gebrauchsanweisungen und die Bestätigung der Leistungsfähigkeit. Ist auf Grundlage der analysierten Daten keine ausreichende Bestätigung der Erfüllung der grundlegenden Sicherheits- und Leistungsanforderungen möglich, ist der Bedarf an weiteren klinischen Prüfungen oder klinischen Nachbeobachtungen zu bestimmen.

▪▪ Stufe 4

Zum Abschluss werden alle Ergebnisse der klinischen Bewertung in einem klinischen Bewertungsbericht *(Clinical Evaluation Report, CER)* festgehalten. Der klinische Bewertungsbericht muss die Inhalte aller Stufen 0–3 abdecken. Der klinische Bewertungsbericht muss die Lebensläufe der Autoren beinhalten.

◘ Tab. 3.2 zeigt einen möglichen Aufbau eines klinischen Bewertungsberichts in Anlehnung an MEDDEV 2.7/1.

▪ DIN EN ISO 14155

Sind aus der initialen klinischen Bewertung keine ausreichenden klinischen Daten hervorgegangen und ist eine klinische Nachbeobachtung nicht ausreichend, ist eine klinische Prüfung zur Generierung der fehlenden Daten durchzuführen. ◘ Abb. 3.7 zeigt den Zusammenhang.

Die regulatorischen Anforderungen an eine klinische Prüfung werden in den Artikel 62–82 sowie Anhang XV der MDR beschrieben. Eine Konkretisierung liefert die harmonisierte Norm DIN EN ISO 14155 [13].

Klinische Prüfungen dienen zum Generieren von klinischen Daten. Klinische Prüfungen gibt es je nach Entwicklungsstadium eines Medizinprodukts in verschiedenen Ausprägungen, (siehe ◘ Abb. 3.8). In der Pilotphase dienen *klinische Machbarkeitsstudien* zur Erforschung der prinzipiellen Machbarkeit und von erforderlichen Produktmerkmalen. Diese Studien werden auch als *„Proof-of-Concept"-Studien* bezeichnet und sind meist *explorativ.* Diese werden unter Umständen mit Prototypen des Medizinprodukts durchgeführt und dienen nicht der Generierung klinischer Daten zum Nachweis der Sicherheit und Leistungsfähigkeit. Dazu sind *klinische Zulassungsstudien* im Rahmen einer klinischen Bewertung notwendig, welche ausschließlich zur Erzeugung klinischer Daten im Rahmen des Zulassungsverfahrens dienen *(konfirmatorisch). Klinische Nachbeobachtungsstudien* dienen nach der Zulassung eines Medizinprodukts im Rahmen einer klinischen Nachbeobachtung zur Erzeugung fehlender klinischer Daten [13]. Mit dem Begriff *klinische Prüfung* sind meist *klinische Zulassungsstudien* gemeint.

3

◘ Tab. 3.2 Aufbau eines klinischen Bewertungsberichts nach MEDDEV 2.7/1

Kapitel	Inhalt
1. Zusammenfassung	Kurze Management-Zusammenfassung
2. Geltungsbereich der klinischen Bewertung	Beschreibung des Medizinprodukts, der Zweckbestimmung und der klinischen „claims".
3. Klinischer Hintergrund und aktuelles Wissen	Zusammenfassung des aktuellen medizinischen Wissens in Bezug auf die Zweckbestimmung des Medizinprodukts inklusive der Behandlungsoptionen und die dazugehörigen bekannten Risiken und Nutzen.
4. Betrachtetes Medizinprodukt	Beschreibung der Art der klinischen Bewertung (Literaturroute, klinische Prüfung), des Nachweises der Äquivalenz mit anderen Produkten, der klinischen Daten des Herstellers, der klinischen Daten aus der Literatur. Bewertung der klinischen Daten mit Begründung von Ausschlüssen aus der weiteren Analyse. Analyse der klinischen Daten hinsichtlich Sicherheit, Nutzen-Risiko-Verhältnis und Leistungsfähigkeit.
5. Schlussfolgerung	Klare Aussage zur Erfüllung der grundlegenden Sicherheits- und Leistungsanforderung, der Akzeptanz des Risiko-Nutzen-Verhältnisses sowie der Eignung des Medizinprodukts für die beabsichtigte Zweckbestimmung. Sollten aufgrund mangelnder klinischer Daten noch Unsicherheiten bestehen, sollte eine erforderliche klinische Nachbeobachtungen diskutiert werden.
6. Nächste Klinische Bewertung	Zeitpunkt zu der eine Aktualisierung der klinischen Bewertung erfolgt.
7. Datum und Unterschriften	Selbstredend
8. Lebensläufe der Autoren	Selbstredend
9. Referenzen	Selbstredend

Auf die Durchführung klinischer Prüfungen nach DIN EN ISO 14155 wird aufgrund der Komplexität des Themas nicht weiter eingegangen. Für Software als Medizinprodukt kann auch oft auf klinische Prüfungen aufgrund des indirekten Patientenkontakts verzichtet werden [13]. Es ist dann jedoch erforderlich, die analytische Validität, die wissenschaftliche Validität sowie die klinische Leistungsfähigkeit der Software zu belegen. Dies wird in dem folgenden IMDRF-Dokument zur klinischen Bewertung von Software als Medizinprodukt beschrieben.

■ **IMDRF Leitfaden zur klinischen Bewertung von Software als Medizinprodukt**
Im IMDRF Leitfaden zur klinischen Bewertung [14] wird auf die Besonderheiten von Software, insbesondere der fehlende direkte Kontakt mit Patienten, eingegangen. Es wird ein generelles Konzept für klinische Bewertungen für Software beschrieben, welches allerdings zusätzlich anwendbare nationale Regularien berücksichtigen muss.

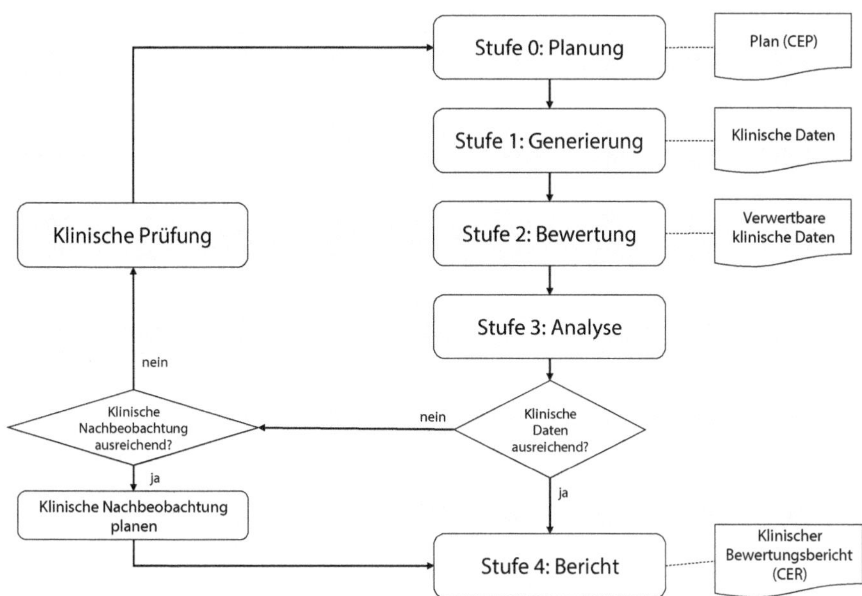

◘ Abb. 3.7   Ablauf einer klinischen Bewertung nach MEDDEV 2.7/1

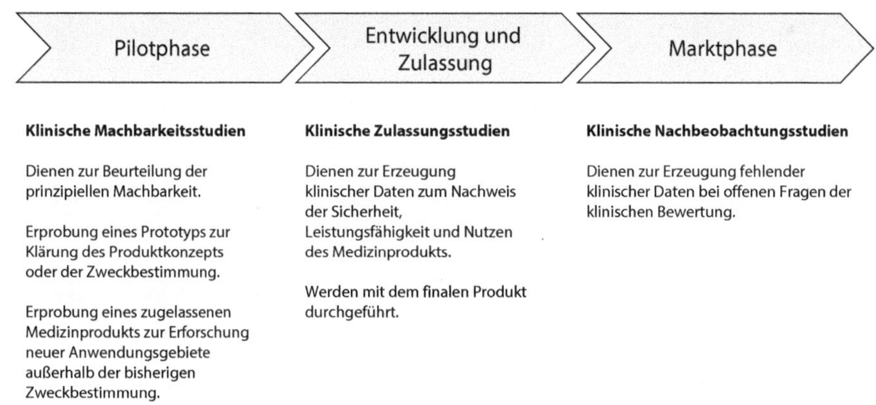

◘ Abb. 3.8   Typen verschiedener klinischer Prüfungen

Eine Software berechnet im Allgemeinen auf Basis gegebener Eingabedaten (Input) mittels implementierter Algorithmen die erwarteten Ausgabedaten (Output). Im Rahmen einer klinischen Bewertung sind nun nachzuweisen:

- die wissenschaftliche Validität
- die analytische Validität
- die klinische Leistung

▪▪ Wissenschaftliche Validität

Es ist zu zeigen, dass die berechneten Ausgabedaten eine klinische Aussagekraft haben. Die wissenschaftliche Validität lässt sich meist aus der Literatur bestimmen. Ist die wissenschaftliche Validität nicht aus der Literatur nachweisbar, sind klinische Prüfungen notwendig.

Beispiel

Die Bestimmung der Auswurffraktion (Ejection Fraction, EF) der linken Herzkammer auf Basis von Ultraschalldaten ist in medizinischen Richtlinien ein allgemein anerkannter Indikator für eine Herzinsuffizienz.

▪▪ Analytische Validität

Es ist zu zeigen, dass die Algorithmen korrekte und wiederholbare Ergebnisse liefern. Dies ist typischerweise Bestandteil der Software-Verifikation.

▪▪ Klinische Leistung

Es ist zu zeigen, dass auch im klinischen Kontext mit realen Daten aussagekräftige Ergebnisse berechnet werden können. Hier ist zum einen zu zeigen, dass die Algorithmen mit realen Patientendaten funktionieren, zum anderen, dass reale Nutzer mit der Software arbeiten können.

Je nach Art der Software ist entweder ein Nachweis der wissenschaftlichen und analytischen Validität ausreichend oder zusätzlich die klinische Leistung zu bestimmen [14] (◘ Abb. 3.9).

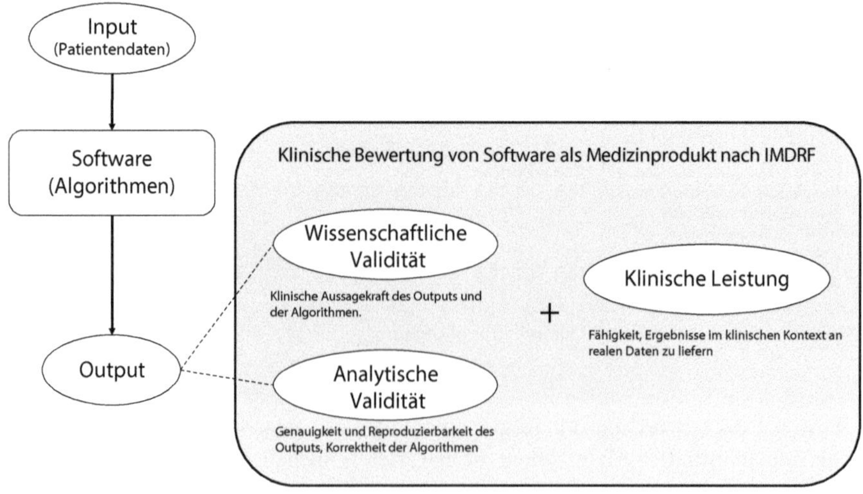

◘ Abb. 3.9   Klinische Bewertung von Software als Medizinprodukt

Software zur Verlaufskontrolle von Hautveränderungen (Beispiel entnommen aus [14])
Eine App bietet Nutzern die Möglichkeit, auf mittels Smartphone-Kamera aufgenommenen Fotos Hautveränderungen auszumessen und deren Veränderungen über die Zeit zu verfolgen. Die App stellt dazu einfache Messwerkzeuge zur Verfügung. Nutzer können die Fotos zu ihren Ärzten senden.

Wissenschaftliche Validität
Aus der Literatur lässt sich die wissenschaftliche Validität über die diagnostische ABCDE-Regel (Asymmetry, Border, Color, Diameter, Evolving) nachweisen.

Analytische Validität
Die analytische Validität lässt sicher über normale Software-Tests zeigen, welche die Genauigkeit und Reproduzierbarkeit der Messungen nachweisen.

3.4 Qualitätsmanagement (ISO 13485)

Das Herz eines Medizinprodukte-Herstellers ist ein Qualitätsmanagementsystem. Konnten bisher zumindest Klasse I Hersteller ohne Qualitätsmanagementsystem arbeiten, ist dies mit der MDR von allen Herstellern gefordert. Insbesondere bei der Entwicklung von Software als Medizinprodukt ist das Qualitätsmanagementsystem in hohem Maße relevant. Neben der MDR fordert auch die IEC 62304 von Software-Herstellern ein Qualitätsmanagementsystem unabhängig von der Klassifizierung. Auch für Hersteller von nicht regulierter Gesundheitssoftware wird durch Anwendbarkeit der IEC 82304-1 und IEC 62304 ein Qualitätsmanagementsystem nötig, (siehe ◘ Abb. 3.10).

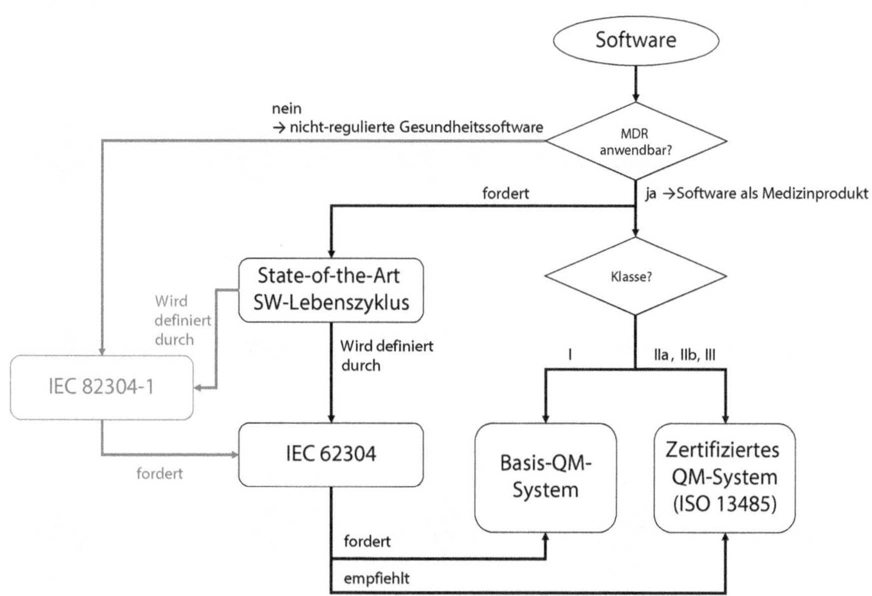

◘ **Abb. 3.10**   Qualitätsmanagement ist für alle Medizinprodukte relevant

- **Gesundheitssoftware**

Für nicht regulierte Gesundheitssoftware gelten zunächst keine besonderen regulatorischen Anforderungen. Allerdings schließen sowohl IEC 82304-1 als auch IEC 62304 (siehe ▶ Abschn. 3.5) nicht regulierte Gesundheitssoftware ein. Man könnte nun argumentieren, dass Hersteller von Gesundheitssoftware im Rahmen ihrer Sorgfaltspflicht bezüglich allgemeiner Produktsicherheit diese Normen anzuwenden haben. Eine direkte gesetzliche Verpflichtung besteht jedoch nicht.

- **Software als Medizinprodukt der Klasse I**

Zum einen fordert die MDR in den Allgemeinen Herstellerpflichten ein Qualitätsmanagementsystem unabhängig der Klassifizierung. Zum anderen fordert die MDR in der grundlegenden Sicherheits- und Leistungsanforderung 17.2, dass

» „… Software entsprechend dem Stand der Technik entwickelt und hergestellt wird, wobei die Grundsätze des Software-Lebenszyklus … zu berücksichtigen sind."

Dadurch wird IEC 62304 anwendbar, welche ebenfalls ein Qualitätsmanagementsystem fordert.

- **Software als Medizinprodukt der Klasse IIa, IIb und III**

Die Überlegungen für Klasse I-Software gelten ebenso für alle anderen Klassen. Zusätzlich führt der einzig gängige Weg einer Konformitätsbewertung von Software über ein vollständiges, zertifiziertes Qualitätsmanagementsystem.

Zusammenfassend lässt sich feststellen, dass Hersteller jeglicher Gesundheitssoftware sich mit Qualitätsmanagementsystemen in den verschiedensten Ausprägungen beschäftigen müssen.

3.4.1 Forderungen der MDR

Die MDR fordert von jedem Hersteller ein Qualitätsmanagementsystem (Artikel 10 „Allgemeine Pflichten der Hersteller", Absatz 9) mit folgenden Aspekten:

» Das Qualitätsmanagementsystem umfasst mindestens folgende Aspekte:

    a)   ein Konzept zur Einhaltung der Regulierungsvorschriften, was die Einhaltung der Konformitätsbewertungsverfahren und der Verfahren für das Management von Änderungen an den von dem System erfassten Produkten mit einschließt;

    b)   die Feststellung der anwendbaren grundlegenden Sicherheits- und Leistungsanforderungen und die Ermittlung von Möglichkeiten zur Einhaltung dieser Anforderungen;

    c)   die Verantwortlichkeit der Leitung;

    d)   das Ressourcenmanagement, einschließlich der Auswahl und Kontrolle von Zulieferern und Unterauftragnehmern;

    e)   das Risikomanagement gemäß Anhang I Abschnitt 3;

    f)   die klinische Bewertung gemäß Artikel 61 und Anhang XIV einschließlich der klinischen Nachbeobachtung nach dem Inverkehrbringen;

    g)   die Produktrealisierung einschließlich Planung, Auslegung, Entwicklung, Herstellung und Bereitstellung von Dienstleistungen;

h)   die Überprüfung der Zuteilung der UDI gemäß Artikel 27 Absatz 3 für alle einschlägigen Produkte und die Gewährleistung der Kohärenz und der Validität der gemäß Artikel 29 gelieferten Informationen;

i)   die Aufstellung, Anwendung und Aufrechterhaltung eines Systems zur Überwachung nach dem Inverkehrbringen gemäß Artikel 83;

j)   die Kommunikation mit den zuständigen Behörden, Benannten Stellen, weiteren Wirtschaftsakteuren, Kunden und/oder anderen interessierten Kreisen;

k)   die Verfahren für die Meldung von schwerwiegenden Vorkommnissen und Sicherheitskorrekturmaßnahmen im Feld im Rahmen der Vigilanz;

l)   das Management korrektiver und präventiver Maßnahmen und die Überprüfung ihrer Wirksamkeit;

m)   Verfahren zur Überwachung und Messung der Ergebnisse, Datenanalyse und Produktverbesserung.

Für eine Konformitätsbewertung von Klasse IIa-, IIb- und III-Produkten wird zudem in der Regel ein vollständiges, zertifiziertes Qualitätsmanagementsystem gefordert, (siehe ► Abschn. 3.4.5).

3.4.2 Allgemeines

Grundlage des Qualitätsmanagements ist es, Arbeitsabläufe zu systematisieren, um definierte Qualitätsziele wiederholbar zu erreichen. Qualität ist erreicht, „wenn der Kunde wiederkommt, nicht das Produkt". Die Arbeitsabläufe einer Organisation werden in Prozesse und deren Beziehungen aufgeteilt und dokumentiert. Ein Qualitätsmanagementsystem besteht aus den Arbeitsabläufen der Firma und deren Dokumentation. Es werden zunächst für die jeweiligen Randbedingungen funktionierende Prozesse etabliert und diese anschließend dokumentiert. Nicht andersrum!

Ein weiterer wichtiger Aspekt eines Qualitätsmanagementsystems ist der *Plan-Do-Check-Act (PDCA) Zyklus*, auch Demingkreis (nach W.Edward Deming, einem der Väter des Qualitätsmanagements) genannt, (siehe ◘ Abb. 3.11). Durch ständige Kontrolle der Prozesse und des Produkts sowie der Definition geeigneter Verbesserungsmaßnahmen soll eine kontinuierliche Verbesserung erreicht werden (*KVP, kontinuierlicher Verbesserungsprozess*). Schlussendliches Ziel eines Qualitätsmanagementsystems ist es, die Anforderungen

◘ **Abb. 3.11**   PDCA-Zyklus: Aus Beobachtungen werden Verbesserungsmaßnahmen abgeleitet und umgesetzt

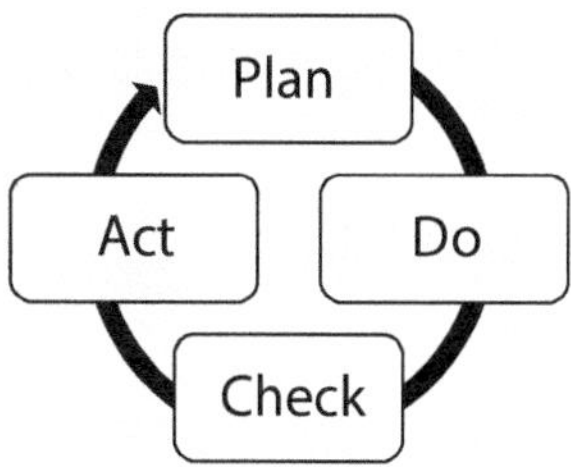

der Stakeholder zu erfüllen. Stakeholder sind primär die Kunden, aber auch Geschäftspartner, Mitarbeiter, Gesetzgeber sowie insbesondere in der Medizintechnik die Patienten.

Die Prozesse eines Qualitätsmanagementsystems können aufgeteilt werden in (siehe ◘ Abb. 3.12):

- Managementprozesse
- Kernprozesse
- Unterstützungsprozesse

Die *Managementprozesse* setzen durch Festlegung einer Qualitätspolitik und Qualitätszielen den Rahmen, stellen geeignete Ressourcen in Form von Infrastruktur und ausreichend ausgebildeten Mitarbeitern zur Verfügung und sorgen mittels geeigneter Kommunikation für ein in der Organisation verankertes Qualitätsbewusstsein. Die *Kernprozesse* sind der Ort der Wertschöpfung. Hier werden Produkte geplant, entwickelt, produziert und ausgeliefert. Es werden Aufträge entgegengenommen und Kundenreklamationen bearbeitet. Vereinfacht ausgedrückt beginnen Kernprozesse immer dann, wenn ein Kunde sich meldet und Bedürfnisse hat. Die *Unterstützungsprozesse* unterstützen die Kernprozesse, z. B. Dokumentenlenkung, Materialbeschaffung, Korrektur- und Verbesserungsmaßnahmen.

Ein Qualitätsmanagementsystem besteht aus einer Menge von Prozessen und deren Wechselbeziehungen. Allgemein überführt ein Prozess eine Eingabe in eine Ausgabe. Dazu werden von beteiligten Personen bestimmte Tätigkeiten mit bestimmten Methoden und Werkzeugen durchgeführt, ◘ Abb. 3.13. Zur Bestimmung der Effizienz und Wirksamkeit werden Kennzahlen ermittelt, diese dienen als Eingabe für potentielle Verbesserungsmaßnahmen.

Die Mutter aller prozessorientierten Normen zum Qualitätsmanagement ist die *ISO 9001 „Qualitätsmanagementsysteme"*. Sie liefert Vorgaben zum Aufbau eines Qualitätsmanagementsystems im Hinblick auf Kundenzufriedenheit. In der Medizintechnik steht jedoch nicht allein die Kundenzufriedenheit im Vordergrund, sondern die Patientensicherheit. Daher erweitert *die ISO 13485 „Medizinprodukte-Qualitätsmanagementsysteme"* die ISO 9001 um zusätzliche Aspekte mit dem primären Ziel der Patientensicherheit [15].

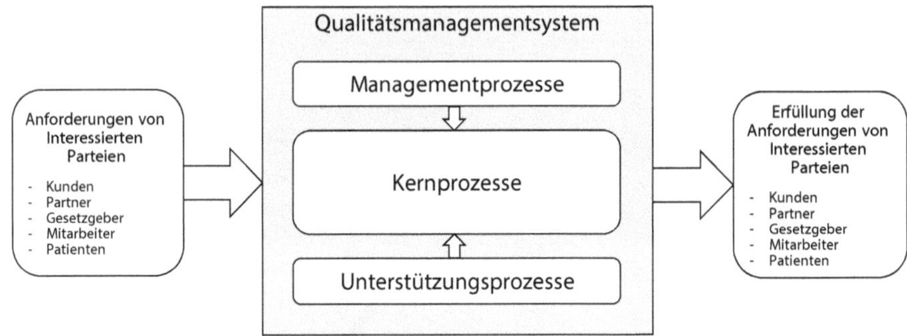

◘ **Abb. 3.12**   Aufteilung eines Qualitätsmanagementsystem in Kernprozesse, Managementprozesse und Unterstützungsprozesse

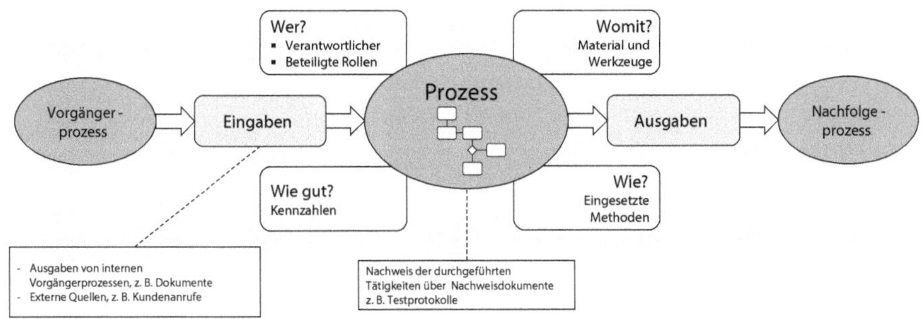

Abb. 3.13 Allgemeine Darstellung eines Prozesses. Wird auch allgemein als Turtlediagramm bezeichnet

3.4.3 Die ISO 13485 im Überblick

In diesem Kapitel wollen wir die grundlegenden Aspekte eines Qualitätsmanagementsystems nach ISO 13485 herausarbeiten. Es kann nicht auf alle Einzelheiten eingegangen werden, Ziel ist vielmehr, einen Überblick über die wichtigsten Aspekte zu schaffen. Den grundsätzlichen Aufbau eines Qualitätsmanagementsystems nach ISO 13485 zeigt Abb. 3.14.

Anekdote

Ein Entwickler aus Softwareland kam nach Jahren in der Software-Entwicklung in den Genuss einer QM-Schulung. Alle anderen Teilnehmer, inklusive der Trainer, kamen jedoch aus Hardwareland. Vor der ersten Pause erklärte der Trainer, dass man den *Design Output* verifizieren und validieren müsse. Hä? In der begrenzten Software-Welt des Entwicklers war das Design der Input für die Implementierung, aber nicht das Ergebnis des Entwicklungsprozesses. Irgendwann wurde dem Entwickler klar, dass er die Menschen aus Hardwareland zwar syntaktisch, aber nicht semantisch verstand. Von da an wollte er mehr über die Sprache aus Hardwareland lernen. Ihm wurde auch klar, dass sein QM-Manager offensichtlich in Hardwareland aufwuchs. Dies erklärte viele nutzlose Diskussionen.

■ Verantwortung der Leitung

Die oberste Leitung einer Firma wird hinsichtlich Einführung und Aufrechterhaltung des Qualitätsmanagementsystems in die Pflicht genommen. Dazu wird ein *Beauftragter der obersten Leitung (Qualitätsmanagementbeauftragter (QMB))* benannt. Die Verantwortung der obersten Leitung liegt in der

- Definition von Qualitätspolitik und Qualitätszielen,
- Bewertung des Qualitätsmanagementsystems in regelmäßigen Abständen (siehe Managementreview),
- Bereitstellung von ausreichenden Ressourcen (Infrastruktur und Mitarbeiter),
- Festlegung der Rollen und Verantwortlichkeiten.

■ Qualitätspolitik und Qualitätsziele

Eine schriftlich formulierte *Qualitätspolitik* setzt die Rahmenbedingungen für das Qualitätsmanagementsystem. Eine Qualitätspolitik sollte möglichst konkret auf die Firma

3

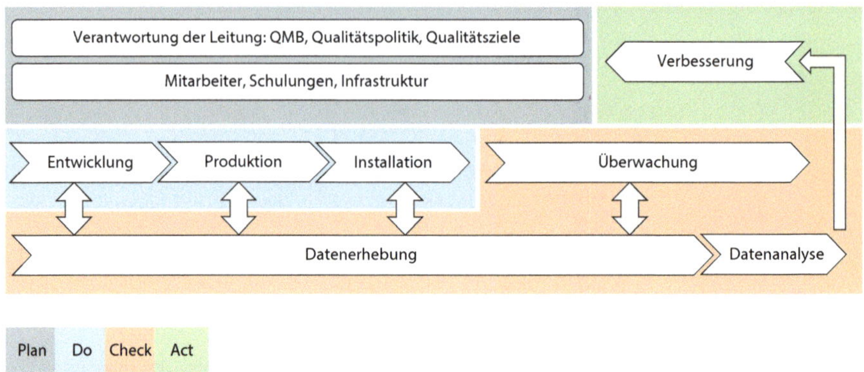

Abb. 3.14   Allgemeine Darstellung eines Qualitätsmanagementsystems nach ISO 13485, aufgeteilt in Plan-Do-Check-Act

formuliert werden. Aus der Qualitätspolitik sind geeignete, messbare *Qualitätsziele* abzuleiten und regelmäßig im Rahmen der Managementbewertung zu bewerten. Aus der Bewertung sind geeignete Korrekturmaßnahmen abzuleiten.

Beispiel

Qualitätspolitk von „EchoSoft"

Unser Anspruch ist der führende Ansprechpartner für Kardiologen bei quantitativen Messungen in Ultraschalldaten zu sein (1). Unsere Kunden schätzen unsere Software für eine präzise Diagnostik ihrer Patienten (2). Unsere Kunden sind uns wichtig, aber das Wohl von Patienten steht an erster Stelle (3). Basis unseres Schaffens ist unser hochwertiger Code (4) und unsere zufriedene und auf dem „Stand der Technik" ausgebildete Mitarbeiterschaft (5).

Qualitätsziele von „EchoSoft"

1. Wir sind Marktführer	→ Kennzahl 1.1: Marktanteil
	→ Kennzahl 1.2: Anzahl Releases/Jahr
2. wenig Reklamationen	→ Kennzahl 2: Anzahl Reklamationen/Jahr
3. Patientensicherheit	→ Kennzahl 3: Vorkommnisse
4. Softwarequalität	→ Kennzahl 4.1: Fehlerdichte
	→ Kennzahl 4.2: Testabdeckung
	→ Kennzahl 4.3: #Methoden mit McCabe >10
5. unsere Mitarbeiter	→ Kennzahl 5.1: Durchschnittsnote der Mitarbeiterbefragung
	→ Kennzahl 5.2: Schulungen pro Mitarbeiter und Jahr

Qualitätsziele müssen mittels geeigneter Kennzahlen messbar sein und regelmäßig bewertet werden. Für die Kennzahlen sind geeignete Sollwerte festzulegen und bei Nichterfüllung geeignete Maßnahmen einzuleiten. Qualitätspolitik und Qualitätsziele sind in einem Qualitätsmanagement-Handbuch festzuhalten.

■ Mitarbeiter

Die Rollen der Mitarbeiter und deren damit einhergehende Tätigkeiten und Verantwortungen müssen festgelegt und dokumentiert sein. Mitarbeiter müssen eine angemessene Ausbildung, Fertigkeiten und Erfahrungen für Ihre Tätigkeiten nachweisen. Notwendige *Schulungsmaßnahmen* müssen regelmäßig bewertet und ergriffen werden.

■ Managementreview

Es muss von der obersten Leitung regelmäßig in einem *Managementreview (MR)* bewertet werden, ob das Qualitätsmanagementsystem zur Erfüllung der Qualitätsziele geeignet ist. Dazu gehen neben den Kennzahlen der Qualitätsziele Daten aus verschiedensten Quellen, z. B. Reklamationen und Ergebnisse von Audits ein.

■ Interne Audits

Für Medizinproduktehersteller höherer Klassen ist ein zertifiziertes Qualitätsmanagementsystem gefordert, (siehe ► Abschn. 3.4.5), welches über Audits der Benannten Stellen überwacht wird. Neben den externen Audits sind regelmäßige *interne Audits* vorgeschrieben. In den internen Audits ist zu prüfen, ob die dokumentierten Verfahren den Anforderungen der Norm entsprechen und ob die Verfahren im Tagesgeschäft gelebt werden.

■ Kundenbezogene Prozesse

Hierunter fallen z. B. die Ermittlung von Produktanforderungen, Angebotserstellung, Vertrieb oder die Annahme von Kundenrückmeldungen. Eben alle Bereiche, in denen mit Kunden kommuniziert wird.

■ Entwicklung

Insbesondere bei Software ist die Entwicklungslenkung der Kernprozess eines Qualitätsmanagementsystems. Zur Entwicklungslenkung macht die ISO 13485 folgende Vorgaben (siehe ◘ Abb. 3.15):
- Die Entwicklung muss geplant werden.

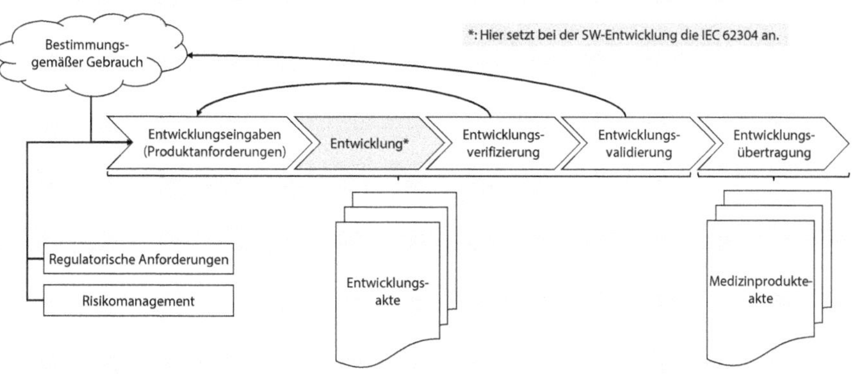

◘ **Abb. 3.15** Tätigkeiten der Entwicklung, dem Kernprozess eines Qualitätsmanagementsystems für Software als Medizinprodukt

- Die *Entwicklungseingaben* (Produktanforderungen) leiten sich aus der Zweckbestimmung (siehe ▶ Abschn. 2.3, die Norm spricht hier vom bestimmungsgemäßen Gebrauch), regulatorischen Anforderungen sowie dem Risikomanagement ab.
- Die Entwicklung muss in geeigneten Abständen bewertet werden.
- Die *Verifizierung* erfolgt gegen die Entwicklungseingaben.
- Die *Validierung* erfolgt gegen den bestimmungsgemäßen Gebrauch und umfasst (für regulierte Medizinprodukte) zwingend eine klinische Bewertung (siehe ▶ Abschn. 3.3).
- Die Entwicklungsergebnisse müssen geregelt an die Produktion übertragen werden (*Entwicklungsübertragung* beziehungsweise *Design-Transfer*).
- Entwicklungsänderungen müssen gelenkt werden.
- Die Nachweise der Entwicklungstätigkeiten sind in einer *Entwicklungsakte* aufzuzeichnen.

> **Tipp**
>
> Die Begriffe *Zweckbestimmung* und *bestimmungsgemäßer Gebrauch* werden oft synonym verwendet, sind aber nicht gleichzusetzen. Der bestimmungsgemäße Gebrauch ist umfassender und schließt auch Transport, Lagerung und Wartung ein. Der bestimmungsgemäße Gebrauch ist die Handhabung eines Medizinprodukts wie in der Gebrauchsanweißung vorgesehen.

■ **Beschaffung**

Für die Entwicklung und Produktion notwendiges Material muss nach festgelegten Qualitätskriterien beschafft und beim Eingang anhand der Qualitätskriterien kontrolliert werden. Die Leistung der Lieferanten muss in geplanten Abständen bewertet werden. Dieser Prozess ist insbesondere für produzierende Hersteller relevant. Mangelhafte Materialien können wesentlichen Einfluss auf die Produktqualität haben. Bei Softwareherstellern ist die Relevanz der Beschaffungslenkung geringer, aber nicht vernachlässigbar (z. B. Übersetzungen von Handbüchern oder Hardware, sofern Software vorinstalliert ausgeliefert wird).

■ **Produktion und Installation**

Nach der Übertragung der Entwicklungsergebnisse an die Produktion werden die Produkte produziert. Es muss sichergestellt sein, dass jedes produzierte Produkt die Produktanforderungen erfüllt. Sind Ergebnisse eines Produktionsprozesses nicht zu 100 % überprüfbar (verifizierbar), ist der Prozess zu validieren (Achtung: hier werden die Begriffe Verifizierung und Validierung in einer leicht anderen Bedeutung als bei der Entwicklung verwendet). Auch am Prozess beteiligte Software ist zu validieren. Damit soll sichergestellt werden, dass Produkte immer in der gleichen Qualität produziert werden. Anforderungen an die Lagerung und den Transport der Produkte sind festzulegen. Eine Produktion, Lagerung und Transport im eigentlichen Sinne existiert für Software nicht (außer Software wird vorinstalliert inklusive Hardware ausgeliefert).

Die zur Installation der Produkte notwendigen Schritte sind zu dokumentieren. Dies ist für Software wieder relevant. Bei Software entspricht der Produktionsprozess im Wesentlichen der Auslieferung der Software. In Verkehr gebrachte Produkte müssen eindeutig identifizierbar und über den weiteren Lebenszyklus rückverfolgbar sein.

▪ Rückmeldungen und Reklamationen

Der Hersteller muss über ein geeignetes System für Rückmeldungen verfügen und dabei regulatorische Anforderungen beachten, (siehe ▶ Abschn. 2.11). Das Rückmeldesystem kann im einfachsten Falle eine telefonische oder elektronische Hotline sein. Die Daten der Rückmeldungen liefern wichtige Erkenntnisse für das Risikomanagement sowie potenzielle Produktverbesserungen. Negative Rückmeldungen (Reklamationen) über das Produkt oder sonstige Dienstleistungen sind gesondert zu betrachten und erfordern gegebenenfalls geeignete Korrektur- und/oder Vorbeugemaßnahmen (CAPAs). Bei Vorkommnissen sind Meldungen entsprechend der anwendbaren Regularien durchzuführen.

▪ Korrektur und Vorbeugemaßnahmen (CAPAs)

Für Reklamationen und andere Nichtkonformitäten muss neben einer sofortigen Korrektur (Sofortmaßnahme) bewertet werden, ob *Korrektur- oder Vorbeugemaßnahmen (Corrective Actions and Preventive Actions, CAPAs)* zu ergreifen sind. Korrekturmaßnahmen sollen ein weiteres Auftreten eines bereits aufgetretenen Fehlers verhindern. Vorbeugemaßnahmen sollen ähnliche, noch nicht aufgetretene Fehler verhindern. Zur Definition geeigneter Maßnahmen ist zunächst eine gründliche *Ursachenanalyse (Root Cause Analysis, RCA)* durchzuführen. Dazu bietet sich z. B. die 5W-Methode an: Man fragt bis zu fünf Mal nach dem Warum eines Fehlers.

Eingaben für Korrektur- oder Vorbeugemaßnahmen kommen beispielsweise aus Reklamationen oder internen Audits. Bei Softwarefehlern können insbesondere systematische, immer wieder auftretende Fehler Eingaben für einen CAPA sein.

Beispiel

Beispiele für CAPAs aus systematischen Softwarefehlern:
1. In den letzten Monaten treten vermehrt Fehler im Feld beim Zugriff auf die Datenbank auf.
2. In den letzten Monaten treten 80 % der Fehler in Komponente XY auf.

Eine mögliche Ursachenanalyse für CAPA #1:
1. Warum treten Fehler beim Zugriff auf die Datenbank auf? Menschliche Fehler bei der Implementierung, welche im abschließenden Test nicht erkannt wurden.
2. Warum wurden die Fehler nicht im Test erkannt? Die Datenbankzugriffe sind von den Testschritten nicht erfasst.
3. Warum werden Datenbankzugriffe nicht getestet? Der bislang zuständige Entwickler hatte alles im Griff und es gab keine Notwendigkeit für diese Tests.
4. Warum hat es der zuständige Entwickler jetzt nicht mehr im Griff? Er hat das Unternehmen verlassen, die Verantwortung ging auf jemand anderen über.

Aus diesen Überlegungen ergeben sich zwei potenzielle Korrekturmaßnahmen:
1. Wir schreiben neue Tests, welche explizit die Datenbankzugriffe testen.
2. Wir organisieren einen Wissenstransfer an den neuen Entwickler, eventuell ergänzt um eine ausführliche Datenbankschulung.

Ohne ein funktionierendes CAPA-System wird der oben beschriebene PDCA-Zyklus nicht geschlossen. Daher wird das CAPA-System oft als das Herzstück eines Qualitätsmanagementsystems bezeichnet.

■ Lenkung nichtkonformer Produkte

Es muss sichergestellt werden, dass nichtkonforme Produkte geeignet gelenkt werden und eine versehentliche Auslieferung zu Kunden verhindert wird. Dies ist bei Software in dieser Form nicht anwendbar, da keine fehlerhaften Produkte vom Kunden zurückgeschickt werden und beim Hersteller im Lager stehen. Bei Software muss hier im Wesentlichen sichergestellt werden, dass nur freigegebene Software installiert wird.

■ Datenanalyse

Geeignete Kennzahlen sollen über die Prozesse Transparenz schaffen und liefern Eingaben für potenzielle Korrekturmaßnahmen. Eine offensichtliche Kennzahl des Entwicklungsprozesses ist die Anzahl an offenen Fehlern. Steigt diese kontinuierlich bei gleichbleibender Entwicklerzahl, sind geeignete Korrekturmaßnahmen zu treffen. Beispielsweise könnte die Entwicklung neuer Anforderungen gestoppt werden, bis alle offenen Fehler auf ein akzeptables Maß abgearbeitet sind.

■ Validierung von Tools

Im Rahmen der Entwicklung und Produktion werden meist eine Vielzahl an Software-Tools eingesetzt. Durch diese Tools darf es nicht zu fehlerhaften Produkten kommen. Daher wird eine Validierung der Tools gefordert. Dazu mehr in ▶ Abschn. 5.4.2.

■ Dokumentation

Ein Qualitätsmanagement-Handbuch steht an der Spitze einer Dokumentations-Pyramide. In Verfahrensanweisungen werden die genauen Abläufe der Prozesse beschrieben. Nachweise der durchgeführten Tätigkeiten sind in Nachweisdokumenten aufzubewahren. Entwicklungsrelevante Nachweise sind Teil der Entwicklungs- beziehungsweise Medizinprodukteakte. Mehr zur Dokumentation in folgendem Kapitel.

3.4.4 Dokumentation im Qualitätsmanagementsystem

Ein Qualitätsmanagementsystem ist sehr dokumentengetrieben und enthält
— Ein Qualitätsmanagement-Handbuch,
— Verfahrensanweisungen,
— Nachweisdokumente sowie
— sonstige Dokumente.

Das Qualitätsmanagement-Handbuch beschreibt die Firma im Allgemeinen, die Qualitätspolitik, die Qualitätsziele und gibt einen Überblick über die firmeneigenen Prozesse und deren Wechselwirkungen.

In den Verfahrensanweisungen ist die Durchführung der Prozesse dokumentiert. Eine Liste aller von der ISO 13485 geforderten Verfahrensanweisungen findet sich, (siehe Anhang). Hinzu kommen gegebenenfalls noch regulatorisch geforderte Verfahrensanweisungen wie z. B. die Überwachung nach dem Inverkehrbringen. Nicht zwingend muss zu jedem geforderten Verfahren genau eine Verfahrensanweisung existieren. Es können durchaus mit einer Verfahrensanweisung mehrere Verfahren abgedeckt werden, oder ein gefordertes Verfahren in mehreren Verfahrensanweisungen aufgeteilt werden.

Aus der Darstellung eines Prozesses wie in ◘ Abb. 3.13 lässt sich die grundlegende Struktur einer Verfahrensanweisung wie folgt ableiten:

- Ziel des Prozesses
- Eingaben inklusive potenzieller Vorgängerprozesse
- Verantwortlicher des Prozesses
- beteiligte Mitarbeiter
- durchzuführende Tätigkeiten, inklusive Methoden und Werkzeuge, und Wechselwirkungen mit anderen Prozessen
- Ausgabe inklusive potenzieller Nachfolgeprozesse
- Kennzahlen zur Messung des Prozesses
- Freigabeinformationen: Autor, Freigebender, Datum, Version

Zu dem Qualitätsmanagement-Handbuch und den Verfahrensanweisungen gibt es noch sonstige mitgeltende Dokumente, wie z. B. Tätigkeitsbeschreibungen, Arbeitsanweisungen oder Formulare. Das alles sind Vorgabedokumente. Nachweise, dass die Tätigkeiten tatsächlich entsprechend den Verfahrensanweisungen durchgeführt wurden, sind in Aufzeichnungen (Nachweisdokumenten) festzuhalten.

Sowohl Vorgabe- als auch Nachweisdokumente sind zu lenken. Die Dokumentenlenkung ist Kern eines funktionierenden Qualitätsmanagementsystems und umfasst Folgendes: Vorgabedokumente müssen

- vor Herausgabe und Änderung nach dem Vier-Augen-Prinzip bewertet und freigegeben werden,
- identifizierbar sein (Versionsnummer, Datum, Autor, Freigeber),
- verfügbar und lesbar sein,
- vor Verlust geschützt werden,
- nach gesetzlich geregelten Zeitspannen aufbewahrt werden und
- in der aktuell gültigen Version verwendet werden.

Nachweisdokumente müssen
- identifizierbar sein,
- lesbar sein,
- auffindbar sein und
- nach gesetzlich geregelten Zeitspannen aufbewahrt werden.

Produktbezogene Nachweisdokumente werden in einer Entwicklungsakte oder Medizinprodukteakte zusammengefasst.

Die Umsetzung der QM-Dokumentation hat in der Praxis ein breites Spektrum. Von reinen papierbasierten Systemen mit handschriftlichen Unterschriften, über schlanke WIKI-Systeme und spezielle Dokumentenmanagementsystemen bis hin zur vollausgestatteten SAP-Lösung ist alles vorhanden.

3.4.5 Zertifizierung und Audits

Für Hersteller von Klasse IIa-, IIb- und III-Produkten ist meist ein zertifiziertes Qualitätsmanagementsystem nötig, da in den meisten Fällen eine Konformitätsbewertung mittels vollständigem Qualitätsmanagementsystem und Bewertung der technischen Dokumentation erfolgen wird, (siehe ▶ Abschn. 2.6).

3

Das Qualitätsmanagementsystem wird in diesem Fall von einer Benannten Stelle im Rahmen eines Audits bewertet und zertifiziert. Zertifizierungen im Rahmen einer Konformitätsbewertung laufen ausschließlich über die harmonisierte Norm ISO 13485. In den Audits wird zum einen das Qualitätsmanagementsystem bewertet, zum anderen die technische Dokumentation des Medizinprodukts (MDR, Anhang IX, ▶ Abschn. 2.4), (siehe ◘ Abb. 3.16).

Der Hersteller bekommt nach erfolgreichem Audit zwei Zertifikate über die erfolgreiche Begutachtung: zum einen über die erfolgreiche Umsetzung der ISO 13485, zum anderen über die Einhaltung der regulatorischen QM-Anforderungen der MDR. Der Hersteller kann nun für das Produkt eine Konformitätserklärung ausstellen, das Produkt in Verkehr bringen und selbstständig für neue Versionen die Konformität bescheinigen. Hersteller sind angehalten, wesentliche Änderungen am Qualitätsmanagementsystem oder dem Produkt der Benannten Stelle anzuzeigen (Anhang IX, 2.4 und 4.10). Dies wird bei Software aufgrund sehr kurzer Release-Zyklen selten eingehalten.

In jährlichen Überwachungs-Audits prüfen die Benannten Stellen die Anwendung des Qualitätsmanagementsystems und des Plans zur Überwachung nach dem Inverkehrbringen. Einmal in fünf Jahren erfolgt ein unangekündigtes Audit. Bei unangekündigten Audits sind Benannte Stellen zudem angehalten, Produktprüfungen aus der Herstellung und/oder dem Markt vorzunehmen (Anhang IX, 3.4). Dies ist bei Software allerdings nicht üblich und sinnvoll. Für die Aufrechterhaltung der Zertifizierung nach ISO 13485 ist alle drei Jahre ein umfangreicheres Re-Zertifizierungsaudit nötig.

Je nach Firmengröße dauern Audits ein bis mehrere Tage und werden von einem oder mehreren Auditoren durchgeführt. Der Ablauf eines Audits orientiert sich an den in ▶ Abschn. 3.4.3 beschriebenen Themen. Bei einem Audit festgestellte Mängel werden klassifiziert in:

- *Schwerer Mangel*: Ein geforderter Prozess ist nicht vorhanden oder wird nicht gelebt. Schwere Mängel sind kurzfristig zu beheben.

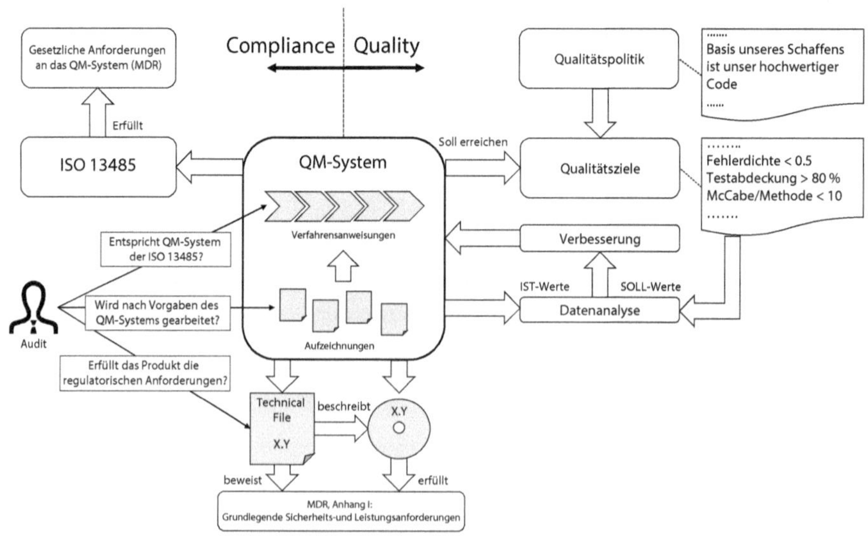

◘ **Abb. 3.16**   Compliance vs. Quality

    Kleiner Mangel: Ein Teilaspekt eines Prozesses ist nicht vorhanden oder wird nicht gelebt. Die Behebung kleinerer Mängel wird in Folgeaudits geprüft.

    Verbesserungspotenzial: freiwillige Maßnahmen

3.4.6 Compliance vs. Quality

Obwohl Audits und Zertifizierungen dies nahelegen, sollte der primäre Fokus eines Qualitätsmanagementsystems nicht die sture Erfüllung der normativen Forderungen sein (*Compliance*). Ziel sollten immer die auf Qualitätsziele und das Patientenwohl ausgerichtete Tätigkeiten sein (*Quality*), (siehe ◘ Abb. 3.16). Wenn Qualitätsziele vernünftig definiert sind, Tätigkeiten auf diese Ziele ausgerichtet werden und die Qualitätsziele schlussendlich erreicht werden, folgt die Compliance automatisch. In der umgekehrten Richtung lässt sich diese Schlussfolgerung nicht ziehen. Nur durch Einhaltung formaler Dinge und Paragraphenreiterei erfolgt nicht zwangsläufig eine gute Qualität („*Focus on quality, compliance will follow!*").

Hintergrundinformation
Zu unserer Zeit in Entwicklungsabteilungen haben wir hin und wieder (nach unserer Meinung) sinnlose Vorgaben des Qualitätsmanagements erhalten. Auf Nachfrage, warum wir das machen müssen, kam zu oft die Antwort: „Weil es das Medizinproduktegesetzt so fordert!" Das mag sein, ist als Antwort jedoch unbefriedigend. Es sollte immer der eigentliche Sinn (In Bezug auf Qualität und Patientenwohl) einer Handlung erkennbar sein und kommuniziert werden. Kann dies nicht dargelegt werden, muss die Notwendigkeit der Tätigkeit hinterfragt werden.
Achtung: Dies ist unsere persönliche Meinung und kann zu Diskussionen mit Auditoren führen!

3.5 Software-Lebenszyklus (IEC 82304-1 und IEC 62304)

Die MDR fordert in der grundlegenden Sicherheits- und Leistungsanforderung 17.2, dass

» „… Software entsprechend dem Stand der Technik entwickelt und hergestellt wird, wobei die Grundsätze des Software-Lebenszyklus … zu berücksichtigen sind."

Diese Forderung wird durch die beiden in diesem Abschnitt behandelten Normen *IEC 82304-1 „Health software – Part 1: General requirements for product safety"* [17] *und IEC 62304 „Health software – Software life cycle processes"* [16] konkretisiert.

Beide Normen beziehen sich explizit auf Gesundheitssoftware, schließen also auch Software ein, welche nicht unter die Definition Medizinprodukt fällt. Die IEC 62304 hat diese Erweiterung in die zweite Version aufgenommen, welche sich zum aktuellen Zeitpunkt (Mai 2019) noch in der Draft-Version befindet. ◘ Abb. 3.17 verdeutlicht die Begriffe und Zusammenhänge.

Während die IEC 82304-1 Anforderungen auf „oberster" Ebene eines Entwicklungsprozesses abdeckt, also Produktanforderungen und Validierung, deckt die IEC 62304 die „unteren" Ebenen ab, also insbesondere Software-Anforderungen, Architektur, Implementierung und Verifizierung (siehe ◘ Abb. 3.18). Wichtig zu verstehen ist, dass keine der Normen ein konkretes Vorgehensmodell fordert. Der Begriff V-Modell wird im Folgenden nur aus didaktischen Gründen verwendet.

Wird Medizingeräte-Software entwickelt, also in Medizingeräten eingebettete Software, ist die IEC 82304-1 nicht anwendbar. In diesem Fall ist die IEC 60601 Normenfamilie anzuwenden. Auf diese wird im Rahmen dieses Buches jedoch nicht näher eingegangen.

3

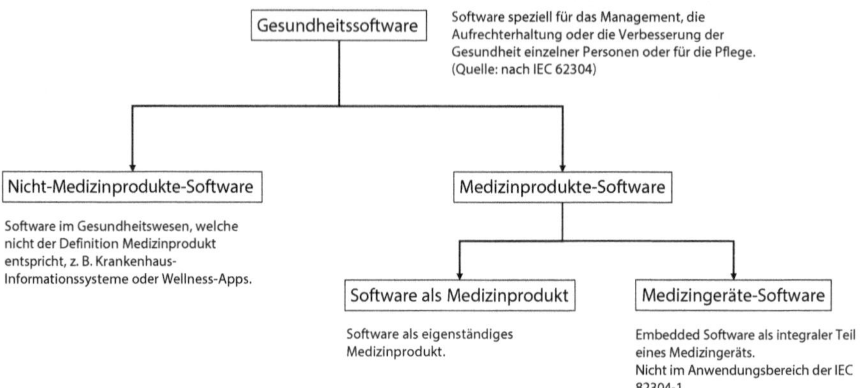

◘ Abb. 3.17   Klassifizierung von Gesundheitssoftware nach IEC 62304

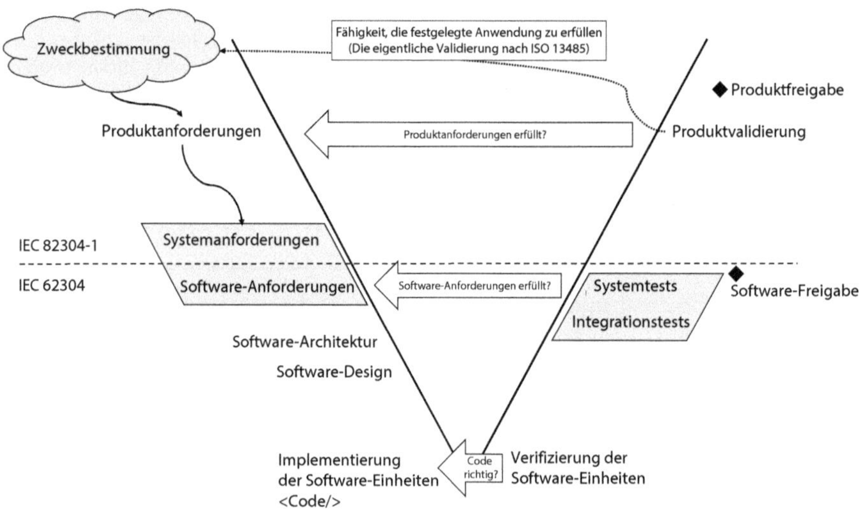

◘ Abb. 3.18   Zusammenhang von IEC 82304-1 und IEC 62304

3.5.1   **Allgemeine Anforderungen an Gesundheitssoftware (IEC 82304-1)**

Der Anwendungsbereich der IEC 82304-1 ist eigenständige Gesundheitssoftware. In Medizinprodukten oder sonstigen Gesundheitsgeräten eingebettete Software wird nicht abgedeckt. ◘ Abb. 3.19 veranschaulicht die Zusammenhänge von IEC 82304-1 und IEC 62304.

Die IEC 82304-1 deckt die „oberen" Phasen (oft auch als „frühe" und „späte" Phasen bezeichnet) eines Software-Entwicklungsprozesses ab. Diese umfassen

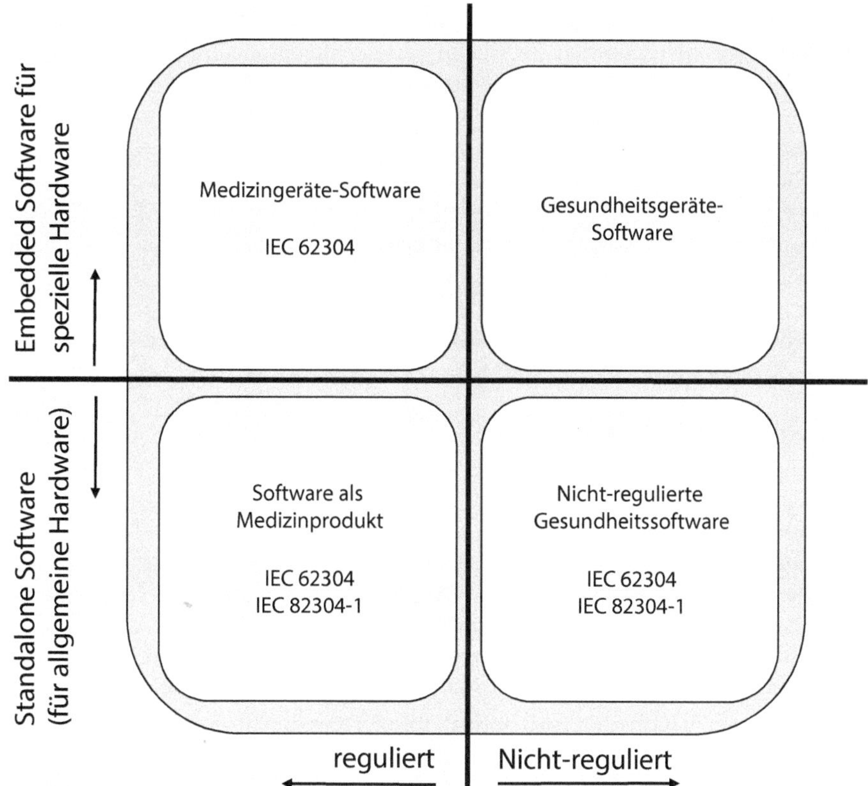

◘ Abb. 3.19 Anwendungsbereiche der Normen IEC 82304-1 und IEC 62304

- Spezifikation der Produktanforderungen,
- Produktvalidierung,
- Aktivitäten nach dem Inverkehrbringen

sowie die zum Produkt gehörenden Kennzeichnungen und Begleitdokumente.

■ Spezifikation der Produktanforderungen

Zunächst ist die Zweckbestimmung einer Gesundheitssoftware zu bestimmen. Aus der Zweckbestimmung sind die Produktanforderungen (engl. Product Use Requirements) abzuleiten. Diese sollen abdecken:

- Anforderungen an die Benutzungsschnittstelle
- Anforderungen bezüglich anderer Schnittstellen
- Anforderungen hinsichtlich IT-Sicherheit
- Anforderungen an Installation und Updatemechanismen
- Anforderungen an die Dokumentation, z. B. Bedienungsanleitung
- regulatorische Anforderungen

Aus den Produktanforderungen sind Systemanforderungen abzuleiten. Die Systemanforderungen spezifizieren die Anforderungen an das Softwaresystem, um die Produktanforderungen zu erfüllen. Sie sind Detaillierungen der Produktanforderungen.

Beispiel

Aus der Produktanforderung „Die angezeigten Werte sollen im Untersuchungsraum aus 5m Entfernung lesbar sein." werden detaillierte Systemanforderungen an die Benutzungsschnittstelle (z. B. Schriftgröße, …) abgeleitet. (Beispiel nach IEC 82304-1)

Systemanforderungen enthalten genaue Spezifikationen von z. B.
- der Benutzungsschnittstelle,
- den technischen Schnittstellen zu anderen Software-Systemen oder der Hardware,
- den umzusetzenden Risikobeherrschungsmaßnahmen sowie
- IT-Sicherheitsmaßnahmen.

Die Systemanforderungen nach IEC 82304-1 sind im Allgemeinen gleichzusetzen mit den Software-Anforderungen nach IEC 62304, (siehe dazu auch ❑ Abb. 3.18).

■ **Umsetzung der Software**

Hinsichtlich Umsetzung der Software verweist IEC 82304-1 auf die IEC 62304.

■ **Produktvalidierung**

Vor Freigabe der Software ist diese zu validieren: „Haben wir die richtige Software gebaut?" Zur Validierung ist zu Beginn ein Validierungsplan zu erstellen. Dieser beinhaltet den Umfang der Validierung sowie anzuwendende Methoden und Ressourcen. Für in der Validierungsphase aufgetretene Fehler ist ein Problemlösungsprozess nach IEC 62304 anzuwenden. Bei Softwareänderungen während der Validierung sind Regressionen nötig. Das Ergebnis der Validierung ist in einem Validierungsbericht festzuhalten. Neben den Validierungsergebnissen soll aus dem Validierungsbericht auch der Zusammenhang von Validierungsergebnissen und Produktanforderungen ersichtlich sein (Rückverfolgbarkeit, Traceability).

■ **Kennzeichnungen und Dokumentation**

Der Hersteller der Gesundheitssoftware muss für den Anwender ersichtlich sein. Ebenso ist Gesundheitssoftware mit einer eindeutigen Kennzeichnung zu versehen. Bei Software entspricht dies dem Unique Device Identification, (siehe ▶ Abschn. 2.10). Aus der Begleitdokumentation soll der bestimmungsgemäße Gebrauch hervorgehen. Ein wesentlicher Bestandteil der Begleitdokumentation ist die *Bedienungsanleitung* mit Angaben zur Nutzung, Sicherheitshinweisen und Installationsangaben. Eine *technische Beschreibung* enthält Angaben zur zum Betrieb erforderlichen Hardware, Software und Konfigurationen. Weiterhin enthält die technische Beschreibung Voraussetzungen an das zum sicheren Betrieb der Software nötige IT-Netzwerk sowie diesbezügliche Hinweise an Betreiber der Software.

■ **Aktivitäten nach dem Inverkehrbringen**

Wird Software im Rahmen der Softwarewartung geändert, ist eine Re-Validierung der betroffenen Funktionalität durchzuführen. Bekanntgewordene Sicherheitslücken in der Software sind den Anwendern mitzuteilen, ebenso neue Versionen der Software.

Validierung?

Die IEC 82304-1 fordert, aus der Zweckbestimmung die Produktanforderungen zu ermitteln. Eine Überprüfung der Produktanforderungen bezeichnet die IEC 82304-1 als Produktvalidierung. Eigentlich wird hier jedoch nur die Erfüllung der niedergeschriebenen Produktanforderungen überprüft, nicht die Erfüllung der Zweckbestimmung. Die Produktvalidierung nach IEC 82304-1 entspricht eher einer Entwicklungsverifizierung nach ISO 13485, (siehe ◻ Abb. 3.15). Eine Validierung muss die Erfüllung der Zweckbestimmung überprüfen und umfasst für Medizinprodukte-Software zwingend eine klinische Bewertung.

3.5.2 Software-Lebenszyklus-Prozesse (IEC 62304)

Im Folgenden werden die grundlegenden Prozesse der IEC 62304 sowie deren Zusammenhänge beschrieben. Die IEC 62304 deckt den „unteren" Teil eines V-Modells ab. Obwohl die Kapitelstruktur der Norm dies suggerieren, wird explizit kein bestimmtes Vorgehensmodell gefordert. Gesundheitssoftware kann sowohl mit plangetriebenen Prozessen (z. B. V-Modell) oder agilen Prozessen (z. B. Scrum) entwickelt werden. Der Begriff V-Modell wird hier nur aus didaktischen Gründen verwendet.

▪ Softwaresystem

Ein *Softwaresystem* kann Bestandteil eines Medizingerätes oder eine eigenständige Software sein. Ein Softwaresystem besteht aus einer Menge von Softwarekomponenten, welche entweder aus anderen *Softwarekomponenten* oder aus *Softwareeinheiten* bestehen, (siehe ◻ Abb. 3.20). Softwareeinheiten sind die kleinste Einheit eines Softwaresystems. Die Definition von Komponenten und Einheiten bleibt dem Hersteller überlassen. In einem objektorientierten Software-System könnten z. B. Softwareeinheiten die Klassen sein.

▪ Allgemeine Anforderungen

Grundsätzlich wird erwartet, dass die Entwicklung von Gesundheits- und Medizinprodukte-Software im Rahmen eines *Qualitätsmanagementsystems* stattfindet. Dadurch weist der Hersteller seine Fähigkeiten nach, Software entsprechend den (regulatorischen) Anforderungen entwickeln zu können. Weiterhin müssen Prozesse zum

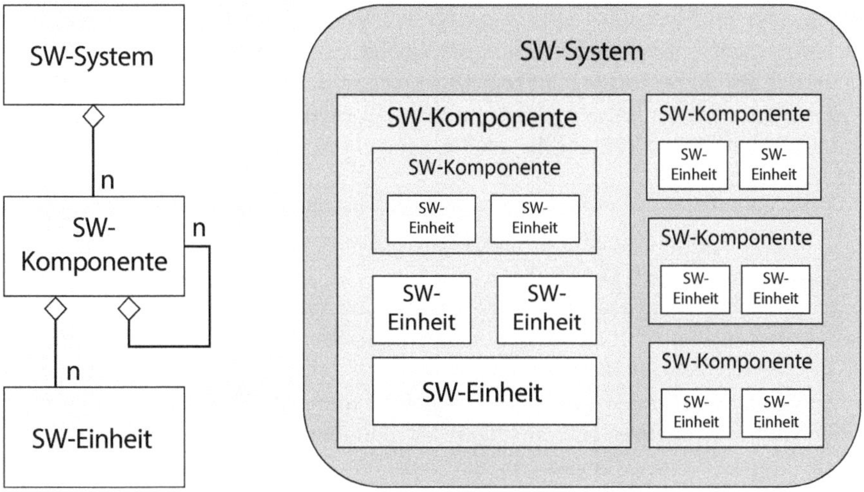

◻ **Abb. 3.20** Aufbau eines Software-Systems nach IEC 62304

Umgang mit Patientenrisiken und Risiken bedingt durch Datensicherheit etabliert werden. Für Medizinprodukte-Software ist explizit ein *Risikomanagementprozess* nach ISO 14971 anzuwenden, für Nicht-Medizinprodukte-Software kann das Risikomanagement auch anderweitig erfolgen. Abschließend wird ein *gebrauchstauglichkeitsorientierter Entwicklungsprozess* gefordert, welcher z. B. durch Anwendung der IEC 62366-1 (siehe ▶ Abschn. 3.6) nachgewiesen werden kann.

■ **Sicherheitsklassen**

Die einzelnen Forderungen der IEC 62304 sind nicht von jeder Art von Software gleichermaßen zu erfüllen. Software wird in die *Sicherheitsklassen* A, B und C eingeteilt. An den Forderungen ist erkenntlich, für welche Sicherheitsklassen diese zu erfüllen sind. In der ersten Version der IEC 62304 waren Sicherheitsklassen rein nach dem potenziellen Schaden wie folgt definiert:

Sicherheitsklasse A: keine Verletzung oder Schädigung der Gesundheit möglich
Sicherheitsklasse B: keine schwere Verletzung möglich
Sicherheitsklasse C: Tod oder schwere Verletzung möglich

Dabei kann die Sicherheitsklasse entweder dem gesamten Softwaresystem zugewiesen werden, oder einzelnen Softwarekomponenten. Bei der Bestimmung der Sicherheitsklasse sind Risikobeherrschungsmaßnahmen außerhalb des Software-Systems zu berücksichtigen.

Beispiel

Eine Steuerungssoftware für ein Strahlentherapiegerät könnte durch eine Fehlfunktion zum Tode führen, da dadurch eine zu hohe Dosis bestrahlt wird. Allerdings ist die maximale Dosisabgabe durch das Strahlentherapiegerät hardwaremäßig beschränkt. Diese Beschränkung wäre eine dem Software-System externe Risikobeherrschungsmaßnahme.

In der aktuellen zweiten Auflage der IEC 62304 (Stand Mai 2019 noch im Draft-Status) wird die Sicherheitsklasse nun durch Betrachtung des Risikos, also unter Einbeziehung der Wahrscheinlichkeit eines Schadens, definiert. Dabei ist zunächst das Risiko nur unter Beachtung externer Risikobeherrschungsmaßnahmen zu betrachten, also vor der Implementierung von Risikobeherrschungsmaßnahmen in der Software selbst!

Sicherheitsklasse A: Entweder es kann nicht zu einer Gefährdungssituation kommen oder die Gefährdungssituation führt nicht zu einem inakzeptablen Risiko (grüner Bereich in ◨ Abb. 3.21).

Sicherheitsklasse B: Es kann zu einer Gefährdungssituation und einem inakzeptablen Risiko kommen, dies führt allerdings zu keiner schweren Verletzung (roter Bereich unterhalb des roten Balkens in ◨ Abb. 3.21).

Sicherheitsklasse C: Es kann zu einer Gefährdungssituation und einem inakzeptablen Risiko kommen, dies führt mindestens zu einer schweren Verletzung (roter Bereich oberhalb des roten Balkens in ◨ Abb. 3.21).

Die Wahrscheinlichkeit für Software-Fehler ist immer mit 100 % anzunehmen. Es ist nur die Wahrscheinlichkeit zu betrachten, dass dadurch im weiteren Verlauf ein Schaden entsteht. Dies ist damit zu begründen, dass Software-Fehler nicht zufällig, wie z. B. Materialfehler, entstehen. Software-Fehler sind systematisch, das heißt in jeder Instanz der Software vorhanden.

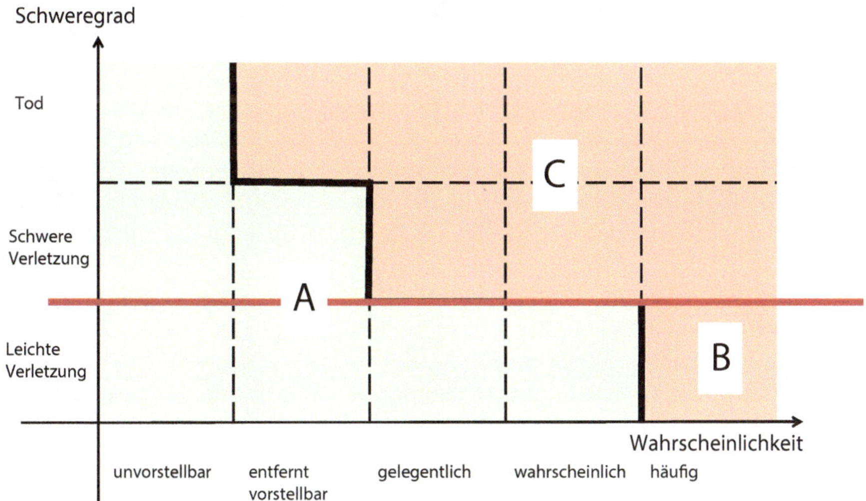

Abb. 3.21 Sicherheitsklassen nach IEC 62304 (2.te Version von 2019)

▪ Ältere Software (Legacy-Software)

Für ältere Software, welche nicht nach dem Lebenszyklusprozess der IEC 62304 entwickelt wurde, besteht eine Möglichkeit der weiteren Nutzung. Durch eine saubere Risikoanalyse, einer Identifikation der fehlenden Artefakte, einem Plan zur „Nachdokumentation" sowie einer Begründung zur Nutzung der älteren Software wird Herstellen die Möglichkeit geboten, diese weiterhin zu nutzen. Jegliche Änderungen an der älteren Software haben aber nach Vorgabe der IEC 62304 zu erfolgen.

▪ Software of unkown provenance (SOUP)

Als SOUP wird Software unbekannter Herkunft bezeichnet. Dies ist Software, welche frei verfügbar ist und die nicht im Hinblick auf einen Einsatz im Medizinprodukt entwickelt wurde. SOUP kann unter Beachtung bestimmter Vorgaben Teil einer Gesundheitssoftware sein.

▪ Kernprozesse

Es werden folgende fünf Prozesse des Software-Lebenszyklus beschrieben:

- Software-Entwicklungsprozess
- Software-Wartungsprozess
- Software-Risikomanagementprozess
- Software-Konfigurationsmanagementprozess
- Problemlösungsprozess

Der Software-Entwicklungsprozess ist dabei der Kernprozess der Wertschöpfung. Der Software-Wartungsprozess schließt sich an der Freigabe der Software an und verweist in großen Teilen auf den Entwicklungsprozess. Die anderen drei Prozesse sind als Unterstützungsprozesse zu sehen.

▪ Software-Entwicklungsprozess

Die Elemente des Software-Entwicklungsprozesses entsprechen den grundsätzlichen Tätigkeiten im Software Engineering, (siehe ◘ Abb. 3.22).

▪▪ Planung

Wichtigstes Ergebnis der Planung ist der Software-Entwicklungsplan. Bei größeren Firmen wird dies ein eigenes Dokument für jedes Entwicklungsprojekt sein. Bei kleineren Firmen kann dies durchaus auch eine Verfahrensanweisung sein, wenn nur ein Produkt in Entwicklung ist. Der Plan muss die konkreten Aktivitäten, die Artefakte sowie die konkrete Ausgestaltung des Vorgehensmodells, also z. B. V-Modell oder Scrum, enthalten.

▪▪ Anforderungsanalyse

Aus den Systemanforderungen sind Software-Anforderungen abzuleiten. Für eigenständige Software als Medizinprodukt können die Systemanforderungen gleich den Software-Anforderungen sein (siehe ◘ Abb. 3.18). Weitere Eingabe zur Ermittlung von Software-anforderungen sind in der Risikoanalyse definierte Risikobeherrschungsmaßnahmen. Software-Anforderungen sollten üblichen Kriterien entsprechen (widerspruchsfrei, prüfbar) und auf übergeordnete Anforderungen verfolgbar sein (Rückverfolgbarkeit, Traceability). Forderungen zur Anforderungsanalyse sind für alle Sicherheitsklassen anwendbar. Für Sicherheitsklasse A entfällt der Einbezug von Risikobeherrschungsmaßnahmen.

▪▪ Architektur

Aus den Software-Anforderungen ist eine Softwarearchitektur zu entwickeln und dokumentieren. Dies umfasst die Bestimmung von Software-Komponenten und deren interne und externe Schnittstellen. Für SOUP-Komponenten sind die Funktions- und Leistungsanforderungen zu definieren. Es muss verifiziert (Reviews) werden, dass die Software-Architektur die Software-Anforderungen umsetzen kann. Dieser Abschnitt gilt für die Sicherheitsklassen B und C.

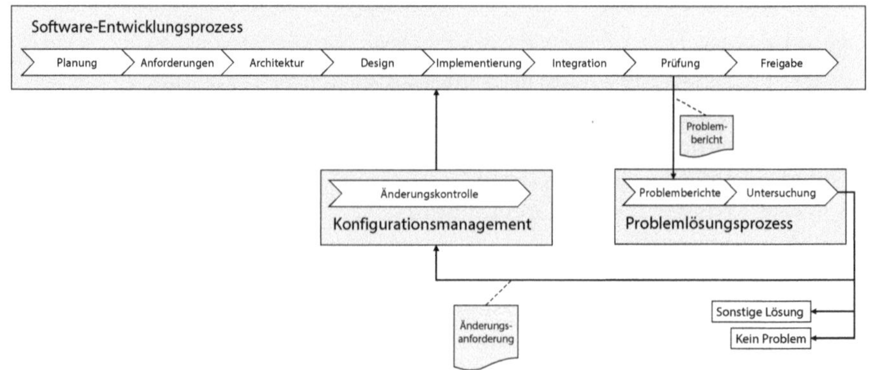

◘ **Abb. 3.22**   Tätigkeiten in einem Software-Entwicklungsprozess nach IEC 62304

▪▪ Design

Auf Basis der Architektur sind die Software-Komponenten in Software-Einheiten zu verfeinern (Sicherheitsklasse B und C). Was Software-Einheiten konkret sind, obliegt dem Hersteller. Für jede Software-Einheit und deren Schnittstellen ist ein detailliertes Software-Design zu erstellen und zu verifizieren (Reviews). Dies gilt für Sicherheitsklasse C.

▪▪ Implementierung

Alle identifizierten Software-Einheiten sind zu implementieren (das steht wirklich so in der Norm!) und zu verifizieren. Es gibt keine genauen Aussagen zur Ausgestaltung der Verifizierung. Möglich sind statische Verifizierungen mittels statischer Code-Analyse oder dynamische Verifizierungen mittels Unittests. Es wird aber nicht explizit Unittesting gefordert! Für die Verifizierung sind entsprechende Akzeptanzkriterien zu definieren (Beispiel: Coding-Styles werden eingehalten, jede öffentliche Methode hat mindestens einen erfolgreichen Unittest.). Bis auf die Implementierung (natürlich muss auch Software der Sicherheitsklasse A implementiert werden) ist dieser Abschnitt auf die Sicherheitsklassen B und C anwendbar. Für die Sicherheitsklasse C gelten zusätzliche Akzeptanzkriterien.

▪▪ Integration und Integrationsprüfung

Nach der Implementierung von Software-Einheiten sind diese in Software-Komponenten beziehungsweise in das Software-System zu integrieren. Nach der Integration ist die Funktionsweise der integrierten Software-Komponenten beziehungsweise des Software-Systems zu prüfen (Integrationstest). Dies kann durchaus zusammen mit den Software-Prüfungen (siehe unten) geschehen. Bei jeder erneuten Integration sind Regressionsprüfungen durchzuführen. Treten während der Integration Fehler auf, ist der Problemlösungsprozess anzuwenden. Die Anforderungen dieses Abschnitts gelten für Sicherheitsklasse B und C.

▪▪ Software-Systemprüfung

Nach erfolgreicher Integration ist zu prüfen, ob das Software-System die Software-Anforderungen erfüllt. Dies wird im Allgemeinen auch als Software-Systemtest bezeichnet. Für Systemtests sind bei gegebenen Eingabewerten die zu erwartenden Ausgabewerte und die Pass-/Fail-Kriterien zu definieren. Bei einem Systemtest gefundene Fehler werden im Problemlösungsprozess behandelt. Nach jeder Änderung sind Systemtests, soweit angemessen, erneut durchzuführen. Es muss sichergestellt sein, dass für jede Software-Anforderung ein Systemtest existiert, erfolgreich durchgeführt wurde und dieser auf die Software-Anforderung verfolgbar ist. Die Durchführung des Systemtests ist detailliert zu dokumentieren (Software-Version, Tester, Infrastruktur, Ergebnisse, Datum). Dieser Abschnitt ist für alle Sicherheitsklassen anwendbar.

▪▪ Freigabe

Vor Freigabe der Software muss sichergestellt sein, dass diese ausreichend verifiziert ist und alle verbliebenden Fehler dokumentiert sind. Die freigegebene Software-Version muss dokumentiert und archiviert werden. Es ist weiterhin sicherzustellen, dass die freigegebene Software zuverlässig ausgeliefert werden kann (Bemerkung: Anforderungen an die eigentliche Installation sind durch die IEC 82304-1 abgedeckt). Dies ist anwendbar auf alle Sicherheitsklassen. Für die Sicherheitsklassen B und C sind zusätzlich

- alle verbliebenen Fehler zu bewerten,
- die vollständige Abarbeitung des Software-Entwicklungsplans sicherzustellen,
- zu dokumentieren, wie die freigegebene Software erzeugt wurde.

■ Software-Wartungsprozess

Zu der Planung der Softwarewartung gehört insbesondere der Umgang mit Rückmeldungen über den Betrieb der Software. Rückmeldungen können aus verschiedensten Quellen stammen, z. B. Anrufe von Kunden oder Bewertungen im App-Store, (siehe auch ▶ Abschn. 3.4). Das Ergebnis der Bewertung von Rückmeldungen sind *Problemberichte*, welche im Problemlösungsprozess weiterbearbeitet werden. *Änderungsanforderungen*, welche aus dem Problemlösungsprozess oder anderen Quellen stammen, sind hinsichtlich Seiteneffekten zu analysieren und für die Implementierung freizugeben. Zur Implementierung von Änderungen ist der Entwicklungsprozess anzuwenden, (siehe ◘ Abb. 3.23).

Dieser Abschnitt ist für alle Sicherheitsklassen anzuwenden.

■ Software-Risikomanagementprozess

Im Wesentlichen wird hier ein Risikomanagementprozess nach ISO 14971 gefordert. Als mögliche Ursachen für Risiken bei Software werden folgende Beispiele beschrieben:
- Fehlerhafte Spezifikation der Software-Anforderungen
- Software-Fehler während der Implementierung, typische Programmierfehler
- Fehlfunktion einer SOUP
- Fehler an den Schnittstellen zu anderer Hardware oder Software
- Fehler durch verwendete Werkzeuge (Compiler, Entwicklungsumgebung)
- vorhersehbarer Missbrauch
- Angriffe auf die IT-Sicherheit

Falls eine SOUP Ursache eines Risikos darstellen kann, sind alle öffentlich bekannten Fehler der SOUP zu evaluieren, ob diese zu einem Risiko beitragen können.

Als Risikobeherrschungsmaßnahmen sind möglich:

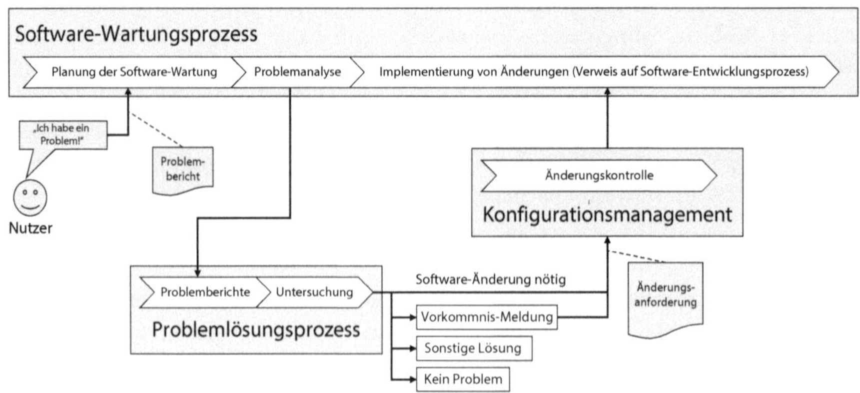

◘ **Abb. 3.23**   Tätigkeiten in einem Software-Wartungsprozess nach IEC 62304

— Maßnahmen in Hardware (bei Embedded Software)
— Maßnahmen in der Software
— Maßnahmen in der Arbeitsumgebung beziehungsweise des klinischen Prozesses, in dem die Software eingesetzt wird
— Aktivitäten im Entwicklungsprozess (schwache Maßnahmen)

Es wird eine Rückverfolgbarkeit von den Ursachen zu den implementierten Risikobeherrschungsmaßnahmen und deren Verifizierung gefordert.

Der Risikomanagementprozess ist nur für die Sicherheitsklassen B und C anzuwenden. Für die Sicherheitsklasse A ist lediglich bei Änderungen der Software zu bewerten, ob dadurch neue Ursachen für Gefährdungssituationen eingeführt werden und sich dadurch eventuell die Sicherheitsklasse ändert.

■ **Software-Konfigurationsmanagementprozess**

Es ist ein Schema für die Identifizierung von Quellcode, SOUP und anderer Konfigurationselementen gefordert. Im Wesentlichen wird hier der Einsatz einer Versionsverwaltung gefordert. Änderungen an Konfigurationselementen sollen nur nach genehmigten Änderungsanforderungen möglich sein.

Dieser Abschnitt ist für alle Sicherheitsklassen anzuwenden.

■ **Problemlösungsprozess**

Für jedes Problem nach der Software-Freigabe sind *Problemberichte* zu erstellen. Problemberichte sollten eine Bewertung über die Kritikalität aufweisen und alle wesentlichen Informationen zur Analyse des Problems beinhalten. Der Problemlösungsprozess kann auch vor Freigabe der Software angewendet werden, üblicherweise während der formalen Testphasen vor der Freigabe. Das Ergebnis des Problemlösungsprozesses ist eine *Änderungsanforderung* oder eine Begründung, warum diese nicht notwendig ist. Weiterhin wird eine Analyse von Trends in Problemberichten gefordert, aber keine weiteren Maßnahmen beschrieben. Hierdurch können z. B. allgemeine Trends oder Trends in Fehlerraten bestimmter Software-Komponenten entdeckt werden (Beispiel 1: Jeden Monat steigt die Fehlerzahl um 10. Beispiel 2: 80 % aller Fehler sind in der Datenbank-Komponente).

Dieser Abschnitt ist für alle Sicherheitsklassen anzuwenden.

Die IEC 62304 gibt keine konkreten Empfehlungen zu Entwicklungsmethoden oder Programmiertechniken, ermutigt aber im Anhang, sich z. B. mit den in IEC 61508 (siehe [18]) beschriebenen Techniken auseinanderzusetzen. ◨ Tab. 3.3 zeigt zusammenfassend die erforderlichen Tätigkeiten je nach Sicherheitsklasse der Software.

3.6 Usability (IEC 62366-1)

Aus mehreren grundlegenden Sicherheits- und Leistungsanforderungen geht eine Forderung nach Usability (dt. Gebrauchstauglichkeit) hervor, beispielsweise:

» GSLA 5: „... **Risiken aufgrund ergonomischer Merkmale** des Produkts und der Umgebung, in der das Produkt verwendet werden soll, soweit wie möglich verringern ..."

GSLA 14.6: „**Mess-, Kontroll- oder Anzeigeeinrichtungen** werden so ausgelegt und hergestellt, dass sie mit Blick auf die Zweckbestimmung, die vorgesehenen Anwender

3

□ Tab. 3.3 Konsolidierte Zusammenfassung der Anforderungen an medizinische Software abhängig von der Sicherheitsklasse

	A	B	C
Allgemeine Anforderungen	für alle Klassen		
Planung der Entwicklung	Software-Entwicklungsplan inklusive Planung der Software-Verifizierung, Software-Risikomanagement, Dokumentation, Konfigurationsmanagement	zusätzlich Planung der Integration, Integrationsprüfung und der eingesetzten Werkzeuge	zusätzlich Planung von Normen und Methoden
Software-Anforderungen	Spezifikation von Software-Anforderungen aus Systemanforderung	Zusätzliche Beachtung von Risikobeherrschungsmaßnahmen als Eingabe für Software-Anforderungen	
Software-Architektur	N.A.	Ableitung einer Software-Architektur aus den Software-Anforderungen	
Software-Design	N.A.	Bestimmung der Software-Einheiten	detailliertes Design für alle Software-Einheiten
Verifizierung der Software-Einheiten	N.A.	Verifizierung der Software-Einheiten ohne konkrete Vorgaben wie dies durchzuführen ist	zusätzliche Akzeptanzkriterien für die Verifizierung
Software-Integration	N.A.	Integrationsprüfungen, Regressionsprüfungen, Aufzeichnungen, Problemlösungsprozess	
Prüfung des Software-Systems	Prüfungen der Software-Anforderungen im Software-System, Festlegung von Pass/Fail-Kriterien, Regressionsprüfungen, Rückverfolgbarkeit, Aufzeichnungen		
Software-Freigabe	verbleibende Fehler dokumentieren, freigegebene Version dokumentieren, Software archivieren	zusätzlich: verbleibende Fehler bewerten, Dokumentation wie Software erzeugt wurde, Abarbeitung des Software-Entwicklungsplans sicherstellen	
Software-Wartung	vollständiger Prozess für alle Sicherheitsklassen		
Software-Risikomanagement	nur Änderungen auf Risiken prüfen	vollständiger Prozess	
Software-Konfigurationsmanagement	vollständiger Prozess für alle Sicherheitsklassen		
Problemlösungsprozess	vollständiger Prozess für alle Sicherheitsklassen		

Übersicht über die wesentlichen Aktivitäten im Software-Lebenszyklus-Prozess nach IEC 62304, aufgegliedert in Sicherheitsklassen

und die Umgebungsbedingungen, unter denen die Produkte verwendet werden sollen, **ergonomischen Grundsätzen** entsprechen."
GSLA 22.2: „Produkte zur Anwendung durch Laien werden so ausgelegt und herge-stellt, dass – gewährleistet ist, dass das Produkt vom **vorgesehenen Anwender** – er-forderlichenfalls nach angemessener Schulung und/oder Aufklärung – **in allen Bedienungsphasen sicher und fehlerfrei verwendet werden kann,**

….

- das **Risiko** einer falschen Handhabung des Produkts oder gegebenenfalls **einer falschen Interpretation der Ergebnisse** durch den vorgesehenen Anwender so gering wie möglich gehalten wird."

Usability ist bei allen Arten von Medizinprodukten wichtig. Jedes Produkt hat eine Nutzungs-schnittstelle, sei es ein Dosiergerät, ein Heftpflaster, ein Computertomograf oder eine Software zur Bestrahlungsplanung. Bei jedem Produkt können durch Nutzungsfehler Risiken entstehen. Warum ist Usability gerade bei Software so wichtig? Software ist durch die vielfältigen Eingabe-möglichkeiten und Anzeige von Informationen wesentlich interaktiver als andere Produkte. Die Vielzahl an Ein- und Ausgabemöglichkeiten birgt vermehrt Risiken: Anwender geben falsche Informationen ein oder lesen beziehungsweise interpretieren Informationen falsch. Dies ge-schieht nicht absichtlich, sondern durch Aufmerksamkeits- oder Erinnerungsfehler.

Hintergrundinformation
Wir befragten einen Radiologen hinsichtlich Risiken im Umgang mit medizinischer Software, insbesondere Soft-ware zur Befundung radiologischer Bilddaten. Die Antwort des Radiologen auf die Frage nach den größten Risiken:

» „Die meisten Probleme sehen wir durch mangelnde Usability der Software. Die Software macht zwar alles richtig, aber durch die Vielzahl an Konfigurationsmöglich-keiten und Informationsdarstellung übersehen wir wichtige Dinge."

Die harmonisierte Norm DIN EN 62366-1 beschreibt einen gebrauchstauglichkeitsorien-tierten Entwicklungsprozess (engl.: Usability Engineering Process) im Hinblick auf die Vermeidung von Risiken durch Nutzungsfehler [18]. Die Norm zielt nicht primär auf eine allgemeine Usability zur Erhöhung der Nutzerzufriedenheit, sondern fokussiert auf die Verringerung von Risiken durch mangelnde Usability.

- **Usability**

> **Usability beziehungsweise Gebrauchstauglichkeit** ist definiert als das Ausmaß, in dem ein System, ein Produkt oder eine Dienstleistung durch bestimmte Benutzer in einem bestimmten Nutzungskontext genutzt werden können, um festgelegte Ziele effektiv, effizient und zufriedenstellend zu erreichen. Effektivi-tät ist dabei die Genauigkeit und Vollständigkeit, mit denen Benutzer bestimmte Ziele erreichen. Effizienz bezeichnet dabei die im Verhältnis zu den erreichten Ergebnissen eingesetzten Ressourcen. (Quelle: ISO 9241)

Durch eine gute Usability ist der Nutzer also in der Lage,

- sein Ziel zu erreichen (Effektivität),
- sein Ziel mit minimalem Aufwand zu erreichen (Effizienz),
- sein Ziel ohne Unzufriedenheit zu erreichen.

Eine gute Usability ist keine absolute Qualitätseigenschaft eines Produkts. Sie hängt ab von

- den definierten Nutzern,
- dem definierten Nutzungskontext,
- den definierten Zielen.

Ein Produkt kann für eine Nutzergruppe gut anwendbar sein, für eine andere Nutzergruppe nicht. Ursachen können beispielsweise unterschiedliche Ausbildungsstände oder kulturelle Hintergründe sein. Genauso kann ein Produkt in einem Anwendungskontext gut nutzbar sein, in einem anderen aber nicht. Daher gilt es, die vorgesehenen Nutzer, den Nutzungskontext sowie die Ziele klar in der Zweckbestimmung zu definieren.

Beispiel

Ein konkretes Beispiel für einen Usability-Fehler findet sich in einem FDA Warning Letter zu einem tragbaren Defibrillator [20]. Der Defibrillator zeigt in bestimmten Situationen die Fehlermeldung „Message Code 102". Auf diese Fehlermeldung ist mit einer sofortigen Maßnahme durch den Hersteller zu reagieren. Wird diese nicht durchgeführt, verliert der Defibrillator seine Leistungsfähigkeit und es kann zu Todesfällen kommen. Durch die nichtssagende Fehlermeldung kommt es zu einer falschen Erkenntnis und damit Fehlhandlung des Anwenders.

Von ca. 33.000 Geräten auf dem Markt zeigen 0.1 % die beschriebene Fehlermeldung an. Ein Todesfall ist bekannt.

▪ User Interface

> Ein *User Interface* (*Benutzungsschnittstelle*) besteht aus allen Bestandteilen eines interaktiven Systems (Software oder Hardware), die Informationen und Steuerelemente zur Verfügung stellen, die für den Benutzer notwendig sind, um eine bestimmte Arbeitsaufgabe mit dem interaktiven System zu erledigen. (Quelle: ISO 9241-110)

Für Software besteht eine Benutzungsschnittstelle aus *Steuerelementen* zur Eingabe oder Auswahl von Informationen (Texteingabefelder, Auswahllisten, Knöpfe) und *Informationselementen* zur Ausgabe von Informationen (Textausgabe, graphische Anzeige von Werten, Alarme). Bei der Nutzung nimmt der Nutzer Informationen wahr (Perception), verarbeitet diese (Cognition) und handelt (Action). In jedem dieser Schritte kann es nun zu einem Nutzungsfehler kommen, (siehe ◘ Abb. 3.24):

1. Der Nutzer nimmt Informationen falsch wahr (Perception): z. B. zu kleine Schrift, zu viele Informationen auf dem Bildschirm
2. Der Nutzer verarbeitet die Informationen falsch (Cognition): z. B. durch stressige Umgebungsbedingungen kommt der Nutzer zu einer falschen Schlussfolgerung
3. Der Nutzer handelt falsch (Action): z. B. er wählt die falschen Informationen aus oder drückt den falschen Knopf.

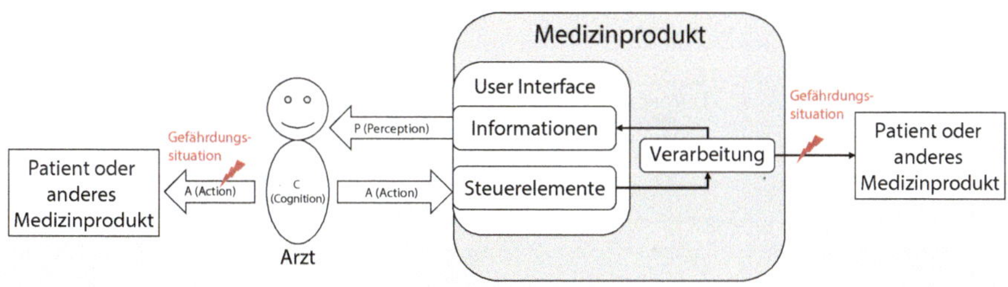

◘ Abb. 3.24 Vereinfachtes PCA-Modell. In jedem der Schritte *Perception*, *Cognition* oder *Action* kann es zu einem Nutzungsfehler kommen [18]

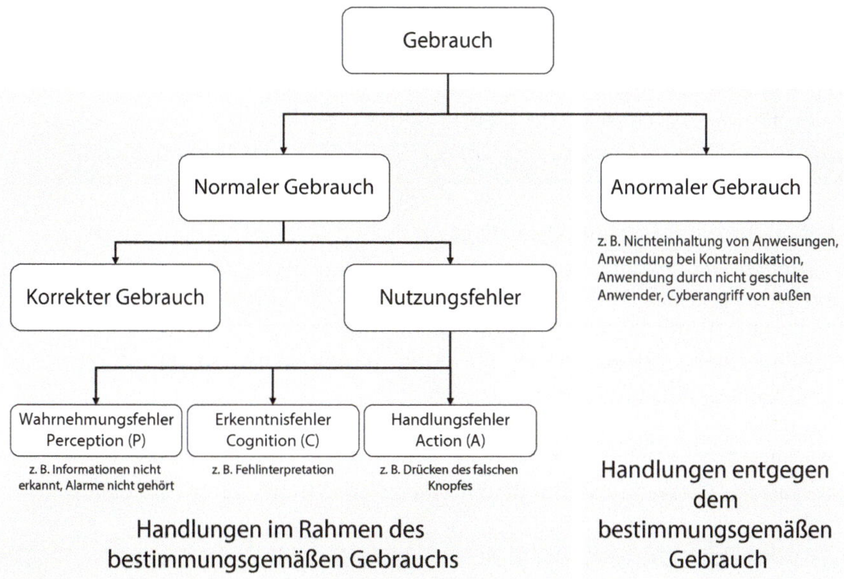

◘ Abb. 3.25 Arten des Gebrauchs eines Medizinprodukts nach IEC 62366-1

Hintergrundinformation

Ein „Vorkommnis" (siehe Abschn. 8.1) beinhaltet auch „… Anwendungsfehler aufgrund ergonomischer Merkmale …". Das heißt, ein Nutzungsfehler ist wie jeder andere Fehler zu handhaben und in erster Linie als ein Fehler des Herstellers bei der Auslegung zu betrachten, sofern die Nutzung im Rahmen des bestimmungsgemäßen Gebrauchs liegt. Nutzungsfehler können nicht auf die Dummheit der Nutzer geschoben werden, es sind keine Fehler des Nutzers (Nutzerfehler) (◘ Abb. 3.25)!

Die IEC 62366-1 beschreibt einen neunstufigen Usabilityprozess, (siehe ◘ Abb. 3.26).

▪ Allgemeines

Die IEC 62366-1 fordert einen Risikomanagementprozess nach ISO 14971. Zur Beherrschung von Usability-Risiken sollen Maßnahmen wie in ISO 14971 definiert angewendet werden. Die Ergebnisse des Usabilityprozesses sind in einem *Usability-Engineering-File* zu dokumentieren.

3

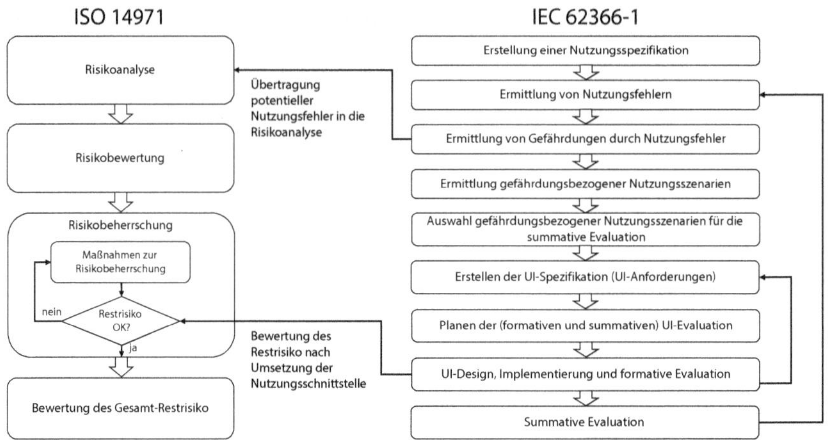

◘ Abb. 3.26   Gebrauchstauglichkeitsorientierter Entwicklungsprozess nach IEC 62366-1 und Zusammenhang mit dem Risikomanagement nach ISO 14971 [19]

■ Erstellung einer Nutzungsspezifikation

Die *Nutzungsspezifikation* entspricht einer erweiterten Zweckbestimmung, (siehe ▶ Abschn. 2.3). Insbesondere die Nutzerprofile und der Nutzungskontext sollten hier detailliert ausgearbeitet werden. Zu berücksichtigende Merkmale für Nutzerprofile sind:

- Demografische Angaben
- physikalische Angaben (Größe, Gewicht, …)
- Fähigkeiten
- Ausbildung
- Beeinträchtigungen (insbesondere wichtig, wenn Nutzer selbst Patienten sind)

Zu Berücksichtigende Merkmale für den Nutzungskontext sind:

- räumliche Gegebenheiten
- Ausstattung
- Personen in der Nutzungsumgebung
- Lichtverhältnisse
- Geräusche
- Temperatur
- ablenkende Einflüsse (z. B. auf Alarme auf Notfallstation, Großraumbüro, …)

■ Ermittlung von Nutzungsfehlern & Gefährdungen durch Nutzungsfehler

Nun sind potentielle *Nutzungsfehler* und die damit verbundenen Gefährdungen zu ermitteln. Diese Informationen kommen üblicherweise aus der Risikoanalyse nach ISO 14971. Nutzungsfehler entstehen im Rahmen des bestimmungsgemäßen Gebrauchs, (siehe ◘ Abb. 3.25). Nutzungsfehler entgegen des bestimmungsgemäßen Gebrauchs (anormaler Gebrauch) werden nicht betrachtet.

Beispiel Nutzungsfehler
Bei einem Planungssystem für die Strahlentherapie kann es durch falsche Eingabe einer Zieldosis zu einer Fehlbestrahlung kommen.
Nutzungsfehler → falsche Eingabe
Gefährdung → (falsche) Strahlendosis

- **Ermittlung gefährdungsbezogener Nutzungsszenarien**

Die im Zusammenhang mit den zuvor ermittelten Nutzungsfehler stehenden Nutzungsszenarien sind zu ermitteln. Ein Szenario ist eine Abfolge von Interaktionen des Nutzers mit dem Produkt, bei denen es zu einem Nutzungsfehler kommen kann. Ein Szenario ist ein Pfad durch einen Anwendungsfall (Use Case).

- **Auswahl gefährdungsbezogener Nutzungsszenarien für die summative Evaluation**

Aus den bestimmten Nutzungsszenarien sind nun diejenigen auszuwählen, für die eine abschließende summative Bewertung durchzuführen ist. Diese können alle gefährdungsbezogene Nutzungsszenarien sein oder nur eine Teilmenge davon. Ein Auswahlkriterium kann der damit verursachte Schweregrad des Schadens sein.

- **Erstellen der User-Interface-Spezifikation**

Nun ist eine *User-Interface-Spezifikation* (Spezifikation der Nutzungsschnittstelle) zu erstellen, welche die zuvor ermittelten Nutzungsfehler möglichst minimiert. Die User-Interface-Spezifikation muss eindeutig prüfbar sein. Die User-Interface-Spezifikation steht auf Ebene der Produktanforderungen und enthält noch kein technisches Detail des User-Interfaces.

Beispiel
Beispiele für User-Interface-Anforderungen:
- Der Wert muss aus einer Entfernung von 3m lesbar sein.
- Die Strahlendosis wird immer in der Einheit Gy ein- und ausgegeben.

- **Planen der (formativen und summativen) User-Interface-Evaluation**

Der Plan zur User-Interface-Evaluation muss die Zielsetzung dokumentieren und Methoden für die summative und formative Evaluierung enthalten. Eine formative Evaluierung wird iterativ während der Entwicklung durchgeführt und dient als Eingabe für Verbesserungen des User-Interfaces. Die summative Evaluation dient zur abschließenden Bewertung als Evidenz, dass ein sicheres User-Interface entwickelt wurde. Insbesondere sind hier beim Einsatz von Usabilitytests die einzubeziehenden Nutzergruppen sowie die Testumgebung zu planen. Methoden zur formativen und summativen Evaluation werden in dem ergänzenden Report beschrieben [21]. Beispiele sind Usabilitytests oder Cognitive Walkthroughs.

- **User-Interface-Design, Implementierung und formative Evaluation**

Nun wird das eigentliche User-Interface entworfen (z. B. mittels Wireframes), implementiert und iterativ formativ evaluiert.

3

- **Summative Evaluation**

Abschließend ist das implementierte User-Interface summativ zu evaluieren. Dies dient als Evidenz im Usability-Engineering-File. Treten in der summativen Evaluation Nutzungsfehler in gefährdungsbezogenen Nutzungsszenarien auf, ist entweder der komplette Prozess zu wiederholen, die User-Interface-Spezifikation zu überarbeiten und ausreichend zu begründen, warum keine weiteren Maßnahmen erforderlich sind.

Bei der formativen und summativen Evaluation kommen unterschiedliche Methoden zum Einsatz. Je nach angewandter Methode hat die Evaluation einen verifizierenden Charakter (haben wir die Nutzungsschnittstelle richtig umgesetzt?) oder einen validierenden Charakter (haben wir die richtige Nutzungsschnittstelle umgesetzt?).

Hintergrundinformation

Nutzungsfehler und Risikoanalyse

Genau wie bei Softwarefehlern sind bei Nutzungsfehlern Wahrscheinlichkeiten für die Risikoanalyse schwer anzugeben. Ein Anhaltspunkt könnten Usabilitytests liefern. Bei fehlenden Anhaltspunkten kann die Wahrscheinlichkeit eines Nutzungsfehlers mit 100 % angenommen und nur die Wahrscheinlichkeit eines daraus entstehenden Schadens abgeschätzt werden. Anders gesagt: Wenn der Nutzungsfehler aufgetreten ist, wie wahrscheinlich entsteht dadurch ein Schaden?

Hintergrundinformation

Usabilitytests sollten mit möglichst repräsentativen Nutzergruppen in einer repräsentativen Nutzungsumgebung stattfinden. Bei einem Usabilitytests wird kein Testprotokoll mit festen Testschritten vorgegeben, sondern Testteilnehmer sollen vorgegebene Ziele erreichen (die gefährdungsbezogenen Nutzungsszenarien). Testteilnehmer werden während der Abarbeitung der Aufgaben beobachtet und die Beobachtungen dokumentiert.

Wichtige Erkenntnisse aus Usabilitytests sind [21]:

- Konnten die Teilnehmer die Aufgaben erfolgreich ausführen?
- Gab es dabei Probleme, Nutzungsfehler oder Beinahe-Nutzungsfehler (close calls)?
- Ursachen für potenzielle Nutzungsfehler.
- Sonstige Kommentare der Nutzer.

3.7 Sonstiges

- **IT-Sicherheit**

Aus der MDR geht eine Forderung nach Betrachtung der IT-Sicherheit aus der grundlegenden Sicherheits- und Leistungsanforderung

> » 17.2. … bei Produkten in Form einer Software wird die **Software entsprechend dem Stand der Technik** entwickelt und hergestellt, wobei die Grundsätze des Software- Lebenszyklus, des **Risikomanagements einschließlich der Informationssicherheit**, der Verifizierung und der Validierung zu berücksichtigen sind,

hervor. Hier ist insbesondere die IT-Sicherheit im Hinblick auf Patientenrisiken, weniger im Hinblick auf Datensicherheit gemeint. Unter IT-Sicherheit versteht man im Wesentlichen die Schutzziele Vertraulichkeit (Confidentiality), Integrität (Integrity) und Verfügbarkeit (Availability). Probleme aufgrund mangelnder IT-Sicherheit sind meist, aber nicht immer, böswillige Angriffe von außen. Durch IT-Sicherheitsmaßnahmen soll verhindert werden, dass es

- durch mangelnde Vertraulichkeit (z. B. ein Angreifer erlangt Erkenntnisse über Zugangsinformationen),

- durch mangelnde Integrität (z. B. ein Angreifer verändert Daten zwischen Schnittstellen zweier Medizingeräte) oder
- durch mangelnde Verfügbarkeit (z. B. ein Angreifer verhindert durch eine Denial-of-Service-Attacke die Nutzung eines Medizingeräts)

zu Patientenrisiken kommt. Eine Betrachtung der genannten Schutzziele im Hinblick auf die Datensicherheit und den Datenschutz ist auch notwendig, aber nicht Fokus der hier betrachteten Regularien.

Gemeinhin ist akzeptiert, das IT-Sicherheit nicht nur Herstellerverantwortung ist, sondern gemeinsame Aufgabe von Hersteller, Betreiber und Anwender. Jede IT-Sicherheitsmaßnahme kann ausgehebelt werden, wenn der Anwender sein Passwort unter die Tastatur klemmt oder das interne WLAN für alle Klinikbesucher offensteht.

Aktuell gibt es keine (harmonisierte) Norm zur IT-Sicherheit für Medizinproduktehersteller, allerdings eine Vielzahl an Normen zur IT-Sicherheit im Allgemeinen. Es ist allerdings absehbar, dass sich in den nächsten Jahren eine (harmonisierte) Norm zur IT-Sicherheit von Medizinprodukten daraus entwickelt. Von den in diesem Kapitel beschriebenen Normen gehen folgende konkret auf IT-Sicherheit ein:

■■ ISO 14971

Seit der aktuellen Ausgabe der ISO 14971 wird explizit die Beachtung von IT-Sicherheit in der Risikoanalyse gefordert. Der Begriff Schaden wird auch auf immaterielle Schäden, also z. B. Verlust persönlicher Gesundheitsdaten, ausgeweitet. Mehr zu Risikoanalysen unter Beachtung der IT-Sicherheit findet sich in ▶ Abschn. 6.2.4.

■■ IEC 82304

In der Spezifikation der Produktanforderungen sind IT-Sicherheitsanforderungen zum Schutz vor unbefugtem Zugriff, der Gewährleistung der Integrität und dem Schutz vor böswilligem Zugriff zu berücksichtigen. Weiterhin wird gefordert, dass Angriffe erkannt und geloggt werden und die essenzielle Funktionalität bei erfolgreichen Angriffen erhalten bleibt. Die Begleitpapiere müssen genau beschreiben, welche Konfigurationen und Maßnahmen vom Betreiber hinsichtlich IT-Sicherheit zu treffen sind. Werden dem Hersteller neue Sicherheitslücken bekannt, sind diese den Betreibern beziehungsweise Anwendern mitzuteilen.

■■ IEC 62304

Bei der Spezifikation der Software-Anforderungen ist die IT-Sicherheit hinsichtlich Authentifizierung, Autorisierung, Integrität der Daten sowie dem Schutz vor Schadsoftware zu beachten. Dies alles auch im Hinblick auf Vermeidung von Gefährdungssituationen.

Für Betreiber von vernetzten Medizinprodukten existieren Normen hinsichtlich IT-Sicherheit [22], auf diese wird hier aber nicht weiter eingegangen. Weitere Diskussionen zur IT-Sicherheit finden sich in ▶ Abschn. 6.2.4.

■ Künstliche Intelligenz

Seit einigen Jahren hält die künstliche Intelligenz (KI) immer stärkeren Einzug in unser Leben. Wir sprechen mit Siri und Alexa, Autos parken und fahren automatisch und der Online-Shop weiß schon vor uns, was wir kaufen wollen. Auch in der Medizintechnik steigt die Relevanz der KI. Im Jahre 2018 hat die FDA einige Software mit KI als Medizinprodukt zugelassen, z. B. Software zur Entscheidungsunterstützung bei Hirninfarkten auf

Basis von CT-Aufnahmen (Viz.ai). Es ist zu erwarten, dass KI-unterstützte Software immer mehr Einzug in die moderne Medizin erfährt.

KI-unterstützte Software basiert wesentlich auf den verwendeten Trainingsdaten und kann im Laufe der Lebenszeit „dazulernen". Neben der Validierung geeigneter Trainingsdaten kommt der Wiederholbarkeit eine bedeutende Rolle zu. Die MDR fordert in der grundlegenden Sicherheits- und Leistungsanforderung

» 17.1. … Produkte in Form einer Software werden so ausgelegt, dass **Wiederholbarkeit, Zuverlässigkeit und Leistung** entsprechend ihrer bestimmungsgemäßen Verwendung gewährleistet sind.

die Wiederholbarkeit. Wenn Software nun während der Anwendung dazulernt, ist die Wiederholbarkeit nicht mehr gegeben. Software kann sich morgen anders verhalten als heute. Es stellt sich nun die Frage, ab wann eine trainierte Software eine neue, zulassungspflichtige Version darstellt.

Auch für die Integration von künstlicher Intelligenz in Medizinprodukte existiert noch kein Standard, ist aber durch die zunehmende Bedeutung von KI für die kommenden Jahre zu erwarten. Womöglich stehen wir vor einem Schritt von Software als Medizinprodukt hin zu *Daten als Medizinprodukt*.

3.8 Zusammenfassung

Die MDR verweist auf die Anwendung harmonisierter Normen. Werden diese angewendet und erfüllt, wird die Konformität mit der MDR angenommen. Normen machen konkretere Umsetzungsvorgaben der oft abstrakten rechtlichen Forderungen. Zu unterscheiden sind Produkt- und Prozessnormen. Die wichtigsten harmonisierten Prozessnormen der Medizintechnik sind die ISO 14971 (Risikomanagement), ISO 13485 (Qualitätsmanagement), IEC 62304 (Software-Lebenszyklus) und IEC 62366-1 (Usability). Neben den Normen sind auch Guidance-Dokumente (MEDDEV beziehungsweise MDCG) sowie gemeinsame Spezifikation der EU zu beachten.

Die ISO 14971 (Risikomanagement) beschreibt einen Prozess zur Bestimmung von Gefährdungen, Risiken und deren Beherrschung. Ein Medizinprodukt muss frei von nicht akzeptablen Risiken sein und das Risiko-Nutzen-Verhältnis muss nachgewiesen sein. Die MEDDEV 2.7/1 beschreibt einen systematischen Prozess zur Erarbeitung und Dokumentation des klinischen Nutzens im Rahmen einer klinischen Bewertung eines Medizinprodukts. Ein Qualitätsmanagementsystem wird von der ISO 13485 beschrieben. Meist wird ein Qualitätsmanagementsystem von Benannten Stellen zertifiziert. Für Hersteller von Software als Medizinprodukt ist ein systematischer Entwicklungsprozess Kern des Qualitätsmanagementsystems. Die IEC 62304 gibt, in Abhängigkeit der Sicherheitsklasse einer Software, Vorgaben an einen Entwicklungsprozess. Sie beschreibt notwendige Tätigkeiten, aber keinen konkreten Entwicklungsprozess. Sie wird ergänzt durch die IEC 82304-1. Durch die Anwendung eines Usabilityprozesses nach IEC 62366-1 sollen Risiken aufgrund von Nutzungsfehlern minimiert werden. Die Normen referenzieren sich zum Teil gegenseitig, ◘ Abb. 3.27. Zu bemerken in ◘ Abb. 3.27 ist insbesondere die Referenz von der ISO 13485 zurück zur MDR: in vielen Bereichen fordert die ISO 13485 die „Anwendung regulatorischer Anforderungen". Zusammen ergibt sich aus dem Zusammenspiel der Normen ein Prozess zur Entwicklung sicherer und leistungsfähiger Medizinprodukte,

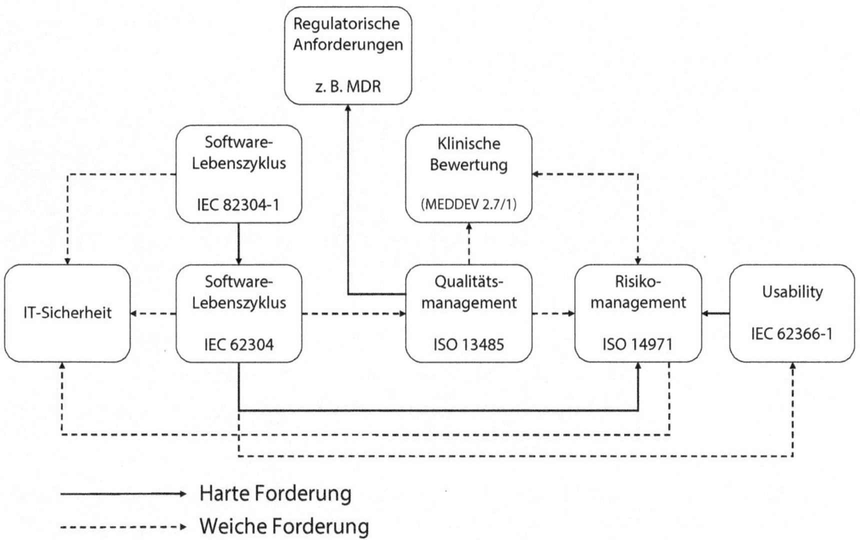

◘ Abb. 3.27 (Harmonsierte) Normen und deren Beziehungen zueinander

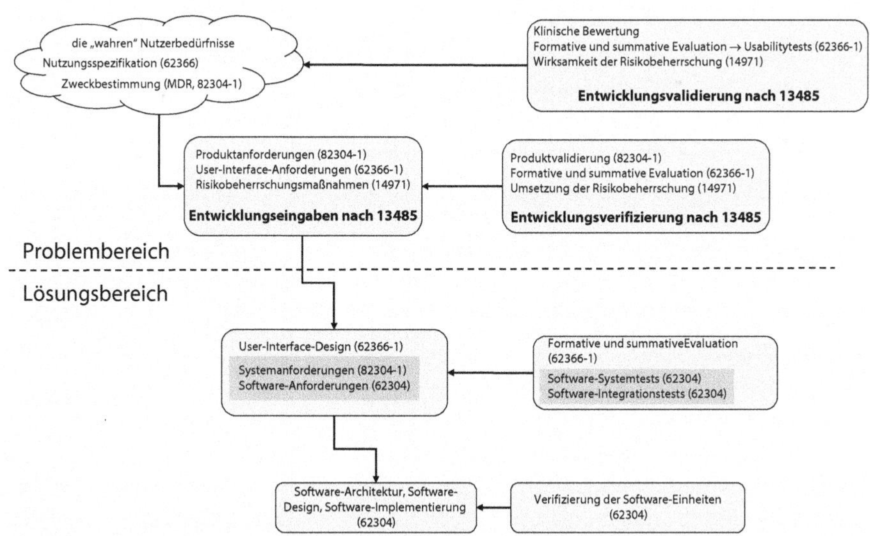

◘ Abb. 3.28 Zusammenwirken der (harmoniserten) Normen zu einem ganzheitlichen Entwicklungs-prozess

◘ Abb. 3.28. Zusätzlich zu beachten sind produktspezifische Normen, welche im Rahmen dieses Buches jedoch nicht näher betrachtet wurden.

3.9 Aufgaben

Gegeben sind folgende Medizinprodukte:
1. Computertomograf
2. Therapeutischer Ultraschall (zur Behandlung von Tumoren mit hochenergetischem Ultraschall)
3. Software zur Bestrahlungsplanung
4. Aortenstent
5. Implantierbarer Defibrillator
6. Automatisch externer Defibrillator

Suchen Sie sich für die weiteren Aufgaben aus obiger Liste ein Medizinprodukt Ihrer Wahl.

Aufgabe 3.1: Bestimmen Sie für Ihr Medizinprodukt die sicherheitsbezogenen Merkmale sowie die Gefährdungen.

Aufgabe 3.2: Als QM-Manager müssen Sie für Ihr Entwicklungsteam alle anwendbaren Normen planen. Da aktuell noch keine zur MDR harmonisierten Normen existieren, planen Sie, die zur AIMDD (siehe: ► https://ec.europa.eu/growth/single-market/european-standards/harmonised-standards/implantable-medical-devices_en) und MDD (siehe: ► https://ec.europa.eu/growth/single-market/european-standards/harmonised-standards/medical-devices_en) harmonisierten Normen zu verwenden. Schauen Sie dazu in die Liste der harmonisierten Normen und suchen für Ihr Produkt die anwendbaren Normen heraus.

Aufgabe 3.3.: Führen Sie nun eine schematische Risikoanalyse durch.
a. Bestimmen Sie mögliche Schäden und deren Schweregrad.
b. Bestimmen Sie mögliche Wahrscheinlichkeitsklassen. Überlegen Sie sich dazu, wie oft das Medizinprodukt verkauft und angewendet wird.
c. Bestimmen Sie, welche Risiken Sie akzeptieren würden und zeichnen Sie Ihre allgemeine Risikomatrix mit akzeptablem und nicht akzeptablem Bereich.
d. Bestimmen Sie potenzielle Ursachen für Risiken. Bedenken Sie dabei die in Aufgabe 1.1 bestimmten sicherheitsbezogenen Merkmale, insbesondere auch Nutzungsfehler. (Was ist überhaupt die Nutzungsschnittstelle Ihres Produkts?)

Aufgabe 3.4: Nun sollen Sie eine klinische Bewertung für Ihr Produkt verfassen.
a. Beschreiben Sie den klinischen Nutzen in wenigen Worten.
b. Überlegen Sie sich eine Suchstrategie für eine klinische Bewertung über die Literaturroute. Nach welchen Suchbegriffen würden Sie suchen?
c. Suchen Sie nun in Pubmed (siehe: ► https://www.ncbi.nlm.nih.gov/pubmed) nach möglichen Publikationen, die den Nutzen Ihres Medizinprodukts belegen.

Aufgabe 3.5.: Nun stehen Usabilitytests der abschließenden summativen Evaluation an.
a. Welche Nutzergruppen wollen Sie für die Usabilitytests vorsehen?
b. In welcher Nutzungsumgebung sollten die Usabilitytests stattfinden?
c. Definieren Sie die gefährdungsbezogenen Nutzungsszenarien, welche im Usabilitytest evaluiert werden sollen.

Aufgabe 3.6: Sie sind als QM-Manager der Firma *EchoSoft* für die Verfahrensanweisung des Entwicklungsprozesses zuständig. Formulieren Sie den Entwicklungsprozess von *EchoSoft* (siehe ▶ Abschn. 5.5) in einer Verfahrensanweisung.

Aufgabe 3.7: Gegeben sei folgender Aufbau eines Usabilitytests für einen automatischen externen Defibrillator (AED), wie er an vielen öffentlichen Plätzen zu finden ist: „Zehn Mitarbeiter der Entwicklung, alles junge Männer, sollen im Konferenzraum der Firma ein potenzielles Notfallszenario mit einer medizinischen Übungspuppe nachspielen." Was ist an diesem Testaufbau dabei hinsichtlich Bewertung der Usability zu bemängeln?

Literatur

1. www.iso.org
2. www.iec.ch
3. www.cencenelec.eu
4. www.din.de
5. http://ec.europa.eu/growth/sectors/medical-devices/current-directives
6. http://www.imdrf.org/
7. https://www.zlg.de/medizinprodukte/gremien/erfahrungsaustausch-medizinprodukte-ek-med.html
8. https://www.nbog.eu/
9. DIN EN ISO 14971: Medizinprodukte – Anwendung des Risikomanagements auf Medizinprodukte (ENTWURF). Beuth, Berlin (2018)
10. MEDDEV 2.7/4: Clinical Evaluation: A Guide for Manufactures and Notified Bodies. MEDDEV (2016)
11. Fryback, D.G., Thornbury, J.R.: The efficacy of diagnostic imaging. Med. Decis. Mak. **11**, 88–94 (1991)
12. Nachtnebel, A.: Evaluation diagnostischer Technologien – Hintergrund, Probleme, Methoden, HTA-Projektbericht Nr. 36 (2010)
13. DIN EN ISO 14155: Klinische Prüfung von Medizinprodukten an Menschen – Gute klinische Praxis (ENTWURF). Beuth, Berlin (2018)
14. IMDRF N41, Software as a Medical Device (SaMD): Clinical Evaluation. IMDRF (2017)
15. DIN EN ISO 13485: Medizinprodukte – Qualitätsmanagementsysteme – Anforderungen für regulatorische Zwecke. Beuth, Berlin (2016)
16. DIN EN 62304: Medizingeräte-Software – Software-Lebenszyklus-Prozesse (ENTWURF). Beuth, Berlin (2018)
17. DIN EN 82304-1: Gesundheitssoftware – Teil1: Allgemeine Anforderungen an die Produktsicherheit. Vde, Berlin (2016)
18. IEC 61508-3: Functional Safety of Electrical/Electronic/Programmable Electronic Safety-Related Systems – Part 3: Software Requirements. IEC, Geneva (2011)
19. DIN EN 62366-1: Medizinprodukte – Teil 1: Anwendung der Gebrauchstauglichkeit auf Medizinprodukte. Beuth, Berlin (2016)
20. https://www.fda.gov/MedicalDevices/Safety/AlertsandNotices/ucm592583.htm
21. IEC TR 62366-2: Medical Devices – Part 2: Guidance on the Application of Usability Engineering to Medical Devices. IEC, Geneva (2016)
22. DIN EN 80001-1: Anwendung des Risikomanagements für IT-Netzwerke, die Medizinprodukte beinhalten – Teil 1. Beuth, Berlin (2010)

Softwarespezifisches

Grundlagen des Software Engineerings

© Springer Fachmedien Wiesbaden GmbH, ein Teil von Springer Nature 2019
M. Hastenteufel, S. Renaud, *Software als Medizinprodukt*,
https://doi.org/10.1007/978-3-658-26488-8_4

Zusammenfassung
Software Engineering beschäftigt sich mit der systematischen Entwicklung von Software-systemen. Es beschreibt alle neben der Programmierung notwendigen Tätigkeiten der Software-Entwicklung: Anforderungsanalyse, Architektur und Design, Implementierung sowie Test. Die Abfolge der Tätigkeiten wird über einen Software-Entwicklungsprozess festgelegt. Diese sind entweder plangetrieben oder agil. Aus den Anforderungen wird ein Software-System entworfen und schlussendlich implementiert. Software-Tests dienen zur Qualitätskontrolle. Software-Qualität hat mehrere Dimensionen und lässt sich grob einteilen in äußere und innere Qualität. Der Software-Lebenszyklus beschreibt die kontinuierliche Weiterentwicklung eines Software-Systems.

Zu der Entwicklung professioneller Software gehört mehr als nur die eigentliche Programmierung. Natürlich ist die Programmierung der Ort der Wertschöpfung. Aber wenn die falschen Werte geschöpft werden, ist alles nutzlos. Software Engineering beschäftigt sich mit allen Dingen rund um das Programmieren. Software Engineering ist sehr geprägt von individueller Erfahrung, es ist eine empirische Disziplin. Im Laufe der Zeit erkennt man, was funktioniert und was nicht. Es gibt meist nicht den besten Prozess, die beste Methode oder das beste Tool. Es gilt, einen Werkzeugkasten zu erlernen und zu den Gegebenheiten den besten Prozess, die beste Methode oder das beste Tool auszuwählen. In einem Start-up der Spieleindustrie sind andere Prozesse angebracht als in einem medizintechnischen Projekt mit 100 Mitarbeiter, verteilt auf USA, Europa und Indien.

Software Engineering ist eine noch recht junge Disziplin. Ende der 60er-Jahre erkannte man die zunehmende Komplexität von Software. Auf einer NATO Arbeitskonferenz diskutierten erstmals 50 führende Köpfe über die Zukunft des „Software Engineerings" und prägten den Begriff. Sommerville schreibt in seinem Standardwerk [4] „… Schlüsselaspekte im modernen Software Engineering sind: verwalten der Komplexität, integrieren von agilen mit anderen Methoden sowie gewährleisten, dass unsere Systeme sicher und robust sind." Dem können wir uns nur anschließen.

Die wesentlichen Begriffe, Konzepte und Kernaussagen von Software Engineering auf wenigen Seiten herauszuarbeiten ist kein leichtes Unterfangen. Standard-Literatur über Software Engineering wie z. B. Ludewig [3] oder Sommerville [4] haben einen Umfang von mehreren hundert Seiten. Dennoch wollen wir es in diesem Kapitel versuchen.

- **Lernziele**

Nach Abschluss dieses Kapitels sind Leser in der Lage,
- die Kernkonzepte des Software Engineerings zu erklären,
- die wesentlichen Elemente und Zusammenhänge eines Software-Entwicklungsprozesses und eines Software-Lebenszyklus zu benennen und zu erklären,
- die Vor- und Nachteile von plangetriebenen und agilen Software-Entwicklungsprozessen zu erklären,
- einen Software-Entwicklungsprozess für ein eigenes Projekt zu definieren,
- Qualitätsmerkmale von Software zu benennen und für ein eigenes Software-Projekt zu definieren,
- die wesentlichen Elemente der Software-Qualitätssicherung zu benennen und für ein eigenes Software-Projekt zu definieren,
- den Zusammenhang von Software-Qualitätsmanagement, Software-Qualitätssicherung und Software-Tests zu erklären.

4.1 Einführung

Zunächst wollen wir uns die Frage stellen, was Software Engineering eigentlich ist und warum wir es brauchen.

> **Definition**
>
> Software Engineering ist eine *Ingenieursdisziplin*, welche sich mit *allen Aspekten der Software-Produktion* befasst.
> Quelle: Sommerville [4]

Dabei ist näher zu beleuchten, was mit „*Ingenieursdisziplin*" und „*allen Aspekten der Software-Produktion*" gemeint ist. Ingenieure bringen Dinge durch Anwendung geeigneter Methoden und Werkzeuge zum Laufen und sind sich bewusst, dass sie unter organisatorischen und finanziellen Rahmenbedingungen arbeiten. Software Engineering umfasst nicht nur die technischen Aspekte der Software-Entwicklung, sondern auch Projektmanagement und andere unterstützende Dinge. Software Engineering hört nicht bei der Fertigstellung einer Software auf, sondern begleitet diese über Installation und Betrieb bis zum Lebensende. Anders ausgedrückt lässt sich auch definieren:

> **Definition**
>
> Software Engineering ist eine systematische Herangehensweise zur Entwicklung, zum Betrieb und zur Wartung von Software.
> Quelle: in Anlehnung an IEEE Standard Glossary of Software Engineering Terminology.

Und warum brauchen wir Software Engineering? Weil Software komplex ist. Sehr komplex. Moderne Software-Anwendungen wie z. B. Windows oder Facebook bestehen aus zig Millionen Programmzeilen (Lines of Code, LoC) und werden nicht selten von hunderten oder tausenden von Mitarbeitern entwickelt. Dadurch entsteht eine hohe technische als auch organisatorische Komplexität. Millionen von LoC werden in hunderte von Software-Komponenten aufgeteilt, die miteinander kommunizieren müssen. Mitarbeiter werden in Teams aufgeteilt, welche auch miteinander kommunizieren müssen. Es ergibt sich dabei sowohl eine Komplexität auf technischer Seite, als auch auf organisatorischer Seite.

Technische Komplexität ergibt sich z. B. aus:
- Anzahl der umzusetzenden Nutzeranforderungen und deren (Un-)klarheit
- Anzahl der Software-Komponenten, deren interne und externe Schnittstellen
- Anzahl und Art der verarbeitenden Daten
- Anzahl und Struktur der Testfälle
- unterschiedlichen Programmiersprachen im Projekt
- Komplexen mathematischen Algorithmen
- und vieles mehr

Organisatorische Komplexität ergibt sich z. B. aus:
- Anzahl der Mitarbeiter und Teams
- soziale Beziehung zwischen den Mitarbeitern und Teams

- Geografische Verteilung der Teams und gegebenenfalls interkulturelle Unterschiede
- Anzahl der Stakeholder
- und vieles mehr

Hintergrundinformation
Conways Law
   Den Zusammenhang von organisatorischem und technischem System bezeichnet man als *Conways Law* [5]. Die Struktur von technischen Systemen wird sich in der Organisation, welche sie entwickelt, widerspiegeln und umgekehrt. Als eine Schlussfolgerung daraus ergibt sich, zuerst die technische Struktur des Software-Systems festzulegen und die Organisation daran anzupassen. Als weitere Schlussfolgerung ergibt sich, dass eine Fehleranfälligkeit zwischen den Software-Komponenten A und B aus einer mangelnden Kommunikation der Teams A und B resultieren kann.

Aufgrund der hohen Anzahl an Programmcode und der damit verbundenen Komplexität ist Software nicht 100 % testbar. Außer bei kleinen Programmieraufgaben im Studium können wir mit Tests keine Fehlerfreiheit der Software nachweisen, sondern nur Fehler. Mittels Tests kann immer nur eine Stichprobe aller möglichen Kombinationen geprüft werden. Zwar bleiben Tests ein wichtiges Instrument einer abschließenden Qualitätssicherung, wichtiger sind jedoch saubere Entwicklungsprozesse, um konstruktiv die Wahrscheinlichkeiten für Software-Fehler zu minimieren.

4.2 Typen von Software

Software tritt in unterschiedlichen Ausprägungen in unserem Alltag auf. Ohne Software wäre unser Leben nicht mehr denkbar. Neben den offensichtlichen Ausprägungen als Software auf dem Rechner oder dem Smartphone steuert Software Dinge wie Fernseher, Kaffeemaschinen, Ampeln, Fahrscheinautomaten, Autos, das Bankenwesen oder den Flug- und Bahnverkehr.

Software lässt sich nach einer Vielzahl an Kriterien einteilen. Im Folgenden werden drei Kriterien beschrieben.

Kriterium 1: Auslieferung (Deployment):

- Klassische Auslieferung (*Software on-premise*): Software wird auf einem eigenen Rechner geladen und installiert.
- Einmalige Auslieferung (*Software as a Service, SaaS*): Software wird nur einmal in der Cloud installiert.
- Über App-Store: Apps werden über App-Stores den Kunden bereitgestellt, entspricht im Wesentlichen *on-premise*.

Kriterium 2: Laufzeitumgebung

- Native Applikationen: Software läuft direkt auf Endgeräten.
- Browser: Software „just in time" auf den Browser des Nutzers geladen und von diesem ausgeführt.

Kriterium 3: Endgeräte

- Software für klassische Endgeräte, z. B. Desktop-PC oder Server
- Software für mobile Endgeräte, z. B. Smartphones oder Wearables
- Software für spezielle Endgeräte, z. B. Motorsteuerung eines Autos (typischerweise als Embedded Software beschrieben)

Je nach Typ der Software sind im Entwicklungsprozess unterschiedliche Dinge zu beachten. In ▶ Kap. 5 wird darauf im Zusammenhang mit Software als Medizinprodukt nochmal eingegangen.

4.3 Software-Entwicklungsprozesse

In Ludewig [3] wird eine Unterscheidung von Software-Entwicklungsprozess und Vorgehensmodell herausgearbeitet. Im Folgenden wollen wir auf eine Unterscheidung der Begriffe verzichten.

Ein Prozess im Allgemeinen besteht aus einer Reihe von aneinander folgenden Aktivitäten, um eine Eingabe in eine Ausgabe zu wandeln. Kommen zur Prozessbeschreibung noch konkrete Ressourcen (Rollen, Mitarbeiter), Methoden zur Bearbeitung der Aufgaben und Werkzeuge zur Unterstützung der Methoden hinzu, spricht man von einem Verfahren. Die Aktivitäten in einem Prozess können selbst wieder andere Prozesse sein.

Ein Software-Entwicklungsprozess besteht auf den Kernprozessen

- Anforderungsanalyse,
- Architektur und Design,
- Implementierung und
- Test (Verifizierung und Validierung).

Ein Software-Entwicklungsprozess ist nun Abfolge der oben beschriebenen Kernprozesse, um Kundenbedürfnisse (Eingabe) in ein Softwareprodukt (Ausgabe) zu überführen, ◘ Abb. 4.1. Die Ausgabe eines Kernprozesses dient als Eingabe für den nächsten Kernprozess. Beispielhafte Methoden zur Durchführung der Kernprozesse finden sich in ◘ Tab. 4.1

Die Kernprozesse können sequenziell oder iterativ durchgeführt werden. Bei der sequenziellen Durchführung spricht man von plangetriebener Software-Entwicklung, bei der iterativen Durchführung von agiler Software-Entwicklung. Diese beiden Ansätze

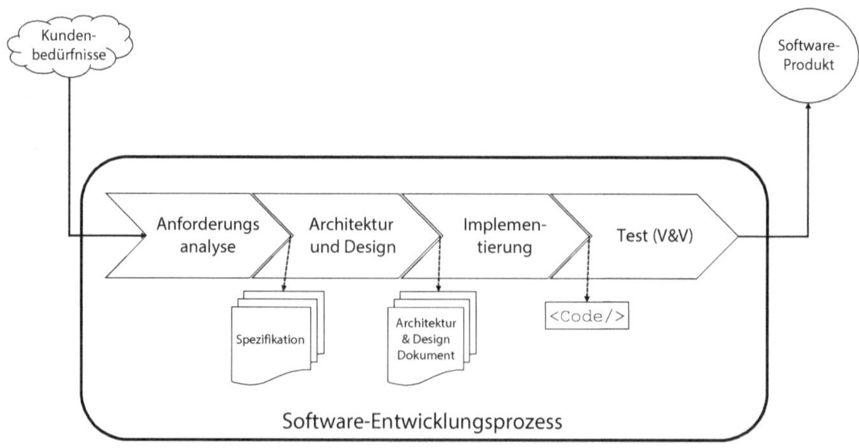

◘ **Abb. 4.1**   Kernprozesse des Software Engineerings

⊡ Tab. 4.1 Methoden zur Durchführung der Kernprozesse des Software Engineerings

Kernprozess	Beispielhafte Methoden
Anforderungsanalyse	Kontextanalyse, Brainstorming, Personas
Architektur und Design	Objektorientierte Modellierung
Implementierung	Test-Driven Development (TDD), Pair-Programming
Test (Verifizierung und Validierung)	Code Reviews, statische Codeanalyse, Unittests, manuelle Systemtests

definieren das Spektrum möglicher Ausprägungen konkreter Software-Entwicklungsprozessen und sollen nun beschrieben werden.

4.3.1 Paradigma 1: plangetrieben

Bei plangetriebenen Entwicklungsprozessen steht die Idee im Vordergrund, zu Beginn alles perfekt zu planen. In mehreren Phasen entsteht aus den Kundenbedürfnissen eine Software. Zunächst wird aus den Kundenbedürfnissen ein perfektes Lastenheft spezifiziert. Aus dem Lastenheft ein perfektes Pflichtenheft. Aus dem Pflichtenheft eine perfekte Architektur, welche in einer Implementierungsphase umgesetzt wird. Nachdem die Software getestet wurde und alle gefunden Fehler gefixt sind, wird die Software stolz dem Kunden präsentiert. Und was sagt der Kunde? „Ähh, mmmh. Irgendwie scheinen wir uns missverstanden zu haben." Woran liegt das? Sie kennen vielleicht noch aus Kindheitstagen das Spiel „Stille Post". Nachdem eine Redewendung mehrmals von einem Ohr zum anderen gewandert ist, hat diese zum Schluss nichts mehr mit der anfänglichen Redewendung zu tun. Genau das passiert in der Software-Entwicklung. Im Lastenheft werden nicht die tatsächlichen Probleme und Anforderungen beschrieben. Das Lastenheft wird wiederum falsch interpretiert und eine ungeeignete Software im Pflichtenheft spezifiziert. Und so weiter. Je komplexer und unbekannter die Anforderungen aus Kundensicht sind, desto schwieriger ist ein perfekter Plan zu erstellen und umzusetzen.

Trotzdem haben plangetriebene Prozesse, insbesondere das V-Modell, ihre Daseinsberechtigung. Bei klaren Aufgabenstellungen sind plangetriebene Prozesse durchaus angebracht. Auch aus didaktischen Gründen bietet das V-Modell einen guten Einblick in die wesentlichen Aufgaben des Software Engineerings.

Das V-Modell ist aufgeteilt in eine linke Seite und eine rechte Seite, ⊡ Abb. 4.2. Auf der linken Seite finden alle konstruktiven Maßnahmen vor der eigentlichen Entwicklung statt. Dies sind im Wesentlichen:

- **Lastenheft**

Auf Basis der „wahren" Nutzerbedürfnissen wird ein Lastenheft mit schriftlichen Stakeholderanforderungen (mehr zu dem Begriff in ▶ Abschn. 4.7) formuliert. Das Lastenheft stellt den Problembereich dar: was braucht der Nutzer zur Lösung seiner Probleme? Bei Kundenprojekten wird das Lastenheft meist vom Kunden gestellt, bei internen Projekten verfasst üblicherweise ein Vertreter des Produktmanagements oder Marketings das Lastenheft.

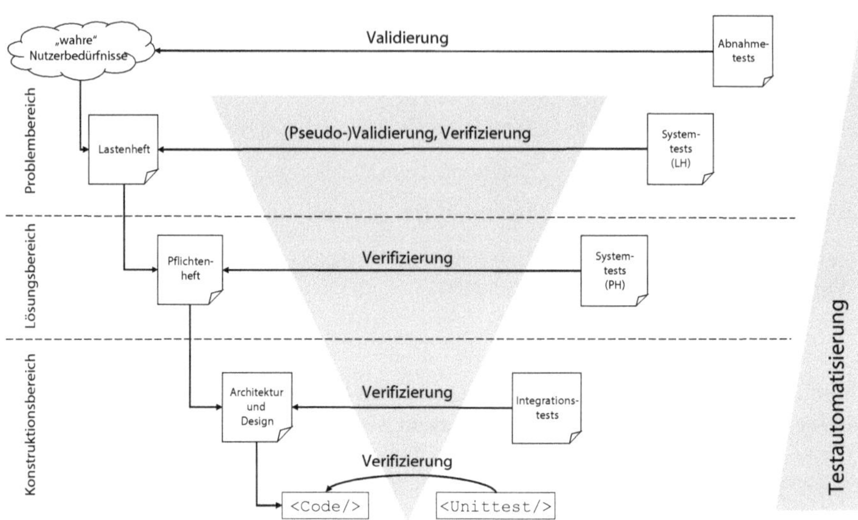

◘ Abb. 4.2   Typisches V-Modell als plangetriebener Entwicklungsprozess

▪▪ Pflichtenheft

Auf Basis der Stakeholderanforderungen des Lastenhefts wird ein detaillierteres technisches Pflichtenheft erstellt. Im Pflichtenheft werden die Anforderungen an die Software, also die Software-Anforderungen, spezifiziert: was bietet die Software zur Erfüllung der Stakeholderanforderungen? Hier befinden wir uns im Lösungsbereich. Im Pflichtenheft finden sich Anforderungen an das Verhalten und Aussehen der Software, mehr dazu in ► Abschn. 4.7.

▪▪ Architektur und Design

Auf Basis der Software-Anforderungen im Pflichtenheft, also den Anforderungen an Verhalten und Aussehen der Software, wird nun eine Architektur und ein Design entwickelt. Hier entstehen konkrete Lösungsvorgaben an die Entwicklung, z. B. Aufteilung in Komponenten, Klassendiagramme, Schnittstellenspezifikationen oder Datenformate.

▪▪ Implementierung

Nun wird die entworfene Architektur in Code umgesetzt.

Hintergrundinformation
Lastenheft und Pflichtenheft können auch in einem einzigen Dokument beschrieben werden, der *Software Requirements Specification*.

Auch beim V-Modell werden die beschriebenen Phasen nicht konsequent in sequenzieller Reihenfolge durchgeführt. Beispielsweise kann eine Grob-Architektur ein Software-System schon in Software-Komponente aufteilen, bevor für diese jeweils ein Pflichtenheft erstellt wird.

Auf der rechten Seite des Vs werden nun den konstruktiven Stufen der linken Seite entsprechende Teststufen gegenübergestellt. Dies sind:

Unittests, Modultests

Der implementierte Code wird zunächst auf Richtigkeit geprüft. Dazu dienen in der Regel Unittests (UTs). Ein UT ist selbst Code, welcher ein anderes Stück Code aufruft und dessen Ergebnisse auf Richtigkeit prüft. UTs prüfen einzelne Funktionen oder Klassenmethoden und werden ausschließlich automatisiert mit Unittest-Tools (z. B. JUnit, NUnit, Google Test) durchgeführt.

Integrationstests

Nun wird das Zusammenspiel der einzelnen Klassen und Komponenten im Integrationstests geprüft. Es wird zunächst geschaut, ob diese entsprechend den Architekturvorgaben integriert sind und auch richtig funktionieren. Statische Analysetools (z. B. Sonargraph) dienen zum Vergleich von IST- und SOLL-Architektur. Zur Prüfung der Richtigkeit von integrierten Komponenten können durchaus die gleichen Methoden wie für Unittests eingesetzt werden.

Systemtests (PH)

Nach erfolgreicher Integration werden in Systemtests die Software-Anforderungen des Pflichtenhefts geprüft. Dies kann automatisiert oder manuell erfolgen. Beim Test von Nutzungsschnittstellen (UI-Tests) kommen meist noch manuelle Tests zum Einsatz. Diese Tests dienen dem Nachweis der korrekten Funktionalität der implementierten Software-Anforderungen. Neben der Funktionalität können auch andere Qualitätsmerkmale Gegenstand der Tests sein. Unter Umständen kann der Systemtest gegen das Pflichtenheft mit dem Integrationstest zusammenfallen.

Systemtests (LH)

Systemtests gegen das Lastenheft prüfen, ob die niedergeschriebenen Stakeholderanforderungen in der Software umgesetzt sind. Oft werden hier auch typische Szenarien oder Arbeitsabläufe getestet. Hier steht weniger die einzelne Funktionalität im Vordergrund, sondern das Zusammenspiel der gesamten Software inklusive Usability, Skalierbarkeit, Installierbarkeit usw. Da hier gegen niedergeschriebene Stakeholderanforderungen getestet wird, wird dieser Test oft als Validierung bezeichnet. Unserer Meinung nach stellt es allerdings eine Verifizierung dar, da a) gegen Anforderungen getestet wird und b) die niedergeschriebenen Anforderungen nicht unbedingt mit den wahren Bedürfnissen übereinstimmen.

Abnahmetests

In Abnahmetests wird nun in einem realistischen Einsatzszenario (finale Hardware, realistische Daten, echte Nutzer) die Eignung der Software für ihren Einsatzzweck getestet. Bei Kundenprojekten findet dies beim Kunden statt, bei anderen Projekten sind geeignete Beta-Nutzer zu definieren. Dies stellt die eigentliche Validierung der Software dar. Achtung: Der Begriff Abnahmetest wird oft anders verwendet, nämlich zur Abnahme einer Software-Installation durch den Kunden. Dabei wird die Software nicht validiert, sondern nur die korrekte Installation der Software bestätigt.

Plangetriebene Entwicklungsprozesse sind sehr dokumentengetrieben, definieren eine Vielzahl an Rollen und sind typischerweise in Phasen mit Meilensteinen eingeteilt, (siehe ◘ Abb. 4.3). In Phasenmodellen ist ein Meilenstein abzuschließen, bevor mit der nächsten Phase begonnen wird.

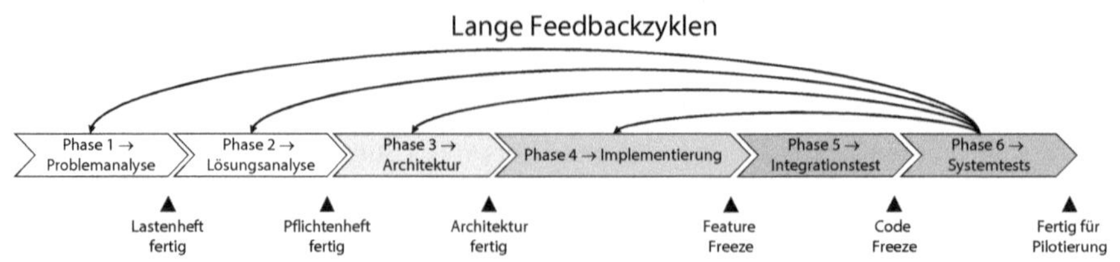

D Abb. 4.3   Typische Phasen und Meilensteine eines Entwicklungsprozesses nach dem V-Modell

Ist nun der perfekte Plan (also alle Anforderungen) zu Beginn des Projekts bekannt und ändern sich auch die Rahmenbedingungen während der Projektlaufzeit nicht, ist das V-Modell durchaus angebracht. Kann jedoch im Laufe der Entwicklung an dem Plan nicht weiter festgehalten werden, sind lange Feedbackzyklen die Folge. Wird in einer späten Testphase festgestellt, dass Software-Anforderungen falsch spezifiziert sind, hat dies weitreichende Konsequenzen. Vor Monaten fertiggestellte Spezifikationen müssen geändert werden. Die verantwortlichen Leute sind vielleicht dar nicht mehr im Projekt. Oder Entwickler können sich nur gar schwer an den entwickelten Code erinnern. Diesen Nachteilen wollen agile Modelle entgegentreten.

4.3.2 Paradigma 2: agil

Lange Zeit war plangetriebene Software-Entwicklung der Standard. In den 90er-Jahren entstanden vermehrt alternative leichtgewichtige Ansätze wie z. B. Scrum oder Extreme Programming. Im Jahr 2001 trafen sich die Vertreter der verschiedensten alternativen Ansätze und formulierten das Manifest der agilen Softwareentwicklung:

- **Individuals and interactions** *over* processes and tools
- **Working software** *over* comprehensive documentation
- **Customer collaboration** *over* contract negotiation
- **Responding to change** *over* following a plan

Dabei ist die Formulierung so zu verstehen, dass die linke Seite jeweils wichtiger als die rechte Seite ist, auf diese aber nicht vollständig verzichtet werden kann.

Das Manifest hat bis heute eine weitreichende Wirkung. In nahezu allen Bereichen der Software-Entwicklung haben agile Methoden Einzug gefunden.

Das agile Manifest wird weiter detailliert in zwölf agile Prinzipien:

1. Our highest priority is to **satisfy the customer** through early and **continuous delivery of valuable software**.
2. **Welcome changing requirements**, even late in development. Agile processes harness change for the customer's competitive advantage.
3. **Deliver working software frequently**, from a couple of weeks to a couple of months, with a preference to the shorter timescale.
4. **Business people and developers must work together** daily throughout the project.
5. Build projects around **motivated individuals**. Give them the environment and support they need, and **trust them to get the job done**.

6. The most efficient and effective method of conveying information to and within a development team is **face-to-face conversation.**
7. **Working software is the primary measure of progress.**
8. Agile processes promote **sustainable development.** The sponsors, developers, and users should be able to maintain a constant pace indefinitely.
9. Continuous attention to **technical excellence and good design** enhances agility.
10. **Simplicity** – the art of maximizing the amount of work not done – **is essential.**
11. The best architectures, requirements, and designs emerge from self-organizing teams.
12. At regular intervals, the **team reflects** on how to become more effective, then tunes **and adjusts its behavior** accordingly.

Vielen Nachteile plangetriebener Prozesse wird damit entgegengetreten. Insbesondere wird akzeptiert, dass es zu Beginn keinen perfekten Plan geben wird und man sich mit ändernden Anforderungen abfinden muss. Der Fokus geht weg von dokumentengetriebener Entwicklung hin zu „Planen-Codieren-Prüfen-Anpassen" (das sieht doch sehr nach einem PDCA-Zyklus aus, oder?). Scrum ist der bekannteste und am weitesten verbreitete Vertreter agiler Entwicklungsprozesse. Scrum wurde in den 90er-Jahren von Jeff Sutherland und Ken Schwaber entwickelt. Die Grundregeln von Scrum sind im „Scrum Guide" [6] festgehalten und werden kontinuierlich angepasst. Scrum besteht aus einem Scrum-Team, den Scrum-Events sowie den Scrum-Artefakten.

- **Scrum-Team**

Der *Product-Owner* bestimmt, was entwickelt wird. Er repräsentiert den Kunden. Nur was vom Product-Owner genehmigt wurde, darf implementiert werden. Der *Scrum-Master* ist der Vertreter des Entwicklungsteams nach außen. Er schirmt das Team von Störeinflüssen ab, sorgt für ideale Arbeitsbedingungen und stellt die Einhaltung der Spielregeln sicher. Das *Entwicklungsteam* setzt sich idealerweise aus verschiedenen Rollen wie Analyst, Entwickler und Tester zusammensetzen und hat eine Größe von 5–9 Mitgliedern. Aufgabe des Entwicklungsteams ist es, in einem Sprint ein Produktinkrement selbstorganisierend entsprechend der Sprint-Planung zu entwickeln.

- **Scrum-Events**

Die Entwicklung nach Scrum ist in *Sprints* von 2–4 Wochen eingeteilt. Ziel eines Sprints ist es, eine bessere (iterativ) und größere (inkrementell) Softwareversion zu implementieren, siehe ◘ Abb. 4.4. Zu Beginn eines Sprints stellt der Product-Owner in der *Sprint-Planung* die wichtigsten anstehenden Anforderungen vor und das Team bestimmt, welche Anforderungen im anstehenden Sprint umsetzbar sind. Täglich findet ein *Standup-Meeting* (auch *Daily Scrum* genannt) statt, in dem jedes Teammitglied berichtet, was in den letzten 24 Stunden erledigt wurde, was für die kommenden 24 Stunden geplant ist und ob es Probleme gibt. Das Standup-Meeting ist auf 15 Minuten begrenzt. Am letzten Tag eines Sprints wird in dem *Sprint-Review* die neue Software-Version vom Team dem Product-Owner und/oder Kunden demonstriert. Hier erhält das Team gleich Feedback über potentielle Verbesserungen oder Änderungen, welche in den nächsten Sprint fließen. Im Anschluss reflektiert das Team in der *Sprint-Retrospektive* den vergangenen Sprint hinsichtlich der Umsetzung (keine Diskussionen zum Produkt, sondern rein zum Prozess) und definiert Verbesserungsvorschläge.

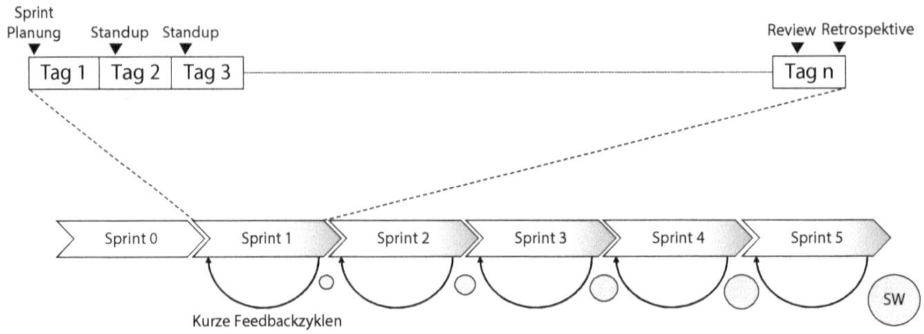

Abb. 4.4   Scrum: In kurzen Iterationen wird die Software immer besser und größer

■ Scrum-Artefakte

Die Anforderungen an die Software werden in einem *Product-Backlog* festgehalten, welcher vom Product-Owner verwaltet wird. Der Product-Backlog ist ein lebendes Dokument und wird kontinuierlich aktualisiert. Die Sprint-Planung fließt in einen temporären *Sprint-Backlog*. Dies kann sich auf einfache Notizen an einem Whiteboard beschränken. Das wichtigste Artefakt ist eine *demonstrierbare Softwareversion* am Ende eines Sprints. Wichtig ist, dass alle Anforderungen wirklich „fertig" sind. Um dies zu unterstützen, erstellt das Team eine „Definition-of-Done": eine Vereinbarung was das Team unter „fertig" versteht. Beispielsweise gehören zur „Definition-of-Done": Code implementiert, in Versionsverwaltung eingecheckt, Tests durchgeführt, Funktion vorgeführt, Dokumentation angepasst. Die Softwareversion zu Ende eines Sprints sollte so stabil sein, dass sie potenziell zum Kunden auslieferbar ist.

Das war's! Ganz einfach! Man wird jedoch schnell feststellen, dass die Umsetzung nicht einfach ist. Wie schneidet man Anforderungen, dass sie in einem Sprint umsetzbar sind? Wie sieht es mit der Verfügbarkeit des Kunden oder Product-Owners aus? Zu den oben genannten Kernelementen von Scrum gehören noch weitere Praktiken wie User Storys, Schätzen mit Planning-Poker, Release-Burndowns oder Continuous Integration [7]. Darauf wird im Rahmen dieser Einführung nicht weiter eingegangen.

Um nicht ganz planlos zu starten, findet oft vor dem Entwicklungsbeginn ein „Sprint 0" statt, in dem der Product-Backlog initial gefüllt wird (Release-Planung). Die weitere Planung findet kontinuierlich während des Sprints statt.

Folgende Vorteile gegenüber plangetriebenen Prozessen sind zu erkennen:

- Es findet eine kontinuierliche Planung statt (Planung ist wichtig, ein Plan nicht!).
- Es gibt kleine Feedback-Zyklen.
- Sollte ein Projekt vorzeitig abgebrochen werden, sind alle bis dahin umgesetzten Anforderungen vollständig getestet.

Hintergrundinformation

Backpacker-Reise

Haben Sie schon mal eine Backpacker-Reise unternommen? Mit dem Rucksack los nach Asien, Australien oder Südamerika? Eine solche Reise können Sie von zu Hause aus planen. Sie lesen sorgfältig die Reiseführer und buchen sich Hotelzimmer zu günstigen Preisen an den besten Plätzen. Damit ersparen Sie sich viel Stress und Geld. Wirklich? Im Land Ihrer Träume angekommen werden Sie schnell feststellen, dass vieles anders ist als der Reiseführer versprach. An dem einen Ort wollen Sie länger bleiben, von dem anderen Ort schnell wieder weg. Oder Sie lernen neue Leute kennen, mit denen Sie ein paar Tage verbringen wollen. Ihr zuhause sorgfältig zusammengestellter Plan löst sich schnell in Luft auf. Und stressiger und teurer wird es auch noch, da Sie alle Hotelzimmer absagen oder umbuchen müssen. Der bessere Weg scheint, vor Ort Zimmer zu buchen und auf die jeweiligen Umstände zu reagieren. Das bessere Reiseerlebnis werden Sie sicher mit einer „agilen" Reiseplanung haben.

Hat Ihr Chef Sie jedoch zu einer mehrtägigen Dienstreise zu drei Kunden in drei Städten geschickt, macht aber eine Vorab-Planung durchaus Sinn. Es wäre Unsinn, sich vor Ort nach Hotels umzuschauen. Das richtige Vorgehen hängt demnach von den Umständen ab. Es gibt kein absolutes Richtig oder Falsch.

4.3.3 Das Beste aus beiden Welten: Hybride Modelle

In der Realität wird man meist weder einen vollständig plangetriebenen Prozess noch einen rein agilen Prozess vorfinden. Oft finden sich Aspekte beider Welten wieder. Wichtig ist, den Werkzeugkasten zu kennen und auf die eigenen Bedürfnisse anzupassen. Insbesondere in sicherheitskritischen Projekten, wie z. B. der Medizintechnik, finden sich oft hybride Ansätze wie in ◘ Abb. 4.5 gezeigt. Dabei ist nur die Umsetzungsphase in Sprints aufgeteilt. Diese ist eingebettet in eine Anforderungsphase sowie abschließende Testphase. Kommt es während der Umsetzungsphase zu Änderungen der Anforderungen, werden Lasten- und Pflichtenheft entsprechend aktualisiert.

4.4 Software-Lebenszyklus

Software-Entwicklung endet nicht nach Fertigstellung einer Software-Version. Oft beginnt dann erst das „Leiden". Zunächst muss Software an den Ort der Bestimmung gelangen und installiert werden. Bei einer App aus dem App-Store mag dies trivial sein, bei einer Produktionssteuerungsanlage weniger. Wenn die Software in Betrieb ist, muss diese gewartet werden. Wartung bei Software heißt: Behebung von kritischen Fehlern oder Migration auf neue Hardware und Betriebssysteme, (siehe auch ► Abschn. 4.13). Parallel findet die Weiterentwicklung neuer Versionen statt, (siehe ◘ Abb. 4.6). Der Weg der Software von den ersten Kundenwünschen bis hin zur Einstellung wird als Software-Lebenszyklus bezeichnet. Ein Software-Lebenszyklus beinhaltet meist mehrere Entwicklungsprojekte.

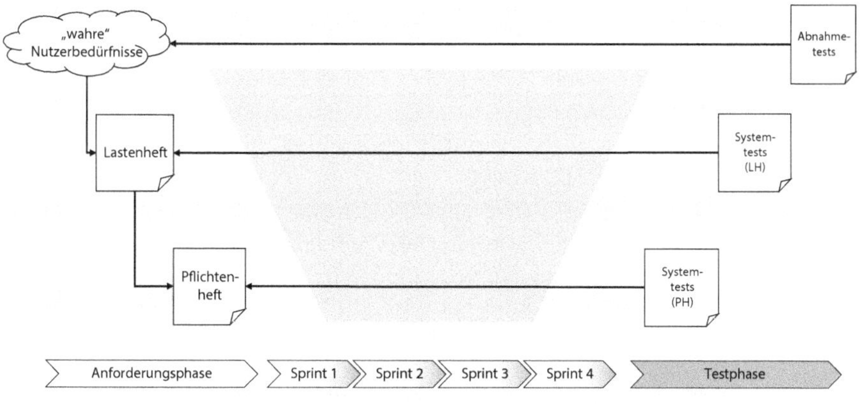

◘ **Abb. 4.5** Beispiel eines hybriden Entwicklungsprozesses

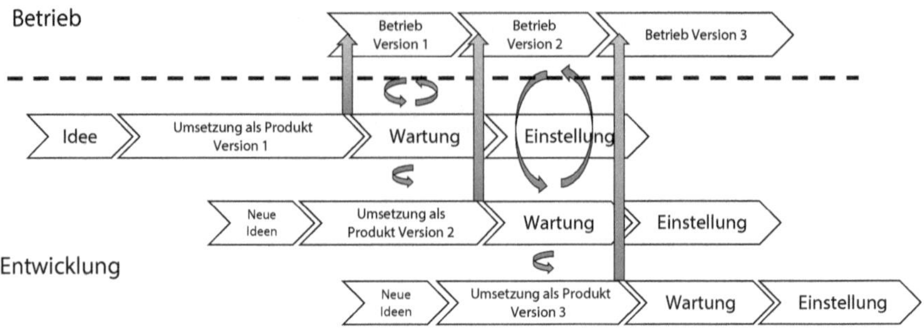

◖ Abb. 4.6   Typischer Software-Lebenszyklus

Meist finden sich mehrere Versionen parallel in Entwicklung und Betrieb. Während Version 1 in Betrieb ist, wird parallel einer neuen Version weiterentwickelt. Für die in Betrieb befindliche Version müssen aber unter Umständen Hotfixes für sicherheitskritische Fehler durchgeführt werden. Mit Einstellung der letzten in Betrieb befindlichen Version endet der Software-Lebenszyklus.

4.5 Software-Projektmanagement

Software wird meist in Form von Projekten entwickelt. Daher sind Grundkenntnisse des Projektmanagements unabdingbar. Zunächst wollen wir folgende grundlegenden Projekttypen unterscheiden.

■ Kundenprojekt

Bei einem Kundenprojekt wird eine auf die speziellen Kundenwünsche zugeschnittene Individualsoftware entwickelt. Das Lastenheft wird vom Kunden zur Verfügung gestellt. Die Zusammenarbeit ist über Verträge geregelt. Der Angebotspreis muss den Aufwand widerspiegeln.

■■ Internes Projekt

Bei einem internen Projekt wird eine Individualsoftware für ein im eigenen Unternehmen zu lösendes Problem entwickelt. Auftraggeber sind eine interne Fachabteilung oder das Management.

■■ Entwicklungsprojekt (R&D Projekt)

Bei einem Entwicklungsprojekt wird eine für den Massenmarkt bestimmte Software entwickelt. Auftraggeber sind meist interne Produktmanagement- oder Marketing-Abteilungen. Ideen stammen aus Marktforschungen. Nach Abschluss der Entwicklung wird die Software an mehrere Kunden verkauft. Die Verkäufe und damit zu erzielenden Erlöse müssen die Entwicklungskosten rechtfertigen.

Ergebnis eines Projekts kann entweder eine entwickelte Software sein, oder auch
— eine Migration einer Software auf ein neues Betriebssystem oder eine neue Hardware,
— eine Installation einer Software in ein komplexes Umfeld,

- eine Machbarkeitsbewertung
- und vieles mehr.

Ziel eines Projekts ist immer, den geplanten Projektumfang
- in der geplanten Zeit,
- zu den geplanten Kosten,
- mit den geplanten Inhalten

zu liefern.

Die drei Ziele stehen in einem Zusammenhang und beeinflussen sich gegenseitig. Ändert sich ein Ziel, hat das Einfluss auf die anderen. Dieser Zusammenhang bezeichnet man als *magisches Projektdreieck*.

Es existiert eine Vielzahl an Rahmenwerken für das Projektmanagement. Das bekannteste und am weitesten verbreitete ist das *Project Management Body of Knowledge (PMBOK)* des *Project Management Institute*. Es definiert die vier Projektphasen
- Projektentstehung (Initiation),
- Projektdefinition (Planning),
- Projektumsetzung (Execution),
- Projektabschluss (Closing)

sowie die Projektkontrolle und Projektsteuerung, (siehe ◘ Abb. 4.7).

In der *Projektentstehungsphase* werden zunächst die groben Projektziele in Form eines *Product Vision Statements* in einem *Projektauftrag* (Project Charter) festgehalten [8]. Der Projektauftrag enthält zudem die bis dahin bekannten Projektrisiken sowie Annahmen und Randbedingungen.

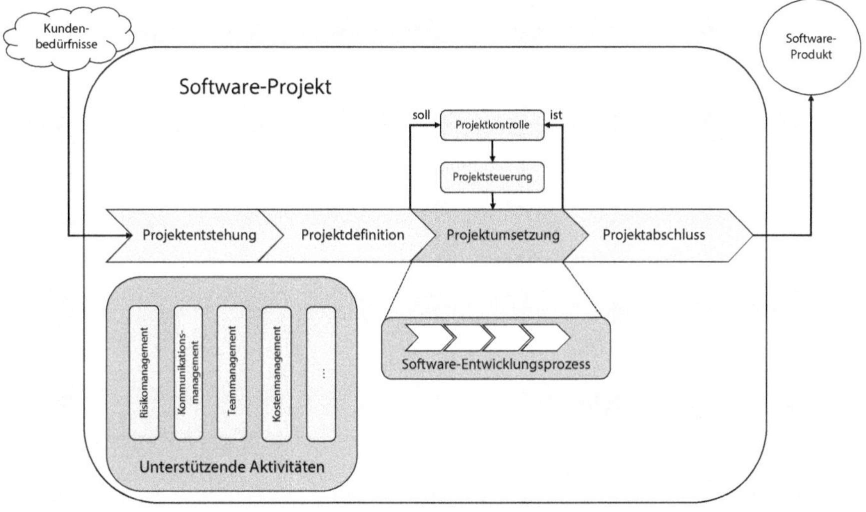

◘ Abb. 4.7 Typisches Projektmanagementmodell

Hintergrundinformation
Product Vision Statement
 Teil eines Projektauftrags ist meist eine grobe Produktvision: Was wollen wir erreichen? In wenigen Sätzen soll eine Vision des Produkts skizziert werden:

- Für wen ist das Produkt?
- Was sind die wesentlichen Features (Unique selling points)?
- Was haben unsere Nutzer von unserem Produkt?
- Wer sind unsere Konkurrenten?
- Was ist unser Geschäftsmodell?

Eine Möglichkeit zur Definition der Produktvision ist, sich dafür eine imaginäre Werbeanzeige zu überlegen.

In der *Projektdefinitionsphase* wird dann ein detaillierter *Projektplan* erstellt. Dieser enthält die am Projekt beteiligten Ressourcen, die Organisationsstruktur, die Verantwortlichkeiten, die Kommunikationsstruktur, das Berichtswesen, den Entwicklungsprozess, die Qualitätsplanung, Maßzahlen für die Projektkontrolle und andere wichtige Planungselemente [8].

Die *Projektumsetzung* ist der Kern eines Projekts. Bei Software-Projekten kommt hier der Software-Entwicklungsprozess zur Anwendung. Teile eines Software-Entwicklungsprozesses können aber auch schon in vorherigen Projektphasen anfallen, z. B. die Definition eines Lastenhefts in der Projektentstehungsphase. Die Rolle des Projektmanagers liegt während der Projektumsetzung in der *Projektkontrolle* und *Projektsteuerung*. Es sind in der Planungsphase geeignete Kennzahlen zu definieren, auf Basis derer ein Projekt gesteuert werden kann. In der Software-Entwicklung können dies sein: umgesetzte Anforderungen, erfolgreich durchgeführte Tests, Anzahl offener Fehler. Hinzukommen finanzielle Kennzahlen. Die Ergebnisse der Projektkontrolle werden in der Projektsteuerung in mögliche Projektanpassungen überführt. Dies können z. B. sein: Anpassung des Ressourcenbedarfs, Reduktion des Umfangs, Änderungen am Entwicklungsprozess [8].

Im *Projektabschluss* wird das Projekt übergeben (es ist darauf zu achten, was in dem Projektauftrag versprochen wurde. Beispiel: Wurde nur die Fertigstellung der Software versprochen oder auch der erfolgreiche Roll-out?) und die Projekterfahrung für weitere Projekte dokumentiert [8].

Hintergrundinformation
Software-Entwicklung ist Teamarbeit. Neu zusammengestellte Teams durchlaufen meist mehrere Phasen der Produktivität. In dem *Modell nach Tuckman* durchläuft ein Team die Phasen

- Norming: Teammitglieder lernen sich kennen und orientieren sich.
- Storming: Rollen bilden sich heraus oder werden erkämpft. In dieser Phase ist das Team am unproduktivsten.
- Forming: Strukturen und Regeln der Zusammenarbeit bilden sich.
- Performing: Jetzt beginnt das Team zu performen und ist am produktivsten.

Wenn Projekte in Schieflage geraten, ist man geneigt, mit weiteren Mitarbeitern das vorhandene Team zu unterstützen. Das bewirkt jedoch oft zunächst das Gegenteil. Die Teambildung beginnt erneut. Alte Mitarbeiter müssen neue Mitarbeiter einarbeiten. In späten Projektphasen bewirkt das Hinzufügen neuer Mitarbeiter meist das Gegenteil. Dies ist auch bekannt als *Brooks Law* [9].

4.6 Software-Qualität

Es gibt nicht DIE Software-Qualität, sondern eine Vielzahl an Qualitätsmerkmalen. Beispielweise wird in [1] ein Produktqualitätsmodell aus acht Qualitätsmerkmalen beschrieben, (siehe ◘ Tab. 4.2). Die Qualitätsmerkmale lassen sich aufteilen in „innere Qualität" und „äußere Qualität". Innere Qualitätsmerkmale sind für die Weiterentwicklung von Code von

◘ Tab. 4.2 Software-Qualitätsmerkmale nach ISO 25010 [1]

Qualitätsmerkmale	Beschreibung
Funktionalität	Hierzu gehören die funktionale Vollständigkeit, Angemessenheit und Richtigkeit.
Performanz	Hierzu gehören z. B. die zeitliche Performanz, der Ressourcenbedarf und das Lastverhalten.
Kompatibilität	Hierzu gehören Kompatibilität (kann die Software neben andere Software laufen) und die Interoperabilität (kann die Software Daten mit anderen Systemen austauschen).
Usability	Hierunter fallen die wesentlichen Aspekte der Software-Usability wie in ▶ Abschn. 4.8 beschrieben.
Zuverlässigkeit	Hierzu gehören die Verfügbarkeit (z. B. wie oft ist eine Web-Anwendung wegen Wartung nicht verfügbar), die Fehlertoleranz (läuft die Software stabil mit geeigneter Fehlermeldung weiter, wenn korrupte Daten eingelesen werden) und Wiederherstellbarkeit (z. B. können Daten wiederhergestellt werden, wenn die Software nach einem Stromausfall neu gestartet werden muss).
IT-Security	Typische IT-Security-Schutzziele sind: Vertraulichkeit (Sind Daten vor Zugriff Dritter geschützt?), Integrität (Sind Daten vor Änderungen durch Dritte geschützt?) und Authentizität (Kann die Herkunft von Daten und Identität von Personen bestimmt werden?).
Wartbarkeit	Typische Merkmale bezüglich Wartbarkeit von Software, z. B. Modularität, Wiederverwendbarkeit, Verstehbarkeit, Änderbarkeit und Testbarkeit.
Übertragbarkeit	Wie gut kann Software installiert oder an neue Hardware angepasst werden?

hoher Relevanz. Hierunter fallen alle Aspekte der Wartbarkeit. Ist Softwarecode zu komplex, um verstanden zu werden, können keine Änderungen vorgenommen werden und somit ist die Software schwer wartbar. Äußere Qualitätsmerkmale betreffen insbesondere die Nutzer, hierunter fallen z. B. die vorhandene Funktionalität und Usability der Software.

Qualitätsmerkmale können nicht alle gleichzeitig in gleichem Umfang erfüllt werden. Hier gilt es gründlich im Rahmen der Anforderungsanalyse abzuwägen, welche Qualitätsmerkmale für den gegebenen Einsatzzweck am wichtigsten sind. Sind Qualitätsziele festgelegt, können diese durch geeignete konstruktive und/oder analytische Qualitätssicherungsmaßnahmen erreicht werden.

4.7 Anforderungsmanagement

Anforderungen gibt es auf verschiedenen Ebenen. Zunächst sind Anforderungen im Problembereich und Lösungsbereich zu unterscheiden. Im Problembereich werden Anforderungen aus Kunden – beziehungsweise Nutzersicht erhoben: Was will der Nutzer mit dem zu entwickelnden System erreichen? Was sind seine Ziele? Was ist der Job-to-be-done

[10]? Anforderungen im Problembereich werden meist als Produktanforderungen oder Stakeholderanforderungen bezeichnet. Im Lösungsbereich werden dann Anforderungen an die Software spezifiziert, um die Stakeholderanforderungen zu erfüllen. Dies bezeichnet man als Software-Anforderungen.

Hintergrundinformation
Systemanforderungen
   Besteht ein interaktives System aus Hardware und Software, werden im Lösungsbereich zunächst Systemanforderungen aus den Stakeholderanforderungen abgeleitet. Diese werden dann weiter aufgegliedert in Hardware-Anforderungen und Software-Anforderungen. Bei einem Softwaresystem sind Systemanforderungen und Software-Anforderungen gleichzusetzen.

Daneben gibt es eine Unterscheidung in funktionale Anforderungen (Was soll gemacht werden?) und nicht-funktionale Anforderungen (Wie gut soll es gemacht werden?). Die nicht-funktionalen Anforderungen beziehen sich dabei auf die typischen Qualitätsattribute einer Software, (siehe ▶ Abschn. 4.6).

Egal welchen Entwicklungsprozess man folgt, die Erhebung von Stakeholderanforderungen und Software-Anforderungen ist immer nötig. Der Unterschied liegt allein in der zeitlichen Abfolge der Erhebung sowie deren Dokumentation.

4.7.1 Klassisches Anforderungsmanagement

Im klassischen Anforderungsmanagement, also der Erhebung von Anforderungen in plangetriebenen Prozessen, werden Anforderung zu Beginn so detailliert wie möglich erhoben. Die Anforderungen werden dann in einem Lastenheft (Problembereich) und Pflichtenheft (Lösungsbereich) dokumentiert, manchmal auch in einem gemeinsamen Dokument, der Software Requirements Specification (SRS).

■ **Problembereich**
Die Stakeholderanforderungen leiten sich aus dem übergeordneten Verwendungszweck, den „wahren" Kundenbedürfnissen beziehungsweise dem Job-to-be-done ab. Stakeholderanforderungen lassen sich in mehrere Anforderungsarten unterscheiden [11], siehe ◘ Tab. 4.3.

Zunächst gilt es, die richtigen Stakeholder zu identifizieren. Offensichtliche Stakeholder sind die Nutzer und die Kunden. Weitere Stakeholder können z. B. Servicemitarbeiter hinsichtlich der Installation oder IT-Administratoren hinsichtlich der Konfiguration in ein IT-Netz sein. Stakeholderanforderungen werden nicht auf dem Silbertablett präsentiert. Fragen wir Nutzer, können die vielleicht ihre wahren Bedürfnisse nicht richtig formulieren. Oder sie kennen sie selbst noch nicht. Manchmal wollen Nutzer auch nicht aktiv zur Anforderungserhebung beitragen. Betrachten wir dazu folgendes Beispiel: Das Management einer großen Firma will eine neue Produktionsteuerungs software entwickeln und einführen lassen. Die aktuelle Produktionssteuerung basiert auf 20 Jahre altem Code. Das Management verweist zwecks Anforderungserhebung auf die Produktionsmitarbeiter. Diese sind zum Teil schon Jahrzehnte bei der Firma und die aktuelle Anlage gewohnt. Diese Mitarbeiter haben gar kein Interesse an einer neuen Software und sind dementsprechend unkooperativ.

Oft sind Nutzer auch nicht verfügbar für langwierige Diskussionen zur Anforderungserhebung. Oder Nutzer fordern Dinge, die eigentlich nicht nötig sind. Hier gilt es Forderung

◨ Tab. 4.3 Typische Arten von Stakeholderanforderungen

Anforderungs-art	Beschreibung
Nutzungsanforderungen	Anforderungen an die Nutzung, das heißt die Interaktion zwischen Nutzer und System. Hierzu gehören auch die Erhebung des Nutzungskontexts und der Nutzergruppen.
Fachliche Anforderungen	Anforderungen z. B. an die umzusetzenden Geschäftsprozesse oder Berechnungs-Algorithmen.
Schnittstellenanforderungen	Anforderungen an Schnittstellen zu anderen Software- oder Hardware-Systemen oder die Interoperabilität mit existierenden Altsystemen.
Regulatorische Anforderungen	Anforderungen aus gesetzlicher Sicht des jeweiligen Anwendungsgebietes, z. B. Einhaltung der Medizinprodukte-Verordnung oder Einhaltung von Datenschutzbestimmungen.
Organisatorische Rahmenbedingungen	Vorgaben der Organisation oder des Kunden, z. B. Anforderungen an zu verwendete Programmiersprachen, Entwicklungsprozesse usw. Dies sind meist keine Anforderungen im eigentlichen Sinne, sondern gegebene Rahmenbedingungen.
Sonstiges	Beispielsweise Anforderungen hinsichtlich Begleitdokumentation.

von Anforderung zu unterscheiden [11]. Vielleicht liegen vom Nutzer formulierte Anforderungen im Lösungsbereich, dann gilt es, die dahinterliegenden und zu lösenden Probleme herauszuarbeiten.

Aufgabe des Anforderungsmanagements ist es nun, alle diese Anforderungen herauszuarbeiten, auch diejenigen, welche nicht explizit vom Kunden genannt werden. Oft sind dies die nicht-funktionalen Anforderungen. Auf die Frage nach dem „Wie schnell soll es sein?" kommt oft ein „Hmm, keine Ahnung. So schnell wie möglich am besten.", was wenig zielführend ist. Die Nutzer merken oft erst bei Nutzung der Software, dass die (implizit vorhandenen, aber nicht kommunizierten) nicht-funktionalen Anforderungen nicht erfüllt sind.

Funktionale vs. Nicht-funktionale Anforderungen

Eine typische funktionale Stakeholderanforderung wäre:

ID: LH_100

„Als Nutzer will ich im Bibliothekskatalog anhand von Autorennamen, Buchtiteln oder ISBN-Nummern nach Büchern suchen können"

Dazugehörige nicht-funktionale Anforderungen sind z. B.

Als Nutzer will ich nicht länger als 0,5 sec. auf ein Suchergebnis warten.

Das System soll mindestens 100 Suchanfragen gleichzeitig ohne Leistungsverlust bearbeiten können.

Die nicht-funktionalen Anforderungen werden meist nicht explizit formuliert und sind schwierig zu erheben. Sie haben jedoch einen großen Einfluss auf spätere Architekturentscheidungen und sind diesbezüglich wichtiger als die funktionalen Anforderungen.

■ **Lösungbereich**

Sind die Stakeholderanforderungen erfasst, wird nun mittels Software-Anforderungen ein Software-System spezifiziert, welches die Stakeholderanforderungen erfüllt. Die Dokumentation der Software-Anforderungen erfolgt im Pflichtenheft, andere Bezeichnungen dafür sind auch *Funktionale Spezifikation* oder *Software-Spezifikation*.

Beispiel

Zu der oben beschriebenen Stakeholderanforderung LH_100 spezifizieren wir folgende Software-Anforderungen im Pflichtenheft:

PH_100, implementiert LH_100
Nachdem der Nutzer sich eingeloggt hat, soll das System die Suchmaske UI_0815 anzeigen.
PH_101, implementiert LH_100
Wenn der Nutzer den UI-Button „Suche starten" gedrückt hat ohne zuvor Autor, Titel oder ISBN angegeben zu haben, soll das System folgende Meldung ausgeben:
„Bitte Autor, Titel oder ISBN angeben"
PH_102, implementiert LH_100
Nachdem der Nutzer Autor, Titel oder ISBN angegeben hat
und
der Nutzer den UI-Button „Suche starten" gedrückt hat, soll das System den Suchprozess starten.
PH_103, implementiert LH_100
Nach Empfang der Suchergebnisse, soll das System die Suchergebnisse in einer Tabelle (siehe UI_4711) anzeigen.

Bemerkung: Die zugehörigen Nutzungsschnittstellen (UI_0815 und UI_4711) wären dabei an anderer Stelle als UI-Wireframe beschrieben.

Software-Anforderungen beschreiben das Aussehen (UI-Design), die Schnittstellen zur Außenwelt und das Verhalten der Software (Was passiert, wenn der Knopf XY gedrückt wird?). Software-Anforderungen enthalten noch keine Angaben über die eigentliche Umsetzung, wie z. B. zu verwendende Bibliotheken oder einzusetzende Entwurfsmuster. Dies folgt in der anschließenden Architekturphase.

Oft ist nicht eindeutig klar, ob eine Anforderung im Problembereich oder Lösungsbereich liegt. Als grundsätzliche Regel ist anzuwenden: Ist es dem Nutzer/Kunden wichtig, liegt die Anforderung im Problembereich, sonst im Lösungsbereich. Schauen wir uns dazu folgende Anforderung an:

Die Software muss unter Windows 10 laufen.

Wenn der Kunde unbedingt eine Software für Windows 10 braucht, weil alle seine anderen Software-Systeme auch unter Windows 10 laufen, wird diese Anforderung im Problembereich liegen und ins Lastenheft aufgenommen. Ist dem Kunden das Betriebssystem nicht wichtig, kann die Entscheidung für ein Betriebssystem erst im Lösungsbereich fallen.

Anforderung vs. Spezifikation

Die beiden Begriffe sind eng verwandt, jedoch nicht gleich. Als Spezifikation wird allgemein ein Dokument mit Anforderungen bezeichnet.

Anforderungen, sowohl im Problem- als auch Lösungsbereich sollen gewissen Qualitätskriterien entsprechen [12]. Die wichtigsten sind:

■ **Konsistent**: Es existieren keine widersprüchlichen Anforderungen.

— **Prüfbar**: Eine Anforderung ist mit einem Test prüfbar. Die wichtigste Frage, die Sie sich bei der Formulierung von Anforderungen immer wieder stellen sollen: „Wie schreibe ich einen Test zur Überprüfung dieser Anforderung?"

— **Eindeutig**: Die Anforderung lässt keinen Spielraum für Interpretationen.

— **Notwendig**: Brauche ich die Anforderung wirklich? Jede nicht umgesetzte Anforderung spart Code und Tests und verringert die Komplexität.

Bei der Formulierung von Anforderung sollte auf eine konsistente Schreibweise geachtet werden und wenn möglich sollten immer gleiche Begriffe verwendet werden. Wenn z. B. die Begriffe *anzeigen*, *darstellen* und *visualisieren* verwendet werden, sollen diese auch eine unterschiedliche Bedeutung haben. Sonst ist ein einheitlicher Begriff zu verwenden. Zur Formulierung von Anforderungen empfiehlt sich die Verwendung von Satzschablonen. Bei großen Anforderungsdokumenten hilft dies, schnell und präzise Anforderungen zu lesen und zu verstehen. Eine oft anzutreffende Satzschablone ist [12]:

<Bedingung>, muss das System <Objekt> <Prozesswort>

Beispiel

Nachdem der Nutzer sich angemeldet hat, muss das System seinen persönlichen Startbildschirm anzeigen.

Nach erfolgreichem Laden des Bildes muss das System das Bild inklusive demografischer Patientendaten, Ausrichtung und Fensterung anzeigen.

Nutzungsanforderungen können nach folgender Schablone formuliert werden:

<Bedingung>, muss das System <wem?> die Möglichkeit bieten <Objekt> <Prozesswort>

Beispiel

Die weiter oben beschriebene Nutzungsanforderung LH_100 würde folgendermaßen formuliert werden:

Nachdem der Nutzer sich eingeloggt hat, muss das System dem Benutzer die Möglichkeit bieten, anhand von Autorenname, Buchtitel oder ISBN-Nummern nach Büchern zu suchen.

Abschließend können Schnittstellenanforderungen formuliert werden als:

<Bedingung>, muss das System fähig sein <Objekt> <Prozesswort>

Füllfloskeln (*Das System muss aktiv …*) und ungenaue Angaben (*Das System muss sehr schnell …*) sind bei der Formulierung zu vermeiden. Insgesamt lassen sich drei Arten von Anforderungen ausmachen und in einer Satzschablone abbilden, siehe ◘ Abb. 4.8.

1. Typ: Anforderungen an selbstständige Systemaktionen als Reaktion auf Ereignisse
2. Typ: Nutzungsanforderung hinsichtlich Interaktion mit dem Nutzer
3. Typ: Schnittstellenanforderung zum Datenaustausch mit anderen Systemen

Von einer schlechten zur guten Anforderung (in Anlehnung an ein Beispiel aus [13])
Hintergrund ist die Berechnung einer Patientenposition auf Basis vom Bilddaten für die Strahlentherapie. Bei stereotaktischen Bestrahlungen wird am Patienten ein Rahmen fixiert, welcher ein definiertes Koordinatensystem aufspannt. Dieses wird zur späteren Positionierung des Patienten am Strahlentherapiegerät verwendet.
Wir starten mit folgender Software-Anforderung:
Die Patientenposition soll so schnell wie möglich berechnet werden. Dazu hat der Nutzer zuvor die Markierungen auf den Bildern zu setzen. Wenn die Genauigkeit der Position zu unsicher ist, können die Bilder nicht verwendet werden. Die Unsicherheit kann über einen sogenannten Qualitäts-Index (QI) bestimmt werden. Unsicherheiten entstehend durch Artefakte der Bildgebung.

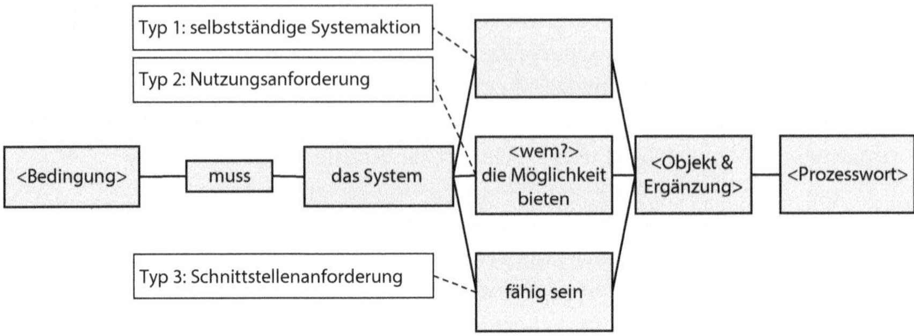

◘ Abb. 4.8   Satzschablone zur Formulierug von Anforderungen nach [12]

Beobachtungen: Sätze sind nicht systematisch strukturiert. Es ist nicht ersichtlich, was Anforderung und was eine zusätzliche Erklärung ist. Die Anforderung ist schwer zu testen: Was heißt schnell? Wir formulieren die Anforderung folgendermaßen um:

Das System soll dem Nutzer die Möglichkeit bieten, Markierungen auf den Bilddaten mittels linker Maustaste zu setzen.

Nachdem der Nutzer alle Markierungen gesetzt hat, soll das System die Patientenposition innerhalb einer Sekunde berechnen und anzeigen.

Nachdem die Patientenposition berechnet wurde, soll das System den Qualitäts-Index innerhalb von 0,5 Sekunden berechnen und anzeigen.

Wenn der Qualitäts-Index größer als 2mm beträgt, soll das System eine Weiterverarbeitung der Bilddaten verbieten.

Bemerkung: Der Qualitäts-Index (QI) ist ein Maß für die Vertrauenswürdigkeit der Berechnung. Je größer die QI, desto größer ist die Wahrscheinlichkeit einer inkorrekten Bestimmung der Patientenposition. Dies kann z. B. aus Artefakten der Bildgebung rühren.

Beobachtungen: Anforderungen und zusätzliche Erklärungen sind klar getrennt. Jeder Satz enthält eine Anforderung. Die Sätze sind einheitlich nach einer Satzschablone strukturiert und leicht verständlich. Für jede Anforderung ist ein Testfall formulierbar. Als weitere Verfeinerung könnte man noch beschreiben, wie eine Weiterverarbeitung verhindert wird (z. B. durch Ausblenden des Schalters „Speichern"). Weiter wären noch die Algorithmen zur Berechnung der Patientenposition und des QI anzugeben.

Ein mögliches Vorgehen zur Ableitung von Anforderungen (siehe ◘ Abb. 4.9), welches sich in unseren eigenen Projekten etabliert hat, ist:
1. Use Case Diagramme aufstellen
2. Use Cases detaillieren mit Hilfe von Aktivitätsdiagrammen
3. Aus den einzelnen Aktionen der Aktivitätsdiagramme textuelle Anforderungen ableiten

Das Vorgehen bietet sich sowohl im Problembereich als auch im Lösungsbereich an, wird nur jeweils auf einer anderer Detailierungsebene durchgeführt.

4.7.2 Agiles Anforderungsmanagement

Wie in ► Abschn. 4.3 beschrieben, verzichten wir bei agilen Entwicklungsprozessen auf eine detaillierte Anforderungsspezifikation zu Beginn eines Projekts. Die zugrundeliegenden Tätigkeiten sind dennoch durchzuführen, nur in anderer zeitlicher Abfolge, (siehe ◘ Abb. 4.10). Zunächst werden grob formulierte *User Storys* festgehalten. Diese werden meist formuliert als

Als <Nutzerrolle> möchte ich <irgendwas machen> um <irgendwas zu erreichen>

Die User Storys sind nicht als detaillierte Anforderungen zu verstehen. Sie dienen vielmehr als Merkzettel, um zu gegebener Zeit die Anforderungen „just in time" auszuarbeiten und umzusetzen. Die User Storys werden in einem *Backlog* festgehalten. Während der Sprints wird mit den Nutzern (beziehungsweise dem Product-Owner als Vertreter der Nutzer) über die User Story diskutiert und es werden die Einzelheiten der Umsetzung erarbeitet und implementiert.

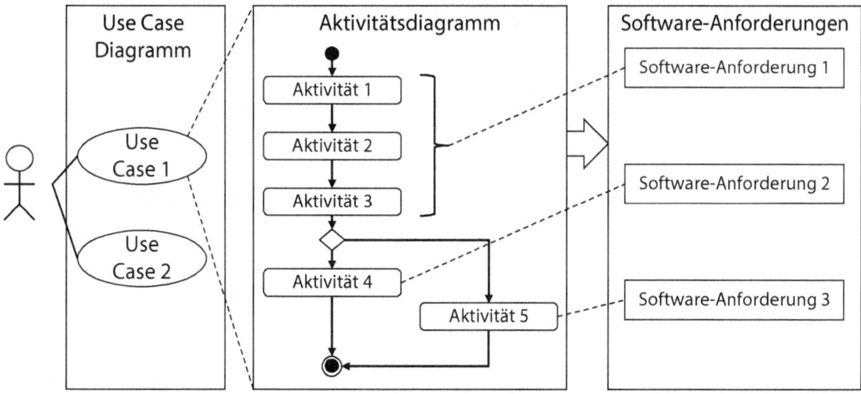

◘ **Abb. 4.9**　Ableiten von Software-Anforderungen aus Aktivitätsdiagrammen von Use Cases

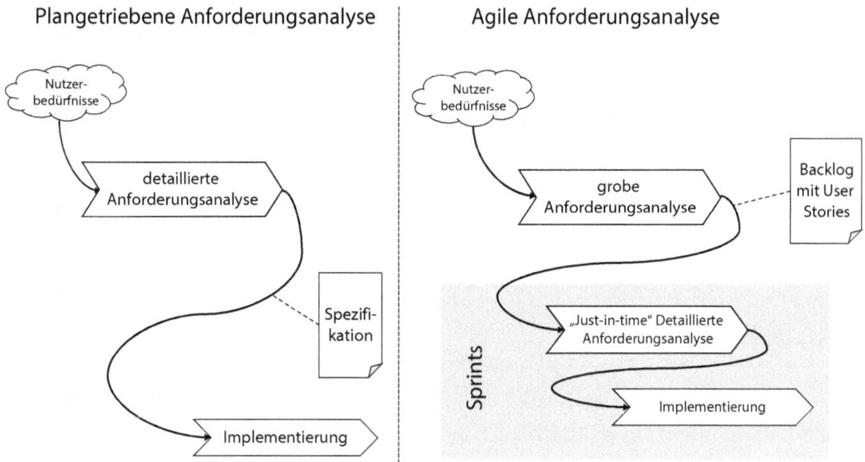

◘ **Abb. 4.10**　Grundlegende Unterschiede bei der Anforderungsanalyse in plangetriebenen und agilen Software-Projekten

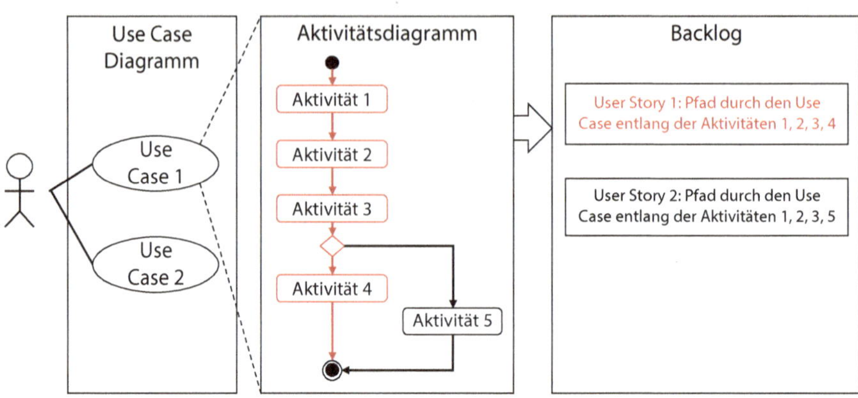

■ Abb. 4.11   User Story als Pfad durch einen Use Case

■ Zusammenhang von User Storys und Use Cases

Man kann sich eine User Story als die Überschrift eines Pfades (Szenarios) durch einen Use Case vorstellen, (siehe ■ Abb. 4.11). Klassische Software-Anforderungen hingegen beschreiben die einzelnen Aktivitäten eines Pfades.

4.7.3 Rückverfolgbarkeit, Tracability

Unter Rückverfolgbarkeit beziehungsweise Tracability versteht man die Zusammenhänge von

- Stakeholderanforderungen und Software-Anforderungen: Jede Software-Anforderung muss auf mindestens einer Stakeholderanforderung beruhen und diese referenzieren. Eine Stakeholderanforderung kann durch mehrere Software-Anforderungen umgesetzt werden.
- Anforderungen und Tests: Für jede Anforderung müssen die zugehörigen Tests bekannt sein. Jeder Test testet mindestens eine Anforderung.

Die Rückverfolgbarkeit von Stakeholderanforderungen, Software-Anforderungen und Tests wird über sogenannte Tracability-Matrizen abgebildet. Eine notwendige Voraussetzung ist eine eindeutige Identifikation der Anforderungen und Tests.

4.8 Usability

Insbesondere bei interaktiven Systemen spielt die Usability eine große Rolle. Der Begriff Usability wurde bereits in ▶ Abschn. 3.6 definiert. Ziel ist es, ein für die Nutzer gut zu bedienendes System zu entwickeln, damit Nutzer effektiv und effizient damit arbeiten können. Usability spielt sowohl im Problembereich als auch im Lösungsbereich eine Rolle.

Im Problembereich sind zunächst die beabsichtigten Nutzer zu verstehen und der Nutzungskontext zu beschreiben. Daraus leiten sich dann Nutzungsanforderungen als Teil der Stakeholderanforderungen ab. Im Lösungsbereich werden nun Nutzungsschnittstellen (User Interfaces, UI) iterativ entworfen und aus Nutzerperspektive evaluiert. Die iterative Herangehensweise passt sehr gut zu agilen Entwicklungsprozessen. Angefangen mit groben UI-Skizzen (Wireframes, Low-fidelity-Prototypen) werden unter Mitwirkung von Nutzern immer genauere UIs entworfen und evaluiert.

Typische Probleme bei Nutzungsschnittstellen sind [14]:

- **■ Abkürzungen**

Dem Nutzer sind verwendete Abkürzungen nicht klar und falsche Entscheidungen werden getroffen. Oder Entscheidungen werden zu spät getroffen.

- **■■ Informationsdichte**

Der Nutzer übersieht Informationen oder braucht zu lange, um Entscheidung zu treffen.

- **■■ Zu geringer Kontrast**

Nutzer können Informationen aufgrund hoher Sonneneinstrahlung nicht erkennen. Eine eventuelle Rot-Grün-Blindheit ist bei der Farbgestaltung nicht berücksichtigt.

- **■■ Keine Bestätigung notwendig**

Nutzer können versehentlich sicherheitskritische Eingaben tätigen. Mit Bestätigungen ist allerdings mit Vorsicht umzugehen. Werden von dem Nutzer zu viele Bestätigungen erwartet, bestätigt dieser ohne zu lesen und nachzudenken.

- **■■ Keine Überprüfung von Daten**

Unerlaubte Dateneingaben werden nicht überprüft.

- **■■ Zu kleine Schriftgrößen**

Nutzer übersehen Informationen oder lesen Informationen inkorrekt ab.

- **■■ Mehrdeutige Eingabeelemente**

Der Nutzer ist sich über die Bedeutung von Eingabeelementen nicht sicher. Beispiel: Ein Knopf zeigt „An". Ist der nun aktuelle Status „An" und der Nutzer schaltet durch Drücken des Knopfes auf „Aus" um. Oder schaltet der Nutzer durch Drücken des Knopfes in den „An"-Zustand?

Zur Unterstützung des Entwurfs von Nutzungsschnittstellen dienen generische Style-Guides und anerkannte Gestaltungsregeln wie in der ISO 9241 Normenfamilie 9241 „Ergonomie der Mensch-System-Interaktion" beschrieben, (siehe ◘ Tab. 4.4). Insbesondere helfen die Grundsätze der Dialoggestaltung (◘ Tab. 4.5) und der Informationsdarstellung (◘ Tab. 4.6) bei dem Entwurf von Nutzungsschnittstellen.

Eine Software mit guter Usability ist ein Ergebnis des Zusammenspiels der Erhebung guter Nutzungsanforderungen und des darauf basierenden Entwurfs von Nutzungsschnittstellen unter Beachtung bekannter Grundsätze und Styleguides, sowie der iterativen Evaluierung durch die Nutzer (siehe ◘ Abb. 4.12).

4

◘ **Tab. 4.4**   Für die Software-Entwicklung wichtige Normen der ISO 9241 Normenfamilie „Ergonomie der Mensch-System-Interaktion"

Teil	Titel	Beschreibung
11	Gebrauchstauglichkeit: Begriffe und Konzepte	Beschreibt allgemeine Begriffe im Zusammenhang mit Mensch-System-Interaktion und Usability.
110	Grundsätze der Dialoggestaltung	Beschreibt die Grundsätze der Dialoggestaltung in interaktiven Systemen, (siehe ◘ Tab. 4.5).
112	Grundsätze der Informationsdarstellung	Beschreibt die Grundsätze der Informationsdarstellung (visuell, akustisch, haptisch) in interaktiven Systemen zur Wahrnehmung und zum Verständnis, (siehe ◘ Tab. 4.6).
125	Anleitung zur visuellen Informationsdarstellung	Gibt Empfehlungen zur visuellen Darstellung von Informationen, z. B. Verwendung von UI-Elementen zur Organisation und Strukturierung von Informationen oder die Verwendung von Farben.
143	Formulardialoge	Gibt Empfehlungen zur Verwendung von Formulardialogen in Software, z. B. die Reihenfolge, Anordnung, Gruppierung und Beschriftung von Feldern zur Dateneingabe.
161	Leitfaden zu visuellen User-Interface-Elementen	Beschreibt typische UI-Elemente, die in Software-Systemen (z. B. Akkordeon, Dropdown, Schaltfläche) verwendet werden und gibt Empfehlungen zur deren Nutzung.
210	Prozess zur Gestaltung gebrauchstauglicher interaktiver Systeme	Beschreibt einen menschzentrierten Entwicklungsprozess zur Gestaltung interaktiver Systeme. Dient als Grundlage der IEC 62336 für die Usability von Medizinprodukten.

◘ **Tab. 4.5**   Grundsätze zur Dialoggestaltung nach ISO 9241-110

Grundsatz	Bemerkung
Aufgabenangemessenheit	Nur wesentliche Informationen, ausgerichtet an der zu erledigenden Aufgabe, werden angezeigt.
Selbstbeschreibungsfähigkeit	Dem Nutzer ist zu jeder Zeit ersichtlich, welche weiteren Handlungen notwendig sind. Die Notwendigkeit für eine Benutzungsanleitungen sollte minimal sein.
Erwartungskonformität	Der Dialog entspricht z. B. anerkannten Konventionen (gebräuchliches Vokabular, konsistentes Verhalten, gleiche Beschriftung von UI-Elementen)
Lernförderlichkeit	Dem Nutzer wird bei der Erlernung geholfen, z. B. Hilfeseiten, verständliche Rückmeldungen und Erklärungen, erneutes Durchführen von Arbeitsschritten
Steuerbarkeit	Nutzer kann die Richtung (vorwärts/rückwärts/abbrechen) beeinflussen.
Fehlertoleranz	Nutzer kann Fehleingaben erkennen und korrigieren.
Individualisierbarkeit	Dialoge können an individuelle Bedürfnisse und Fähigkeiten von Nutzern angepasst werden, z. B. Anpassung an länderspezifische Gegebenheiten, Anfänger-/Expertenmodus, numerische oder visuelle Darstellung von Zahlen.

▣ Tab. 4.6   Grundsätze zur Informationsdarstellung nach ISO 9241-112

Grundsatz	Bemerkung
Entdeckbarkeit	Wesentliche Informationen sind erkennbar, z. B. durch Hervorhebung.
Ablenkungsfreiheit	Nutzer wird nicht abgelenkt bei der Erfassung wichtiger Informationen (z. B. durch andere, unwesentliche Informationen).
Unterscheidbarkeit	Informationen sind unterscheidbar, z. B. durch Gruppierung.
Eindeutigkeit	Nutzer kann Informationen eindeutig interpretieren.
Kompaktheit	Nur die notwendigen Informationen werden dem Nutzer angezeigt.
Konsistenz	Ähnliche Informationen werden ähnlich dargestellt.

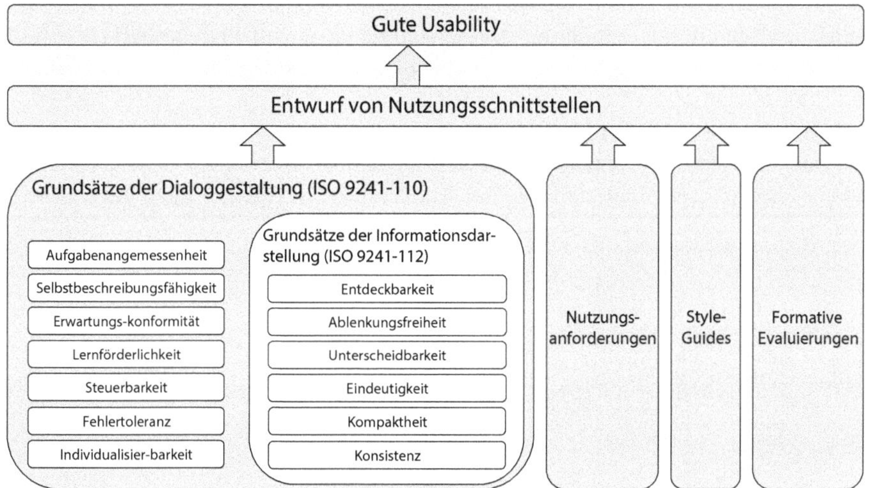

▣ Abb. 4.12   Die Einhaltung der Grundsätze zur Dialoggestaltung und Informationsdarstellung, die Anwendung von Style-Guides sowie die formative Evaluierung führen zu Nutzungsschnittstellen mit guter Usability

4.9 Software-Architektur und Software-Design

Die Software-Architektur bildet gewissermaßen das Gegenstück zur Nutzungsschnittstelle. Hier geht es um den Aufbau der Software unter der sichtbaren Oberfläche. Wir unterscheiden Software-Architektur (die Makro-Architektur, der Aufbau im Großen) und Software-Design (die Mikro-Architektur, der Aufbau im Kleinen). Bei kleineren Software-Systemen mag es keinen Unterschied zwischen Architektur und Design geben.

Stehen die Software-Anforderungen fest, ist eine geeignete Software-Architektur zu entwerfen, welche die Anforderungen umsetzt. Dabei sind zwingend die nicht-funktionalen Anforderungen zu berücksichtigen, da diese großen Einfluss auf die Architektur haben.

> ┌─ **Definition** ───
> Softwarearchitektur ist die Zerlegung eines Software-Systems in Bausteine, die Festlegung der Beziehungen zwischen den Bausteinen, die Festlegung der Systemgrenzen sowie die Festlegung der Beziehungen zur Außenwelt.
> Quelle: eigene Definition in Anlehnung an IEEE 1471 „Recommended Practice for Architectural Description of Software-Intensive Systems".

4

Bausteine können Software-Komponenten, Datenbanktabellen, Konfigurationsdateien oder anderes sein. Software-Komponenten können wiederum aus anderen Komponenten bestehen. In ◘ Abb. 4.13 wird ein typisches Modell einer Software-Architektur gezeigt, die externen Systeme der Außenwelt (Datenbank, Sensor, Mail-Server) sind dabei nur exemplarisch zu verstehen. Der kleinste Baustein ist eine Software-Einheit, welche üblicherweise eine Software-Klasse darstellt.

Architekturentscheidungen sind alle wichtigen und schwer rückgängig zu machenden Entscheidungen beim Entwurf eines Software-Systems. Es sind die tragenden Wände des Systems. Beim Entwurf einer Software-Architektur geht es um die Minimierung der Komplexität und damit eine Erhöhung der Verständlichkeit und Erweiterbarkeit eines Systems. Die wichtigsten Prinzipien beim Softwareentwurf sind [15, 17]:

- **Keep it Simple and Stupid (KISS)**

Eine Software-Architektur sollte einfach und damit verständlich sein. Verständliche Systeme sind weniger fehleranfällig bei Änderungen, vergleiche dazu auch die agilen

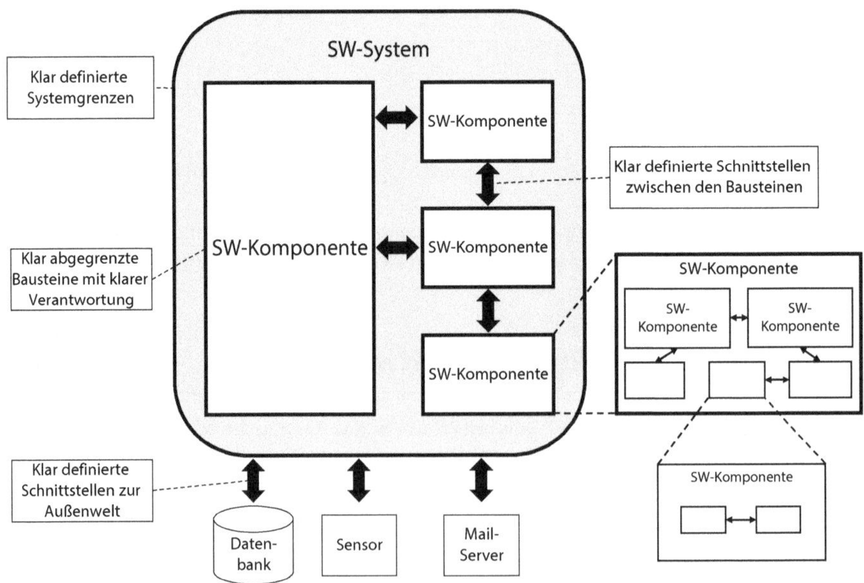

◘ **Abb. 4.13**   Typisches Modell einer Software-Architektur

Prinzipien in ▶ Abschn. 4.3.2. Eine einfache Architektur ist nicht gleichbedeutend mit der erstbesten Architektur.

▪▪ Information Hiding Principle

Das Innere von Software-Komponenten bleibt der Außenwelt verborgen. Software-Komponenten kommunizieren nur über definierte Schnittstellen. Nach außen verhalten Sie sich als Blackboxes. Damit wird eine hohe Kopplung zwischen Komponenten verhindert. Das Innere einer Komponente kann geändert werden, ohne dass die Außenwelt davon betroffen ist, solange der Schnittstellenvertrag eingehalten wird.

▪▪ Open Closed Principle

Komponenten sollten offen für Erweiterungen sein, aber geschlossen für Änderungen. Das erscheint auf den ersten Blick ein Widerspruch zu sein. Eine Erweiterung einer Komponente um neue Funktionalität sollte nicht dadurch erreicht werden, dass bestehender Code angepasst wird. Vielmehr soll dies durch geschickte Integration neuen Codes erreicht werden, z. B. Vererbungen.

▪▪ Lose Kopplung

Komponenten sollten lose gekoppelt sein. Kopplung entsteht z. B. durch Funktionsaufrufe, global verwendete Variablen oder impliziter Datenaustausch über Datenbanken. Eine hohe Kopplung führt zu einer schweren Änderbarkeit.

▪▪ Hohe Kohäsion

Innerhalb von Komponenten kann es durchaus zu einer hohen Kopplung kommen, das spricht für einen hohen Zusammenhalt. Die Komponente scheint eine klare Verantwortlichkeit zu haben. Man spricht dann von einer hohen Kohäsion innerhalb der Komponente.

Lose Kopplung und hohe Kohäsion in sozialen Strukturen

Gegeben sei ein Projektteam mit gegebener Kommunikationsstruktur, siehe ◘ Abb. 4.14. Das Team ist nun auf zwei Zimmer aufzuteilen. Die „grauen" Teammitglieder möchten gerne zusammen in einem Zimmer sitzen. Bezüglich des Projekts haben sie jedoch wenig miteinander zu kommunizieren. Alle „grauen" Teammitglieder müssen mit „weißen" Teammitgliedern über Zimmergrenzen hinweg kommunizieren. Das ist sicher nicht sehr sinnvoll. Besser anbieten würde sich eine Aufteilung wie auf der rechten Seite von ◘ Abb. 4.14. Innerhalb der Zimmer wird viel kommuniziert, nur zwei Personen müssen über Zimmergrenzen hinweg kommunizieren.

▪▪ Separation Of Konzerns

Jede Komponente sollte seinen eigenen „Belang" haben. Dadurch entsteht eine hohe Kohäsion. Prinzipiell ist zu entscheiden, ob „Belange" nach fachlichen Kriterien geschnitten werden (vertikaler Schnitt, z. B. Mitarbeiterverwaltung, Kundenverwaltung, Lieferantenverwaltung) oder technischen Kriterien (horizontaler Schnitt, z. B. User Interface, Geschäftslogik, Datenmanagement). Bei einem fachlichen Schnitt ist mit einer höheren Kohäsion zu rechnen [15].

▪▪ Hierarchische Dekomposition

Ein großes, komplexes Software-System soll rekursiv in Komponente zerlegt werden. Dabei können Komponenten wiederum aus anderen Komponenten bestehen. Dies ist ein Grundkonzept der Informatik, auch Teile-und-herrsche-Verfahren genannt [15, 17].

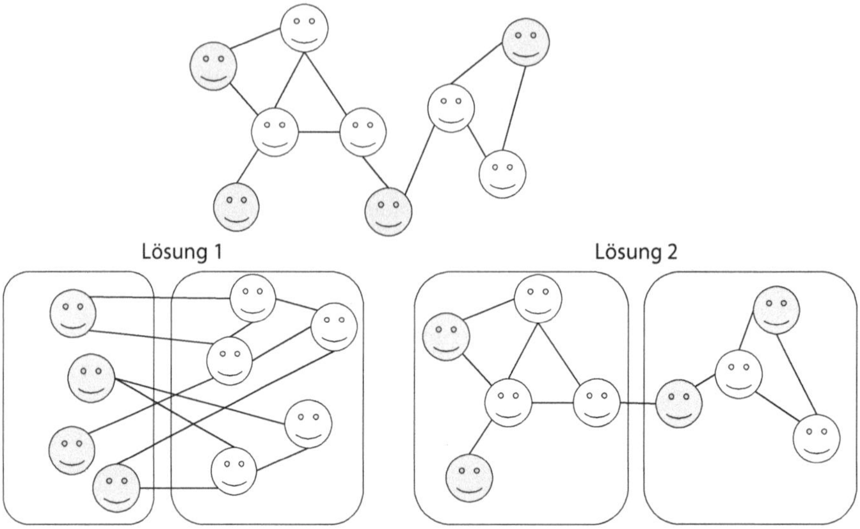

4

Lösung 1

Lösung 2

Abb. 4.14   Beispiel für lose Kopplung und hohe Kohäsion

Eine vollständige Darstellung einer Software-Architektur in einer Übersicht ist meist nicht möglich. Neben der hierarchischen Zerlegung sind meist verschiedene Sichten auf die Architektur nötig (z. B. logische Sicht, statische Sicht, dynamische Sicht, Verteilungssicht). Für etablierte Anwendungsfälle existieren Architekturmuster wie z. B. Client-Server-Architektur, Schichtenarchitektur, Pipes-and-Filter oder Microservices. Auf unterer Ebene helfen Entwurfsmuster beim Entwurf von Lösungen. Zur weiteren Lektüre sei auf einschlägige Literatur verwiesen, z. B. [15, 16, 17].

4.10 Implementierungsaspekte

Die Implementierung, das Schreiben von Code, ist die wahre Quelle der Wertschöpfung. Es ist darauf zu achten, dass durch umständliche Programmierung die Komplexität nicht weiter erhöht wird. Unnötiger Code sollte vermieden werden. Code sollte selbsterklärend sein, *Clean-Code*-Prinzipien sind anzuwenden [18]. Gerade bei agiler Entwicklung ist Code einem regelmäßigem *Refactoring* zu unterziehen [19]. Sogenannte *Code Smells* wie lange Methoden, lange Parameterlisten, viele Kommentare oder tiefe Verschachtelungen geben dazu Anhaltspunkte. Viele der Code Smells sind über *statische Codeanalysen* ermittelbar, (siehe ▶ Abschn. 4.11.1).

4.11 Software-Qualitätssicherung

Der Begriff Software-Qualität und Qualitätsmerkmale von Software wurden bereits in ▶ Abschn. 4.6 diskutiert. Grundsätzlich müssen wir sicherstellen, dass wir **die Software richtig** bauen (Verifizierung). Allerdings bringt die schönste und fehlerfreiste Software nichts, wenn wir die eigentlichen Kundenbedürfnisse nicht erfüllen. Wir müssen also auch sicherstellen, dass wir **die richtige Software** gebaut haben (Validierung). Maßnahmen der Qualitätssicherung sind also entweder verifizierend oder validierend.

> **Wichtig**
> **Verifizierung**
> Überprüfung der Übereinstimmung zwischen einem Software-Produkt und seiner dokumentierten Spezifikation. (Haben wir die Software richtig gebaut?)
> **Validierung**
> Überprüfung der Eignung eines Software-Produktes bezogen auf seinen Einsatzzweck. (Haben wir die richtige Software gebaut?)

Verifizierungen finden in der Entwicklung statt. Zur Validierung sind realistische Rahmenbedingungen und reale Nutzer erforderlich. Nutzer müssen unter realistischen Bedingungen mit der Software arbeiten und uns sagen: „Super. Genau diese Software brauche ich!". Validierung bei Kundenprojekten findet meist in der Projektabnahme im Rahmen von Akzeptanz- beziehungsweise Abnahmetests statt. Bei Entwicklungsprojekten gibt es nicht *den* Kunden, daher sind andere Maßnahmen zur Validierung erforderlich. Eine Möglichkeit sind Beta-Tests beziehungsweise Customer-Use-Tests. Hier bekommen ausgewählte Kunden vorab die Software zur Nutzung.

Die bisher betrachteten Tätigkeiten eines Entwicklungsprozesses (Anforderungsanalysen, Architektur, „saubere" Implementierung) tragen konstruktiv vor der Implementierung von Code zur Qualitätssicherung bei. Analytische Qualitätssicherungsmaßnahmen hingegen kommen nach der Implementierung von Code zum Tragen. Dies sind im Wesentlichen alle Ausprägungen von Software-Tests, (siehe ◼ Abb. 4.15). Analytische Maßnahmen können sowohl verifizierend (z. B. Unittests) als auch validierend (z. B. Usabilitytests) sein, (siehe ◼ Tab. 4.7). Eine gängige Bezeichnung für konstruktive Qualitätssicherung ist auch *Quality Assurance (QA)*, wohingegen analytische Qualitätssicherung oft als *Quality Control (QC)* bezeichnet wird.

Je nach Qualitätsmerkmal sind andere konstruktive oder analytische Maßnahmen erforderlich. Einige Beispiele finden sich in ◼ Tab. 4.8.

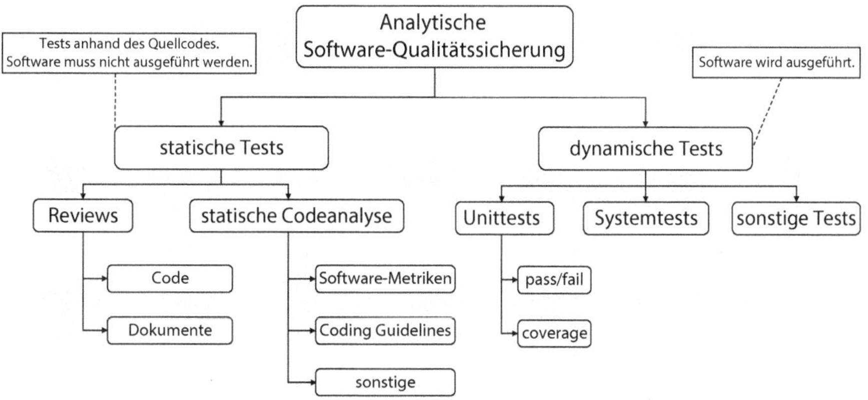

◼ **Abb. 4.15**   Elemente der analytischen Software-Qualitätssicherung

◘ Tab. 4.7   Beispiele für qualitätssichernde Maßnahme und deren Zuordnung

	konstruktiv	analytisch
Das Produkt richtig bauen	„Saubere" Architekturen [16], „Sauberer" Code [18], Coding Guidelines	Unittests Systemtests → Verifizierung
Das richtige Produkt bauen	Anforderungsanalysen, Nutzerzentrierte Entwicklung	Usabilitytests Abnahmetests → Validierung

◘ Tab. 4.8   Beispiele von konstruktiven und analytischen Maßnahmen zur Erreichung verschiedener Qualitätsziele

Qualitäts-merkmal	Konstruktive Maßnahme	Analytische Maßnahme
Funktionalität	Angemessene Anforderungsanalyse Agile Entwicklung mit schnellen Feedbackzyklen	Systemtests, Funktionstests, Unittests, Code Reviews
Usability	Nutzerzentrierter Entwicklungsprozess [11]	Usabilitytests A/B-Tests
IT-Security	Sichere Software-Entwicklung [20], Bedrohungsmodellierung	Penetrationstests
Performanz	Microservice-Architektur zur Skalierung und Ausfallverhalten [15]	Lasttests
Wartbarkeit	„Sauberer" Code [18], „Saubere" Architekturprinzipien [16], Coding-Guidelines	Software-Metriken (z. B. McCabe), Code Reviews
Übertragbarkeit	Auslieferung über Container	Installationstests auf unterschiedlichen Systemen mit unterschiedlichen Konfigurationen und Hardware

Software-Tests können sowohl statisch als auch dynamisch sein. Statische Tests prüfen Quellcode, ohne dass dieser ausgeführt wird. Für dynamische Tests hingegen ist eine Ausführung des Programmcodes erforderlich.

4.11.1   Statische Methoden

Bei statischen Tests wird Code nicht ausgeführt. Unter statische Tests fallen zum einen manuelle Code Reviews (und auch Dokumentenreviews, obwohl diese im strengen Sinne nicht nach Implementierung von Code stattfinden). Zum anderen kann automatisiert über statische Code-Analysetools Folgendes ermittelt werden:

- Potenzielle Programmfehler werden gefunden (z. B. FindBugs, FxCop, Clang),
- duplizierter Code wird gefunden
- die IST-Architektur wird visualisiert und mit der SOLL-Architektur verglichen werden (z. B. SonarGraph)
- Coding-Guidelines werden auf Einhaltung überprüft (z. B. Checkstyle)
- typische Software-Metriken

■ Software-Metriken

Mittels der quantitativen Bestimmung von Software-Metriken, also Zahlen in Bezug auf einen Software-Aspekt, können Aussagen zu bestimmten Qualitätsmerkmalen bestimmt werden. Einfache Software-Metriken bestimmen die Anzahl Lines-of-Code von Methoden oder die Anzahl an Methoden pro Klasse. Dies kann Anhaltspunkte (Code Smells) auf notwendige Refactorings liefern. Andere Metriken liefern Aussagen über die Kohäsion in Klassen (Lack of Cohesion in Methods LCOM) oder die Kopplung von Software-Komponenten (Afferent Coupling CA und Efferent Coupling CE). Wir wollen nun einen näheren Blick auf Software-Metriken zur Bestimmung der Software-Komplexität werfen.

■ McCabe-Metrik

Die McCabe-Metrik [21], auch zyklomatische Komplexität nach McCabe genannt, liefert einen Hinweis auf die strukturelle Komplexität eines Stück Programmcodes. Dies geht einher mit der Verstehbarkeit. Je schwieriger Programmcode zu verstehen ist, desto fehleranfälliger ist er für Änderungen. Gleichzeitig ist komplexer Code auch schwieriger zu testen und birgt dadurch ein höheres Fehlerpotential. Vereinfacht ausgedrückt ist die McCabe-Metrik einer Methode die Anzahl an Binärverzweigungen plus eins, (siehe ❏ Abb. 4.16). Statische Codeanalyse-Tools berechnen die McCabe-Metrik pro Methode.

> **Code Komplexität**
>
> Code ist komplex, wenn er schwer zu verstehen und/oder zu testen ist. Dies hängt zusammen mit der Anzahl an Eingaben, der Anzahl an Verzweigungen und der Schachtelungstiefe.
> Quelle: eigene Definition frei nach IEEE Standard Glossary.

Es wird allgemein angenommen, dass Code mit einer McCabe-Metrik kleiner zehn noch gut verstehbar ist. Die McCabe-Metrik kann nun für Folgendes nützlich sein:

- Anhaltspunkt für potenzielles Refactoring: Methoden mit (sehr) hoher McCabe-Metrik sind zu refactorieren, um die Verstehbarkeit, Wartbarkeit und Testbarkeit zu gewährleisten.
- Anzahl notwendiger Tests: die McCabe-Metrik liefert einen Hinweis auf die Anzahl notwendiger Unittests.
- Priorisierung für Code Reviews: Code mit hoher McCabe-Metrik sollte mit höherer Priorität und Sorgfalt gereviewt werden.

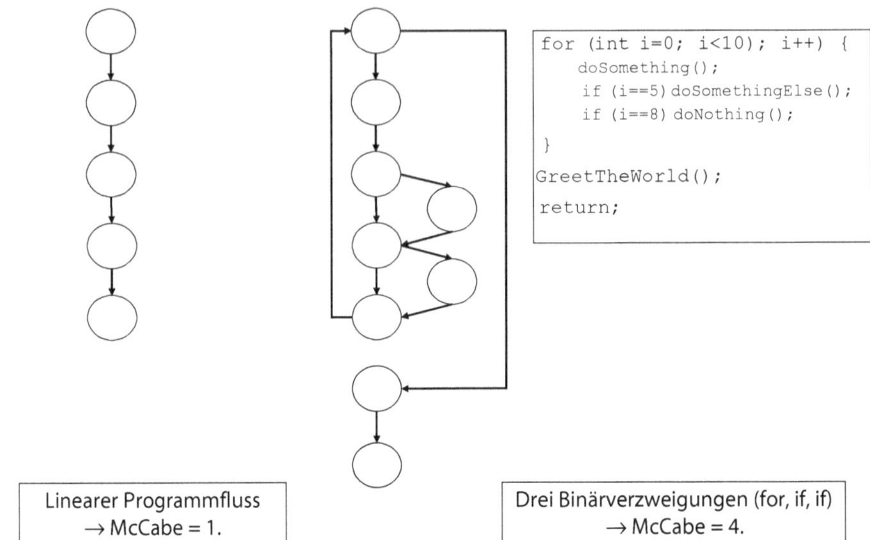


```
for (int i=0; i<10); i++) {
    doSomething();
    if (i==5) doSomethingElse();
    if (i==8) doNothing();
}
GreetTheWorld();
return;
```

Abb. 4.16   Beispiele zur McCabe-Metrik

Ein Trip nach Bangalore
In einem großen, wichtigen Projekt waren alle Beteiligten unzufrieden. Der Zeitplan war außer Kontrolle, die Software konnte schwer installiert werden, dauernd kam es zu neuen Fehlern. Die Projektleitung beschloss eine gemeinsame Reise nach Bangalore zu unserem Entwicklungsteam. Also buchten 15 Software-Ingenieure ein Ticket nach Indien und diskutierten zwei Wochen lang täglich mit dem Entwicklungsteam den aktuellen Programmcode. Am Ende der Reise beschlossen wir , dass zwei (von ca. zehn) Komponenten komplett neu entwickelt werden sollten. Der Code war nicht zu verstehen, neue Features wurden immer schwieriger zu integrieren.

Gleichzeitig hat Kollege B. zuhause ein Skript entwickelt, um automatisiert aus dem Code Software-Metriken zu bestimmen, insbesondere die Anzahl an Methoden-Parameter, die Verschachtelungstiefe und die McCabe-Metrik. Die Metriken wurden sehr übersichtlich in einem Dashboard visualisiert und mit jedem Build neu berechnet. Das Dashboard zeigte z. B. pro Software-Komponente, wie viele Methoden pro Komponente eine McCabe-Metrik > 10 hatten. Dabei ragten zwei Komponenten hervor. Raten Sie welche? Genau! Die zwei Komponenten, für die auf Basis der Code Reviews eine Neuentwicklung empfohlen wurde.

4.11.2 Testen von Software

Bei dynamischen Tests, oder allgemein Software-Tests, wird Programmcode ausgeführt und sein Verhalten auf Annahmen überprüft. Software-Tests gibt es auf verschiedenen Ebenen. Eine klassische Einteilung wurde bereits in ▶ Abschn. 4.3.1 gezeigt:

- Unittests beziehungsweise Modultests testen ein einzelnen Stück Code (Methode, Funktion) auf Richtigkeit
- Integrationstests testen das Zusammenspiel kleinerer Einheiten
- Systemtests testen Aspekte der gesamten Software

Unittests testen nahe am Code und sind meist voll automatisiert. Sie werden meist von den Entwicklern selbst geschrieben. Systemtests hingegen prüfen die Applikation als

Ganzes und werden noch meist manuell „durchgeklickt". Hierfür werden dedizierte, von der Entwicklung unabhängige Tester eingesetzt. Mit Tests wird immer ein bestimmtes Qualitätsmerkmal geprüft, siehe ◘ Tab. 4.2 und 4.8.

4.11.3 Codenahes Testen (Whitebox)

Unittests werden meist parallel zur Entwicklung, bei testgetriebener Entwicklung auch schon vorher, geschrieben. Unittests sind Code, welcher den Produktiv-Code aufruft und dessen Ergebnisse auf Richtigkeit überprüft. Dazu werden meist Tools der xUnit-Familie eingesetzt (JUnit, NUnit, Google Test). Unittests sollten möglichst automatisiert sein und im besten Fall bei jedem Build ausgeführt werden und dessen Ergebnisse werden dem Entwicklungsteam veröffentlicht. Unittests sind Whitebox-Tests, da der Entwickler den Code und dessen innere Struktur kennt. Ergebnisse von Unittests werden als grün (Test OK) oder rot (Test nicht OK, Fehler in der Methode) bereitgestellt. Beim Verfassen von Unittests kann es auch zu Situationen kommen, in denen der Produktivcode geändert werden muss, um überhaupt vernünftige Unittests zu schreiben. Das ist ein schöner Nebeneffekt, da dadurch Code verbessert wird.

Wieviel Unittests sind notwendig? Ein Unittest mit „grünem" Ergebnis bedeutet keine Fehlerfreiheit des Codes. Vielleicht wurde mit zu wenigen aussagekräftigen Parametern getestet. Vielleicht sind nicht alle Pfade durchlaufen. Beim Testen sollte man zum einen Grenzwerte testen (z. B., Grenzwerte eines Datenbereiches, Null als Grenzwert zwischen positiven und negativen Zahlen), zum anderen Äquivalenzklassen betrachten. Äquivalenzklassen sind Klassen von Zahlen, welche ein gleiches Verhalten erwarten lassen. Für eine Methode zur Berechnung der Wurzel einer Zahl wären die Äquivalenzklassen die negativen Zahlen und die positiven Zahlen.

Wie viel Code tatsächlich ausgeführt wurde, lässt sich mittels *Überdeckungsmaßen* (Code Coverage) bestimmen. Folgende Überdeckungsmaße sollen im Folgenden näher beschrieben werden:

- *Anweisungsüberdeckung* (Line Coverage, Statement Coverage)
- *Zweigüberdeckung* (Branch Coverage)
- *Pfadüberdeckung* (Path Coverage)

Auf weitere Überdeckungsmaße wie die einfache und mehrfache Bedingungsüberdeckung soll hier nicht näher eingegangen werden.

Die Überdeckungsmaße sollen an folgendem einfachen Pseudo-Code erklärt werden.

```
MeineMethode (bool a, bool b, bool c)
{
        if (a) print(„a ist true");
        if (b) print(„b ist true");
        if (c) print(„c ist true");
        return;
}
```

■ Anweisungsüberdeckung

Die Anweisungsüberdeckung wird bestimmt als Verhältnis von ausgeführten Programmzeilen zu allen Programmzeilen. Für eine 100 % Anweisungsüberdeckung in obigem Beispiel ist die Methode mit MeineMethode (true, true, true) aufzurufen, (siehe ◘ Abb. 4.17).

◨ **Abb. 4.17**   Einfaches Beispiel für Überdeckungsmaße

■ **Zweigüberdeckung**

Die Zweigüberdeckung wird bestimmt als Verhältnis von ausgeführten Programmzweigen zu allen Programmzweigen. Für eine 100 %-ige Zweigüberdeckung in obigem Beispiel ist die Methode mit MeineMethode(true, true, true) und MeineMethode(false, false, false) aufzurufen, siehe ◨ Abb. 4.17. Andere Kombinationen wären auch möglich. Wichtig ist, dass jeder Zweig einmal für true und einmal für false durchlaufen wird. Eine 100 %-ige Zweigüberdeckung schließt eine 100 %-ige Anweisungsüberdeckung ein.

■ **Pfadüberdeckung**

Die Pfadüberdeckung wird bestimmt als Verhältnis von durchlaufenen Programmpfaden zu allen möglichen Programmpfaden. Für eine 100 %-ige Pfadüberdeckung in obigem Beispiel ist die Methode mit allen möglichen Kombinationen, also $2^3 = 8$ Möglichkeiten aufzurufen. Eine 100 %-ige Pfadüberdeckung schließt eine 100 %-ige Zweigüberdeckung ein.

Eine 100 %-ige Anweisungsüberdeckung und eine 100 %-ige Zweigüberdeckung liefern schon eine sehr große Code-Abdeckung, welche in den meisten realen Fällen nie erreicht werden kann. Dass damit trotzdem noch keine Fehlerfreiheit selbst einer kleinen Methode nachgewiesen werden kann, soll folgendes Beispiel[1] zeigen.

---

1   Die Idee für das Beispiel entstammt aus [22] und wurde leicht abgewandelt.

```
int DaGehtWasSchief (int a, int b) {
      int ergebnis = 0;
      if (a > b) {
            ergebnis = a/b;
      } else {
            ergebnis = b/a;
      }
      return ergebnis;
}
```

Wir rufen die Methode nun zweimal mit DaGehtWasSchief(2,1) und DaGehtWas-Schief(1,2) auf. In beiden Fällen liefert die Methode das erwartete Ergebnis. Eine Messung der Überdeckungsmaße ergibt:

- Anweisungsüberdeckung = 100 %
- Zweigüberdeckung = 100 %
- Pfadüberdeckung = 100 %

Trotz 100 %-iger Anweisungs-, Zweig- und Pfadüberdeckung enthält die Methode Fehler. Finden Sie sie?

Das Problem mit Zielvorgaben

In einem größeren Projekt war seit einigen Wochen ein Großteil der Unittests im Projekt rot. Wir wussten nicht, ob die Tests das Problem sind oder tatsächlich Fehler im Code vorhanden waren. Also wurde von der Projektleitung als Sprintziel eine Überarbeitung aller Unittests inklusive potenzieller Fehlerbehebung und damit eine Unittest-Erfolgsrate von 100 % vorgegeben. Das war eigentlich nicht machbar in der Zeit. Trotzdem wurde das Ziel erreicht. Ein Blick in den Code zeigte allerdings Folgendes:

```
result = myObject.Method(a,b,c);
assertTrue(true); // der Test wird immer erfolgreich durchlaufen
```

Ziel erfüllt. Aber nix getestet! Der Entwickler dachte sich bestimmt: „OK. Wir beruhigen den Projektleiter und danach arbeiten wir in Ruhe daran weiter." Aber bleiben diese Dinge im weiteren Projektverlauf unbemerkt, kann dies fatale Folgen haben.

In einigen Industrien werden zum Teil Unittests und die Bestimmung bestimmter Überdeckungsmaße empfohlen. Für Software als Medizinprodukt gibt es weder konkret Forderungen nach Unittests (nach IEC 62304 muss verifiziert werden; wie dies geschieht, ist nicht näher ausgeführt) noch nach Überdeckungsmaßen.

4.11.4 Applikationsnahes Testen (Blackbox)

Auf höherer Ebene wird die Software als Ganzes getestet und die Erfüllung der Produkt- und/oder Software-Anforderungen überprüft. Dies wird meist als *Blackbox-Tests* durchgeführt, das heißt der Tester hat kein Wissen über die innere Funktionsweise. Nur anhand des äußeren sichtbaren Verhaltens der Software wird getestet. Diese Art der Tests wird Systemtests genannt. Diese werden meist manuell anhand von *Testspezifikationen* durchgeführt. Eine Testspezifikation ist eine Abfolge von Testschritten und dem dabei erwarteten Verhalten der Software.

Anhand der Testschritte soll ein möglichst objektiver Nachweis über die Richtigkeit der Software möglich sein [22]. Es muss anhand der erwarteten Ergebnisse klar sein, ob ein

⬛ Tab. 4.9   Beispiel für eine Testspezifikation mit guten und schlechten Testschritten

Testschritt	Erwartetes Ergebnis		Tatsächliches Ergebnis	Pass/ fail
Schlecht formuliert:				
Lade Datensatz XY	Maximaldosis wird richtig angezeigt.			
Gut formuliert:				
Lade Datensatz XY	Symbol für die Maximaldosis wird in der Mitte des Bildes angezeigt. Der Wert der Maximaldosis wird daneben angezeigt und beträgt 60 Gy.			

Die Testschritte sollen prüfen, ob bei der Anzeige einer Dosis für einen Bestrahlungsplan die Maximaldosis richtig angezeigt wird. Beim ersten Testschritt ist ein objektiver Nachweis nicht möglich, der zweite Testschritt macht es besser

Testschritt erfolgreich ist. Tests sollten von Dritten ohne Zusatzkenntnisse durchführbar und bewertbar sein. ⬛ Tab. 4.9 zeigt ein Beispiel für einen schlecht spezifizierten Testschritt, für den keine objektiven Nachweise möglich sind, sowie für einen gut spezifizierten Testschritt, für den ein objektiver Nachweis möglich ist.

Beim ersten Testschritt soll nur überprüft werden, ob eine Maximaldosis angezeigt wird. Soll die Position der Maximaldosis überprüft werden? Oder der numerische Wert? Und wo soll die Maximaldosis angezeigt werden? Und wie hoch soll sie sein? Ohne weiteres Wissen über den Datensatz ist eine Auswertung der Testergebnisse nicht möglich. Besser sieht es im zweiten Testschritt aus. Die Position der Maximaldosis soll als Symbol grafisch in der Bildmitte angezeigt werden. Und der Wert der Maximaldosis soll 60 Gy sein. Für einen Dritten ist nach Durchführung des Testschritts bewertbar, ob der Test erfolgreich war.

Tests müssen den Anforderungen zugewiesen sein, welche Sie testen (Rückverfolgbarkeit, Tracability). Neben der reinen Abarbeitung von Testschritten, kann auch ein *exploratives Testen* sehr sinnvoll sein. Oft werden damit mehr Fehler als beim reinen Abarbeiten von Testschritten gefunden.

Tests prüfen immer ein bestimmtes Qualitätsmerkmal. Funktionale Tests prüfen die funktionale Richtigkeit, Usabilitytests prüfen die Nutzbarkeit, Last-Tests prüfen die Skalierbarkeit usw., (siehe ⬛ Tab. 4.8).

4.11.5   Testmanagement

Die Testdurchführung in größeren Projekten muss geplant sein. In plangetriebenen Prozessen kann die Testdurchführung durchaus als eigenes Teilprojekt organisiert sein. In einem Testplan ist unter anderem zu dokumentieren:

- Wann wird getestet? (Beispiel: „Vor einem Check-in muss ein Unittest lokal auf dem Entwicklerrechner erfolgreich durchgeführt sein.", „Wir starten mit den Systemtests, wenn wir mind. 80 % grüne Unittests haben.", „Die Testspezifikationen müssen formal freigegeben sein:")
- Wer testet? Mit welcher Infrastruktur wird getestet?

- Welche Testebenen sind vorgesehen?
- Die Endkriterien, z. B. „Vor der formalen Freigabe müssen 100 % der Systemtests mindestens einmal durchgeführt sein. Jeder verbleibende Fehler muss begründet sein."
- Der Umgang mit Fehlern, z. B. „Jeder durch einen Unittest entdeckte Fehler wird sofort vom Entwickler behoben. Jeder durch einen Systemtest entdeckte Fehler wird in unserem Ticket-System festgehalten."

> **Wenig oder keine Fehler in den Tests sind nicht gleichbedeutend mit guter Software. Vielleicht waren einfach nur die Tests schlecht und unzureichend.**

4.11.6 Software-Fehler

Testmanagement ist eng verbunden mit Fehlermanagement. Gefundene Fehler müssen verwaltet werden. Fehler müssen in Fehlerberichten derart formuliert werden, dass eine Reproduktion der Fehler möglich ist. Stellen Sie sich folgenden Fehlerbericht aufgrund eines fehlgeschlagenen Systemtests vor:

Schlechter Fehlerbericht
Bug 4711
    Fehler in Testfall xyz
    Beobachtung: Maximaldosis wird nicht richtig angezeigt.

Was soll der verantwortliche Entwickler jetzt machen? Mit welchen Datensatz wurde der Fehler beobachtet? Was war genau der Fehler? Wird die Position nicht richtig angezeigt? Oder der numerische Wert? Mit welcher Software-Version wurde getestet? Der Entwickler kann noch nicht mal jemanden fragen, da der Name des ausführenden Testers fehlt. Besser wäre folgender Fehlerbericht:

Guter Fehlerbericht
Bug 4711
    Fehler in Testfall xyz

Software-Build:	2018.06.120
Testumgebung:	Testlab1, Testcomputer12
Datensatz:	d:\TestData\TestMaxDose

Schritte zum Reproduzieren:
- Lade Datensatz wie oben angegeben
- Prüfe Anzeige des Wertes der Maximaldosis in Legende
- Erwarteter Wert: 60 Gy
- Tatsächlicher Wert: 6.0 Gy

Evidence: siehe angehängter Screenshot

Unterscheiden kann man einen *Fehler (Fault)* von dem dadurch bedingten *Fehlverhalten (failure)*. Ein *Fehler* ist ein fehlerhafter Code (Bug), entweder entstanden durch fehlerhafte

Programmierung, durch falsch verstandene Anforderungen oder fehlerhafte Anforderungen. Aber nicht jeder Fehler im Code hat ein nach außen sichtbares Fehlverhalten zur Folge. Angenommen ein Krankenhaus-Informations-System (KIS) soll bestimmen, ob in der Chirurgie noch ein Bett frei ist. Leider berechnet der Algorithmus aufgrund eines *Fehlers* immer die doppelte Anzahl an Betten. Dies hat aber kein nach außen sichtbares *Fehlverhalten* zur Folge, da nur bestimmt werden soll „Bett frei? Ja oder Nein?". Allgemein wird angenommen, dass eine zeitnahe Entdeckung und Behebung von Fehlern kostengünstiger ist, als Fehler spät im Entwicklungsprozess oder Lebenszyklus einer Software zu finden.

4.12 Freigabe, Auslieferung, Installation

Nach erfolgreichen Tests wird Software freigegeben. Eine *Software-Freigabe (Release)* ist ein definierter Zustand der Code-Basis und sonstiger Konfigurationselemente, (siehe ▶ Abschn. 4.14). Es sollte für eine freigegebene Software-Version nachvollziehbar sein, welche Konfigurationselemente in welcher Version dafür gültig sind. Zu einer Software-Freigabe gehören zudem *Release-Notes*, welche die wesentlichen Änderungen und verbliebenen Probleme beschreiben [2].

Nun muss die Software zum Kunden ausgeliefert werden (*Auslieferung, Bereitstellung, Deployment*). Für Smartphone-Apps erfolgt die Bereitstellung über den App-Store. Software für den Massenmarkt wird über Download-Seiten bereitgestellt oder mittels automatischen Update-Mechanismen den Kunden zur Installation empfohlen. Bei Software as a Service ist ein kontrolliertes Deployment in die Produktionsumgebung (das heißt auf den Server) anzustreben.

Die anschließende *Installation* der Software ist im besten Fall trivial: Nach dem Download einer App wird diese automatisch und ohne weiteres Zutun installiert. Für Software as a Service fällt die Auslieferung und Installation in einem Schritt zusammen. Für komplexere Software, z. B. eine Produktionssteuerungssoftware oder ein Planungssystem für die Strahlentherapie, ist unter Umständen eine sorgfältig geplante Installation und Konfiguration der Software nötig und kann durchaus mehrere Tage beanspruchen. In diesen Fällen dient ein Abnahme- beziehungsweise Installationsprotokoll als Nachweis einer korrekten Installation und ist das „Go" für den produktiven Einsatz.

4.13 Betrieb und Wartung

Nun läuft die Software beim Kunden. Alles Gut! Oder? Wie andere Produkte auch, muss Software gewartet werden. Wartung von Software unterscheidet sich allerdings grundlegend von der Wartung physikalischer Produkte. Bei Letzteren werden im Rahmen der Wartung defekte Ersatzteile ausgetauscht, Ersatzteile präventiv ersetzt oder einfach nur Schmieröl aufgetragen. Die Lebensdauer physikalischer Produkte hängt im Wesentlichen an der Lebensdauer der Einzelteile. Diese können mehr oder weniger zufällig ausfallen. Fällt die Waschmaschine Model „Turbo" von Herrn Müller aus, dann läuft das Modell „Turbo" von Frau Maier trotzdem weiter. Das alles gibt es bei Software nicht. Werden bei Software Fehler erkannt, dann sind diese Fehler in jeder ausgelieferten Software vorhanden.

Die Gesetzte der Software-Evolution nach Lehmann besagen unter anderem [4]:

- Software muss sich kontinuierlich Wandeln, damit sie für die Nutzer nützlich bleibt. Dies hängt mit der sich kontinuierlich wandelnden Umgebung zusammen. Es gibt neue Betriebssysteme, Hardware, gesetzliche Anforderungen und vieles mehr. Reagiert Software nicht auf diese Anforderungen, wird sie immer nutzloser.
- Software muss kontinuierlich wachsen, um die Nutzerzufriedenheit sicherzustellen.
- Durch Änderungen an der Software tendiert diese zu immer größerer Komplexität. Bei der ersten Version gibt man sich noch große Mühe bei der Architektur und Implementierung, bei Anpassungen im laufenden Betrieb ist dies oft nicht mehr der Fall.

Während physikalische Produkte durchaus mehrere Jahre ohne Änderungen verkauft werden können, ist dies bei Software undenkbar. Software unterliegt sehr kleinen Änderungszyklen, in denen Fehler behoben, Features verbessert oder neue Features hinzugefügt werden.

In [23] wird Software-Wartung unterschieden in

- **adaptiv:** Software wird an sich ändernde Umgebungsbedingungen angepasst. Beispiel: Migration auf eine neue Betriebssystem-Version.
- **perfektiv:** Behebung latenter Fehler, bevor diese als Fehlverhalten wahrgenommen werden. Beispiel: Verbesserung der Performance.
- **korrektiv:** Behebung von Fehlern, welche bereits von Nutzern als Fehlverhalten wahrgenommen wurden.
- **präventiv:** Behebung latenter Fehler, bevor diese zu Fehlverhalten führen. Beispiel: Behebung eines Fehlers beim Einlesen eines Datenformats, welches bisher noch nicht verwendet wurde.

Software-Wartung wird entweder im Rahmen eines eigenen, schlanken Entwicklungsprozesses durch Abarbeitung von *Änderungsanträgen (Change Requests)* durchgeführt oder es wird bei größeren Änderungen ein neuer Entwicklungsprozess aufgesetzt. Der Umfang der Änderungen lässt sich oft an den Versionsnummern ablesen. Eine Standard-Methode zur Versionsnummerierung ist eine Dreiteilung in X.Y.Z., wobei X für große Änderungen steht (Major Releases), Y für kleinere Funktionserweiterungen (Minor Releases) und Z für reine Fehlerbehebungen (Patches, Hotfixes).

Beispiel

1.0.0 → erste Hauptversion (Major), Entwicklung mittels vollständigen Entwicklungsprozesses

1.0.1 → kleinere Fehlerbehebungen aufgrund von Kundenrückmeldungen

1.0.2 → Behebung von Sicherheitslücken

1.1.0 → Zwischenversion (Minor), Verbesserung bestehender Features

1.1.1 → kleinere Fehlerbehebungen aufgrund von Kundenrückmeldungen

2.0.0 → Major-Release, Entwicklungsprozess

4.14 Querschnittsthemen

- **Modellierung**

Die Modellierung spielt als Querschnittsdisziplin bei vielen Tätigkeiten des Software Engineerings eine Rolle: Im Problembereich werden Geschäftsprozesse modelliert, im

Lösungsbereich werden Nutzer-System-Interaktionen modelliert, im Konstruktionsbereich werden Architektur- und Design-Modelle erstellt. Als grafische Modellierungssprache hat sich die *Unified Modelling Language (UML)* [24] etabliert, welche in allen Phasen der Software-Entwicklung zur Modellierung eingesetzt werden kann. Die UML bietet Strukturdiagramme (z. B. Klassendiagramm, Komponentendiagramm) und Verhaltensdiagramme (z. B. Aktivitätsdiagramm, Use Case Diagramme, Sequenzdiagramm). Ein möglicher Einsatz von Use Case Diagrammen und Aktivitätsdiagrammen wurde bereits in ▶ Abschn. 4.7.1 gezeigt.

■ Dokumentation

Neben der Nützlichkeit bei der initialen Entwicklung eines großen Software-Systems ist gerade bei großen, langlebigen Software-System eine gute Dokumentation entscheidend für die weitere Wartung. Änderungen an der Software werden oft nicht vom ursprünglichen Entwicklungsteam vorgenommen. Entgegen weitläufiger Meinung ist viel Dokumentation im Code eher ein Hinweis auf schlechten Code (Code Smell, [19]). Sind viele Kommentare notwendig, um Code zu verstehen, ist er möglicherweise zu komplex und umständlich umgesetzt. Dokumentation im Software Engineering lässt sich grob aufteilen in:

- Projektdokumentation: Dies sind alle Planungsdokumente zum Projektmanagement wie z. B. Software-Entwicklungsplan oder Software-Testplan.
- Software-Systemdokumentation: Dies sind alle Dokumente, welche die Software beschreiben, z. B. Anforderungsdokumente oder Architekturdokumente.
- Nutzer-Dokumentation: Dies umfasst alle für den Betrieb der Software notwendigen Informationen, z. B. Gebrauchsanweisungen oder Installationsanweisungen.

■ Konfigurationsmanagement und Versionsverwaltung

Software-Systeme bestehen aus einer Vielzahl an Bausteinen: Source-Files, Konfigurationsdateien, Datentabellen, Build-Skripts, Dokumente, externe Bibliotheken usw. Für eine freigegebene Software-Version muss klar sein, welche Bausteine in welcher Version dazugehören. Diese Bausteine bezeichnet man als Konfigurations-Einheiten. Änderungen an der Software beziehungsweise den Konfigurationseinheiten müssen kontrolliert vollzogen werden und nachvollziehbar sein (Wer hat was wann und warum geändert?). Dieser unterstützende Prozess wird als Software-Konfigurationsmanagement bezeichnet. Für die Verwaltung von Code werden Versionsverwaltungssysteme wie z. B. GIT (siehe [25]) eingesetzt. Dokumente können entweder ebenfalls über Versionsverwaltungssysteme kontrolliert werden oder über spezielle Dokumentenmanagementsysteme.

4.15 Tools des Software Engineerings

Warum dieses Kapitel? In ▶ Abschn. 3.4 haben wir gesehen, dass bei der Entwicklung und Herstellung von Medizinprodukten eingesetzte Tools (Werkzeuge) validiert werden müssen. Es muss sichergestellt werden, dass es nicht durch Fehler in den Tools zu Risiken für die Anwender kommen kann. Daher wollen wir uns kurz Gedanken über eingesetzte Tools in der Software-Entwicklung machen. Zunächst sind Tools von Material zu unterscheiden. Material wird im Software-System eingesetzt, z. B. Bibliotheken oder Frameworks. Material wird meist über die Software-Tests implizit mitgetestet. Tools hingegen

⬗ Tab. 4.10 Beispiele für in der Software-Entwicklung eingesetzte Tools

Verwendungszweck	Beispiele
Entwicklungsumgebung	Eclipse, IntelliJ, Visual Studio
Compiler	Gcc, mingw
Projekt- beziehungsweise Anforderungs-management	Jira, VersionOne
Versionsverwaltung	Git, svn, TFS, cvs Zugehörige Managementtools wie GitLab, Gogs oder Bitbucket
Continuous Integration	Jenkins, TeamCity, Bamboo
Statische Codeanalyse	SonarQube, SonarGraph
Codereview	Gerrit
Testen	JUnit, NUnit, Google Test Cucumber
Testmanagement	XRay, TestCollab

werden zur Entwicklung der Software eingesetzt. Eine nicht abschließende Liste mit typischen Tools des Software Engineerings zeigt ⬗ Tab. 4.10.

Tools lassen sich klassifizieren nach:

- gekauft und verwendet wie gekauft
- gekauft und nach eigenen Bedürfnissen angepasst
- Eigenentwicklungen, z. B. Datenbankmigrationstool

Gerade bei angepassten Tools oder Eigenentwicklungen ist sicherzustellen, dass dadurch keine Fehler ins Software-System eingeschleppt werden. Führt z. B. ein Fehler in einem Testtool dazu, dass alle Tests immer grün angezeigt werden, obwohl Fehler entdeckt wurden, kann dies fatale Folgen haben.

4.16 Zusammenfassung

Software Engineering beschäftigt sich mit der systematischen Entwicklung von Software-Systemen. Es beschreibt alle neben der Programmierung notwendigen Tätigkeiten der Software-Entwicklung: Anforderungsanalyse, Architektur und Design, Implementierung sowie das Testen. Die Abfolge der Tätigkeiten wird über einen Software-Entwicklungsprozess festgelegt. Diese sind entweder plangetrieben oder agil. Bei der Anforderungsanalyse ist zunächst der Problembereich zu verstehen und als Stakeholderanforderungen zu dokumentieren. Diese werden dann in Lösungsvorschläge überführt und als Software-Anforderungen dokumentiert. Aus den Software-Anforderungen wird ein Software-System entworfen (Architektur und Design) und schlussendlich implementiert. Software-Tests dienen der Qualitätskontrolle. Software-Qualität hat mehrere Dimensionen und lässt sich grob einteilen in äußere (dem Nutzer sichtbare)

Qualität sowie innere (dem Entwickler sichtbare) Qualität. Weitere qualitätssichernde Maßnahmen sind statische Codeanalysen. Eine Software-Entwicklung ist meist in ein Software-Projekt eingebettet. Der Software-Lebenszyklus beschreibt die kontinuierliche Weiterentwicklung eines Software-Systems.

4.17 **Aufgaben**

Aufgabe 4.1: Benennen und beschreiben Sie die Kernprozesse des Software Engineerings.

Aufgabe 4.2: Benennen und beschreiben Sie die grundlegenden Vor- und Nachteile von plangetriebenen und agilen Entwicklungsprozessen.

Aufgabe 4.3: Erklären Sie die Zusammenhänge von Software-Entwicklungsprozess, Software-Projekt und Software-Lebenszyklus.

Aufgabe 4.4: Sie sind Projektleiter eines wichtigen Software-Projekts. Aufgrund einer wichtigen Messe will Ihr Chef die Software-Freigabe um einen Monat vorziehen. Was sind mögliche Konsequenzen beim Blick auf das Projektdreieck? Welche Unterschiede ergeben sich in dieser Situation bei Anwendung eines plangetriebenden Entwicklungsprozesses und eines agilen Entwicklungsprozesses?

Aufgabe 4.5: Gegeben sei folgende Stakeholderanforderung für eine Smartphon-App: „Das System soll dem Nutzer die Möglichkeit bieten, Zeiten zu starten, pausieren, stoppen und Zwischenzeiten zu nehmen." Formulieren Sie daraus ein Pflichtenheft mit detaillierten Software-Anforderungen und einem UI-Design. Nutzen Sie zur Formulierung der Software-Anforderung eine Satzschablone.

Aufgabe 4.6: Die Smartphone-App soll nun noch um das Speichern und den Versand der Zeiten erweitert werden. Zum Versenden soll der Mailclient des Smartphones verwendet werden. Zeichnen Sie eine mögliche Software-Architektur mit Software-Komponenten und der Abgrenzung zur Außenwelt.

Aufgabe 4.7: Formulieren Sie nun Systemtests zum Testen der Software-Anforderungen aus Ihrem Pflichtenheft. Achten Sie darauf, dass die Ergebnisse der Tests möglichst objektiv bewertbar sind.

Aufgabe 4.8: Gegeben ist folgende einfache Methode (OK, man kann das besser umsetzen. Aber darauf kommt es jetzt nicht an.):

```
public boolean IsAllTrue (boolean a, boolean b, boolean c, boolean d)
{
  boolean result = false;
    if (a)
       if (b)
        if (c)
          if (d)
              result = true;
  return result;
}
```

Zeichnen Sie zunächst den Kontrollflussgraphen der Methoden. Bestimmen Sie nun
a. die McCabe-Metrik
b. mögliche Eingaben für eine 100 %-ige Anweisungsüberdeckung (Line Coverage)
c. mögliche Eingaben für eine 100 %-ige Zweigüberdeckung (Branch Coverage)
d. mögliche Eingaben für eine 100 %-ige Pfadüberdeckung (Path Coverage)

Aufgabe 4.9: Ein Testmanager plant, die abschließende Software-Validierung vom Entwicklungsteam im Testlabor durchführen zu lassen. Wie bewerten Sie das?

Literatur

1. ISO/IEC 25010: Systems and Software Engineering – Systems and Software Quality Requirements and Evaluation (SQuaRE) – System and Software Quality Models, IEC, Geneva (2011)
2. IEEE/Computer Society: SWEBOK v3.0 – Guide to the Software Engineering Body of Knowledge. IEEE, New Jersey (2014)
3. Ludewig, J., Lichter, H.: Software Engineering: Grundlagen, Menschen, Prozesse, Techniken. dpunkt, Heidelberg (2013)
4. Sommerville, I.: Software Engineering. Pearson, London (2018)
5. Conway, M.E.: How do committees invent? Datamation, US (1968)
6. Schwaber, K., Sutherland, J.: Der Scrum Guide. Creative Commons, California (2017)
7. Wirdemann, R.: Scrum mit User Stories. Carl Hanser, München (2017)
8. Broy, M., Kuhrmann, M.: Projektorganisation und Management im Software Engineering. Springer Vieweg, Wiesbaden (2013)
9. Brooks, F.: The mythical man-month. Addison-Wesley, Boston (1995)
10. Christensen, C.: Besser als der Zufall: „Jobs to Be Done" von Clayton. Plassen, Kulmbach (2017)
11. Geis, T., Polkehn, K.: Praxiswissen User Requirements: Nutzungsqualität systematisch, nachhaltig und agil in die Produktentwicklung integrieren. dpunkt, Heidelberg (2018)
12. Rupp, C.: Requirements-Engineering und -Management: Aus der Praxis von klassisch bis agil. Carl Hanser, München (2014)
13. Grünfelder, S.: Software-Test für Embedded Systems: Ein Praxishandbuch für Entwickler, Tester und technische Projektleiter. dpunkt, Heidelberg (2017)
14. DIN EN ISO 14971: Medizinprodukte – Anwendung des Risikomanagements auf Medizinprodukte (ENTWURF). Beuth, Berlin (2018)
15. Dowalil, H.: Grundlagen des modularen Software-Entwurfs. Carl Hanser, München (2018)
16. Martin, R.: Clean Architecture: A Craftman's Guide to Software Structure and Design. Prentice Hall, New Jersey (2018)
17. Goll, J.: Entwurfsprinzipien und Konstruktionskonzepte der Softwaretechnik. Springer Vieweg, Wiesbaden (2018)
18. Martin, R.: Clean Code: A Handbook of Agile Software Craftsmanship. Prentice Hall, New Jersey (2009)
19. Fowler, M.: Refactoring. Addison Wesely, Boston (2019)
20. Paulus, S.: Basiswissen Sichere Software. dpunkt, Heidelberg (2011)
21. McCabe, T.: A Complexity Measure, IEEE Transaction on Software Engineering, Bd. SE-2, No. 4 (1976)
22. Vogel, D.: Medical Device Software Verification, Validation and Compliance. Artech House (2010)
23. ISO/IEC/IEEE 14764: Software Engineering – Software Lifecycle Processes – Maintenance, IEC, Geneva (2006)
24. Kleuker, S.: Grundkurs Software-Engineering mit UML. Springer Vieweg, Wiesbaden (2018)
25. https://git-scm.com/

Software als Medizinprodukt

© Springer Fachmedien Wiesbaden GmbH, ein Teil von Springer Nature 2019
M. Hastenteufel, S. Renaud, *Software als Medizinprodukt*,
https://doi.org/10.1007/978-3-658-26488-8_5

Zusammenfassung
Gesundheitssoftware ist der Oberbegriff von Software im Umfeld des Gesundheitswesens. Eine Einstufung von Software als Medizinprodukt und deren Klassifizierung ist nicht immer eindeutig, ein Abgleich mit der Definition der Medical Device Regulation (MDR) reicht meist nicht. Andere Quellen sind dabei hinzuzuziehen. Die Entwicklung einer Software als Medizinprodukt von der Idee bis zum Inverkehrbringen wird in diesem Kapitel anhand der imaginären Firma *EchoSoft* und den Protagonisten *Ive*, *Steve*, *Joe* und *Anton* nachvollzogen. Für Software als Medizinprodukt gelten zwar die gleichen Gesetze und Normen wie für andere, physikalische Medizinprodukte. Die Besonderheiten von Software sind allerdings bei deren Umsetzung zu berücksichtigen.

Unsere Erkenntnisse aus den Kapiteln zu den regulatorischen Grundlagen der MDR, den Normen zur konkreten Umsetzung sowie der Software-Entwicklung im Allgemeinen wollen wir nun zusammenbringen. In diesem Kapitel werden die Besonderheiten von Software als Medizinprodukt herausgearbeitet und der Weg einer Software zum zugelassenen Medizinprodukt anhand eines Beispielszenarios beschrieben. Dabei kann jedoch nicht auf alle Einzelheiten bei der Umsetzung eingegangen werden. Die Sachverhalte sind zum Teil stark vereinfacht. Sie sollen die grundlegenden Prinzipien verdeutlichen und Anhaltspunkte für die eigene Umsetzung liefern. Das imaginäre Startup *EchoSoft* mit Ihrer innovativen *Echo-Cardiograhic Analyzer Software*, auch *ECAS* genannt, wird uns in diesem Kapitel begleiten.

- **Lernziele**

Nach Abschluss dieses Kapitels sind Leser in der Lage, eine eigene Software als Medizinprodukt zu entwickeln und in Europa in Verkehr zu bringen.

5.1 Einführung

5.1.1 Definition

> **Software als Medizinprodukt (Software as a Medical Device, SaMD)**
>
> Software als Medizinprodukt ist definiert als Software, welche für einen oder mehrere medizinischen Zwecke vorgesehen ist und die diese Zwecke erfüllt, ohne Teil einer medizinischen Hardware zu sein [9].

Software als Medizinprodukt bezeichnet man als diejenige Software, welche unter die Definition Medizinprodukt (siehe ▶ Abschn. 2.2) fällt und nicht integraler Bestandteil eines Medizingeräts in Form von eingebetteter Software ist. Software als Medizinprodukt läuft auf Standardendgeräten wie Server, Desktop-PC, Tablet, Smartphone oder Smartwatch. Diese Art der Software wird allgemein als *standalone Software*, im Gegensatz zu *Embedded Software* bezeichnet. Es gibt noch eine Mischform, nämlich standalone Software, welche zusammen mit einem Medizingerät zugelassen wird, (siehe ◘ Abb. 5.1). Ein Beispiel wäre eine Steuerkonsole für ein CT-Gerät. Manchmal hängt die Entscheidung, ob eine standalone Software als eigenständiges Medizinprodukt oder zusammen mit einem zu steuernden Medizingerät zugelassen wird, an der unternehmerischen Strategie.

Die Entscheidung, ob eine Software als Medizinprodukt einzustufen ist, ist oft nicht so eindeutig wie bei physikalischen Produkten. Dies wurde bereits in ▶ Abschn. 2.13

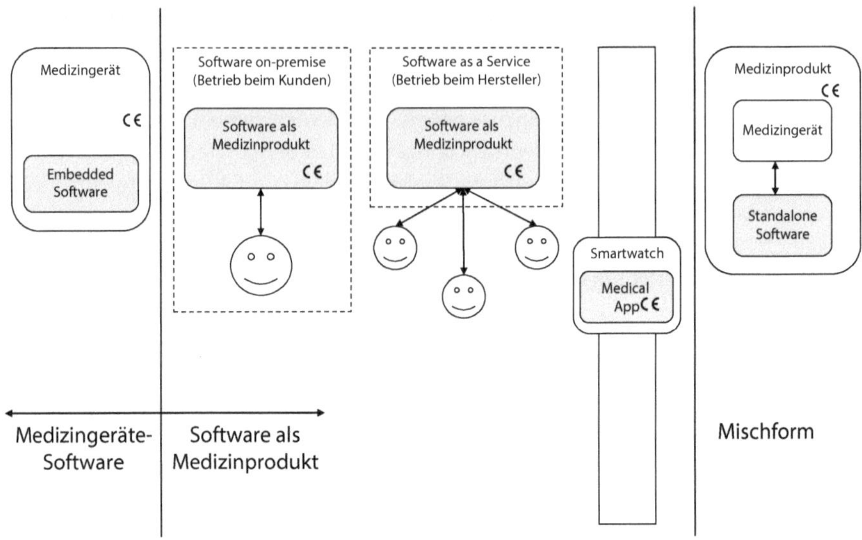

diskutiert. Das BfArM schreibt auf seiner Webseite hinsichtlich der Einstufung einer Software als Medizinprodukt:

» Mögliche „Anhaltsbegriffe" im Rahmen der Zweckbestimmung für entsprechende Funktionen können z. B. sein: alarmieren, analysieren, berechnen, detektieren, diagnostizieren, interpretieren, konvertieren, messen, steuern, überwachen, verstärken.

Die FDA hat dies auch erkannt und stuft medizinische Apps in drei Kategorien: Apps, die definitiv kein Medizinprodukt sind, Apps die definitiv ein Medizinprodukt sind und Apps die wahrscheinlich eins sind, aber ein sehr kleines Risiko bergen. Für letztere erzwingt die FDA nicht die Einhaltung der Regularien. Die Sicht der unterschiedlichen Länder auf Software als Medizinprodukt wird in den Kapiteln ▶ Kap. 6 und 7 kurz angerissen.

Für Europa liefert das MEDDEV Dokument 2.1/6 [1] weitere Entscheidungshilfe. Ein Auszug des Entscheidungsbaumes findet sich in **Abb. 5.2**.

Interessant ist vor allem der grau markierte Entscheidungspunkt: Wenn eine Software Daten nur speichert, diese kommuniziert oder nur einfache Suchen durchführt, ist diese nicht als Medizinprodukt anzusehen. Ein System zum Empfangen von Bilddaten, der Speicherung dieser und Weiterleitung der Bilddaten an ein anderes System wäre demnach keine Software als Medizinprodukt. Diese Funktionalität entspricht der eines *PACS (Picture Archiving and Communication System)*, welches üblicherweise als Klasse IIb-Produkt eingestuft wird. Warum ist dies so? Hier hilft ein Blick in ein weiteres EU-Dokument („Borderline Manual") über Produkte im „Grenzbereich" der Regularien [2]. Je nach Funktionalität wird bei PACS unterschieden[1]

---

1   Achtung: Dies bezieht sich noch auf die Klassifizierung nach MDD. Es ist abzuwarten, wie die Klassifizierung unter Regel 11 der MDR von benannten Stellen interpretiert wird.

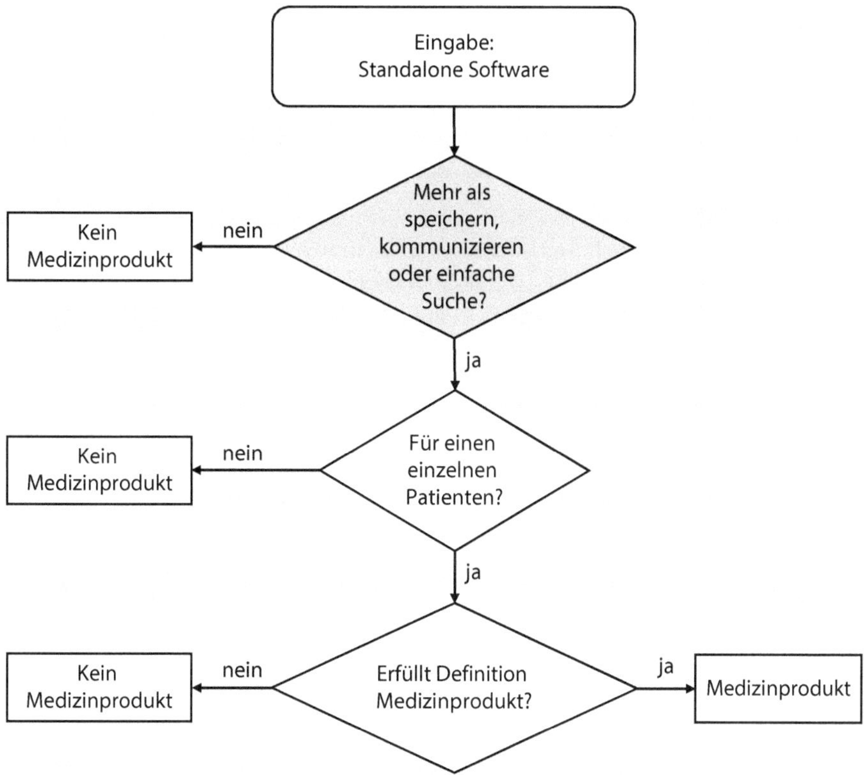

▣ Abb. 5.2 Entscheidungshilfe zur Bestimmung, ob eine Standalone Software als Medizinprodukt einzustufen ist [1]

a. PACS dient nur zur Kommunikation und Speicherung: kein Medizinprodukt
b. PACS zeigt Bilder zur Befundung an: Medizinprodukt der Klasse I
c. PACS zusätzlich mit Bildverarbeitungsfunktionalität: Medizinprodukt der Klasse IIa oder IIb (je nach unterstützten Modalitäten), da die von der Modalität gewonnenen Bilder verändert werden

In dem Borderline-Manual werden folgende weitere Beispiele beschrieben:
- Software für Ärzte zur Bewertung von EKG-Daten: Da EKG-Rohdaten in eine visuelle Darstellung überführt werden, macht die Software mehr als speichern, kommunizieren oder suchen und ist demnach als Medizinprodukt einzustufen.
- Software zur Kommunikation zwischen Patienten und Ärzten: kein Medizinprodukt
- Software zur Darstellung der menschlichen Anatomie zu Lernzwecken: dient nicht dem Wohl eines einzelnen Patienten, daher kein Medizinprodukt.
- Software zur einfachen Unterstützung bei der Klassifikation von Tumoren. Eingabe sind die TNM-Werte, Ausgabe ist das Stadium des Tumors. Hier wird nur auf Basis einer etablierten klinischen Leitlinie gesucht, also kein Medizinprodukt.

5.1.2 Abgrenzung zu Gesundheitssoftware

Nach der IEC 62304 ist Gesundheitssoftware sinngemäß definiert als

» Software-System, das speziell für das Management, die Aufrechterhaltung oder die Verbesserung der Gesundheit einzelner Personen oder für die Pflege bestimmt ist. Gesundheitssoftware schließt Medizinprodukte-Software ein.

Gesundheitssoftware ist also der Überbegriff über alle im Gesundheitswesen eingesetzte Software. Dies schließt auch Software für administrative Zwecke oder Software für die persönliche Fitness ein. Sobald Gesundheitssoftware unter Regularien fällt, wird daraus Medizinprodukte-Software, (siehe auch ▶ Abschn. 3.5).

5.1.3 Beispielhafte Software-Probleme

Fehlfunktionen von Software als Medizinprodukt können zu kritischen klinischen Situationen führen. Folgendes sind vereinfachte Beispiele real aufgetretener Probleme.

■ **Fehlerhafte Längenmessung**
Kommt es bei der Therapieplanung zu fehlerhaften Längenmessungen, kann es beim Eingriff durch falsche bemessene Stents, Schrauben oder Sonstiges zu fatalen Folgen kommen. (Quelle: BfArM und eigene Kommunikation)

■ **Gespiegelte Bilder**
Werden Bilder gespiegelt dargestellt, kommt es unter Umständen zu Fehldiagnosen. Insbesondere im Schädelbereich sind Spiegelungen nicht erkennbar. Spiegelungen können durch Software-Fehler entstehen, aber auch durch Usability-Probleme. In einem Fall wurden durch eine Umkonfiguration eines CT-Scanners Bilder anders gespeichert. Die Darstellung bei der Befundung war zwar in sich korrekt, aber anders als zuvor. Dies wurde nicht direkt bemerkt, daher kam es bei einer Befundung zur „Spiegelung im Kopf" des Befunders. (Quelle: eigene Kommunikation)

■ **Falscher Patient**
Durch Verwechselungen von Patientendaten kann es zur Befundung von falschen Bilddaten kommen. Gründe können z. B. mehrere gleichnamige Patienten in der Datenbank sein, aber auch andere Ursachen sind denkbar. (Quelle: BfArM)

■ **Mittelwertberechnung**
Bei einer Berechnung des mittleren Grauwertes war ein Schwellwert X eingestellt, wodurch nur Grauwerte > X berücksichtigt wurden. In sich war alles korrekt, nur den Bedienern war der eingestellte Schwellwert nicht bewusst. Er wurde von einem anderen Nutzer eingestellt und wirkte sich global auf alle Nutzer aus. Da der berechnete Mittelwert Grundlage einer diagnostischen Entscheidung war, mussten Befundungen wiederholt werden. (Quelle: eigene Kommunikation)

■ **Fehlerhafte Altersberechnungen**
Aufgrund eines Fehlers beim Datumsformat wurden Zeitangaben bei der Geburtsvorbereitung falsch bestimmt, z. B. errechneter Entbindungstermin. Grund war eine

fehlerhafte Interpretation des Datums bei Umstellung auf das internationale Datumsformat. (Quelle: BfArM).

■ **Missverständliche Ausgaben**
Aufgrund unklarer Ausgaben kommt es zu Fehlentscheidungen, z. B. „---" bei über einem Schwellwert liegenden Messungen oder „Error Code 4" bei sofort durchzuführenden Maßnahmen. (Quelle: FDA)

5.1.4 Klassifizierung von Software

Nachdem für eine Software die Entscheidung gefallen ist, ein Medizinprodukt zu sein, muss diese klassifiziert werden. Nach MDR sind prinzipiell folgende Regeln für Software anwendbar:
Durchführungsvorschrift 3.3.

>> Software, die ein Produkt steuert oder dessen Anwendung beeinflusst, wird derselben Klasse zugerechnet wie das Produkt.
Ist die Software von anderen Produkten unabhängig, so wird sie für sich allein klassifiziert.

Regel 9

>> ....
Alle aktiven Produkte, die dazu bestimmt sind, die Leistung von aktiven therapeutischen Produkten der Klasse IIb zu steuern oder zu kontrollieren oder die Leistung dieser Produkte direkt zu beeinflussen, werden der Klasse IIb zugeordnet.
Alle aktiven Produkte, die zum Aussenden ionisierender Strahlung für therapeutische Zwecke bestimmt sind, einschließlich Produkten, die solche Produkte steuern oder kontrollieren oder die deren Leistung direkt beeinflussen, werden der Klasse IIb zugeordnet.
Alle aktiven Produkte, die dazu bestimmt sind, die Leistung von aktiven implantierbaren Produkten zu steuern, zu kontrollieren oder direkt zu beeinflussen, werden der Klasse III zugeordnet.

Regel 10

>> ....
Aktive Produkte, die zum Aussenden ionisierender Strahlung sowie für die radiologische Diagnostik oder die radiologische Therapie bestimmt sind, einschließlich Produkte für die interventionelle Radiologie und Produkte, die solche Produkte steuern oder kontrollieren oder die deren Leistung unmittelbar beeinflussen, werden der Klasse IIb zugeordnet.

Regel 11

>> Software, die dazu bestimmt ist, Informationen zu liefern, die zu Entscheidungen für diagnostische oder therapeutische Zwecke herangezogen werden, gehört zur Klasse IIa, es sei denn, diese Entscheidungen haben Auswirkungen, die Folgendes verursachen können:
— den Tod oder eine irreversible Verschlechterung des Gesundheitszustands einer Person; in diesem Fall wird sie der Klasse III zugeordnet, oder

   — eine schwerwiegende Verschlechterung des Gesundheitszustands einer Person oder einen chirurgischen Eingriff; in diesem Fall wird sie der Klasse IIb zugeordnet.

   Software, die für die Kontrolle von physiologischen Prozessen bestimmt ist, gehört zur Klasse IIa, es sei denn, sie ist für die Kontrolle von vitalen physiologischen Parametern bestimmt, wobei die Art der Änderung dieser Parameter zu einer unmittelbaren Gefahr für den Patienten führen könnte; in diesem Fall wird sie der Klasse IIb zugeordnet.

   Sämtliche andere Software wird der Klasse I zugeordnet.

5

Beim Blick auf die Regeln wird deutlich, dass Software in den wenigsten Fällen der Klasse I zugeordnet werden wird. Zum aktuellen Zeitpunkt (Stand: Mai 2019) bleibt jedoch abzuwarten, wie die Regel 11 interpretiert wird.

Hintergrundinformation

Oft sind bei der Einstufung von Software als eigenständiges Medizinprodukt, Zubehör oder Teil eines Medizinprodukts verschiedene Optionen mit Vor- und Nachteilen möglich. Dies wird auch als *regulatorische Strategie* bezeichnet.

   Eine Software zur Behandlungsplanung kann z. B. als eigenständige Software zugelassen oder als Teil eines Gesamtsystems definiert werden. Im Rahmen eines vom Autor begleiteten Projekts wurden beide Strategien bei dem gleichen Produkt in verschiedenen Ländern angewendet.

5.2 Typen von Gesundheitssoftware

In ▶ Abschn. 4.2 haben wir Software klassifiziert nach Auslieferungsart, Laufzeitumgebung und Endgeräten. Die gleiche Aufteilung ist natürlich auch für Software als Medizinprodukt gültig. Zusätzlich können wir im Gesundheitsumfeld Software noch nach der Art der Nutzer klassifizieren:

— für Gesunde (zur Vorbeugung und für einen gesunden Lebensstil)
— für administratives Personal
— für Patienten
— für medizinisches Personal

Im Folgenden werden einige Beispiele für Software als Medizinprodukt gegeben:

- **Software on-premise**
  - Planungssoftware für die Strahlentherapie
  - radiologische Befundungssoftware

- **Mobile Apps und Wearables**
  - Tinnitracks: App zur Therapie von Tinnitus, wird von mehreren Krankenkassen erstattet, siehe ▶ www.tinnitracks.com
  - Freestyle Librelink: App zum Auslesen und Auswerten von Blutzuckersensoren, siehe freestyle.de
  - Ada: digitaler Doktor zur Bewertung von Symptomen mittels künstlicher Intelligenz, siehe ▶ ada.com
  - Preventicus: App zur Messung des Herzrhythmus mittels Smartphone-Kamera, siehe ▶ www.preventicus.com

    ▬ Natural Cycles: App zur digitalen Verhütung, siehe ► www.naturalcycles.com

    ▬ Apple iWatch EKG-App: App zur Auswertung des EKG und Erkennung von Vorhofflimmern, siehe ► www.apple.com/watch

■ **Software as a Service**

    ▬ Viz.ai: automatisierte Bildanalyse mittels künstlicher Intelligenz, siehe viz.ai

    ▬ Arterys: automatisierte Bildanalyse mittels künstlicher Intelligenz, siehe ► www.arterys.com

5.3 Beispielszenario

In folgenden Abschnitten wollen wir nun die Entwicklung einer Software als Medizinprodukt anhand eines Beispielprojekts von der Idee bis zum Inverkehrbringen nachvollziehen.

Wir betrachten dazu das junge, erfolgreiche Startup-Unternehmen *EchoSoft*, gegründet und geleitet von CEO *Ive*. *EchoSoft* entwickelt und vertreibt die erfolgreiche Software *ECAS (EchoCardiograhic Analyzer Software)* zur Offline-Befundung dreidimensionaler Ultraschalldaten. Ein Highlight von *ECAS* ist die vollautomatische Berechnung der linksventrikulären Auswurffraktion (LVEF). Die LVEF ist ein diagnostischer Parameter bei Herzkrankheiten und wird bestimmt aus Volumen des ausgepumpten Bluts in Verhältnis zum Gesamtvolumen.

Medizinischer Hintergrund: linksventrikuläre Auswurffraktion (LVEF)

Unser Herz ist der Motor unseres Lebens. Das Herz besteht aus einem linken und rechten Herz, wobei jede Hälfte in Vorhof und Kammer aufgeteilt ist. Die linke Herzkammer (beziehungsweise linker Ventrikel) pumpt das Blut in unseren Kreislauf und vollbringt die größte Leistung. Die *linksventrikuläre Auswurffraktion (left ventricular ejection fraction, LVEF)* ist ein diagnostisches Maß für Formen der Herzinsuffizienz [2]. Dabei ist das Herz nicht mehr in der Lage, den Organismus mit ausreichend Blut zu versorgen. Eine Herzinsuffizient lässt sich über die LVEF einteilen in Herzinsuffizienz mit

▬ reduzierter linksventrikulärer Ejektionsfraktion: $LVEF < 40\,\%$

▬ geringgradig eingeschränkter linksventrikulärer Ejektionsfraktion: $LVEF = 40\text{–}49\,\%$

▬ erhaltener linksventrikulärer Ejektionsfraktion: $LVEF > 49\,\%$,

was Auswirkungen auf die weitere Therapie hat. Zur Bestimmung der LVEF muss das end-diastolische (das Herz ist vollgefüllt) als auch end-systolische Volumen (das Herz hat so viel wie möglich ausgepumpt) bestimmt werden, (siehe ◘ Abb. 5.3). Da sich normale Herzvolumina je nach körperlicher Statur unterscheiden, werden die Volumenwerte auch normiert auf die Körperoberfläche (Body Surface Area, BSA $[m^2]$) angegeben. Insgesamt ergeben sich folgende diagnoserelevante Maße:

▬ end-diastolisches Volumen EDV [ml]

▬ end-systolisches Volumen ESV [ml]

▬ normiertes enddiastolisches Volumen EDV_{norm} $[ml/m^2] = EDV/BSA$

▬ normiertes endsystolisches Volumen ESV_{norm} $[ml/m^2] = EDV/BSA$

▬ linksventrikuläre Auswurffraktion LVED $[\%] = (EDV - ESV)/EDV$

Bei Verdacht auf Herzinsuffizient ist eine Bestimmung des LVEF mittels Ultraschall Standard. Nach Möglichkeit wird die Bestimmung der Volumina und der LVEF mittels 3D-Ultraschalluntersuchung empfohlen [4], da dieser genauer und reproduzierbarer ist [5, 6].

Zur Bestimmung der Volumina aus Ultraschallbildern muss zuerst die innere Kontur der Herzkammer erkannt werden (Segmentierung). Dies ist meist der kritischste und fehleranfälligste Schritt.

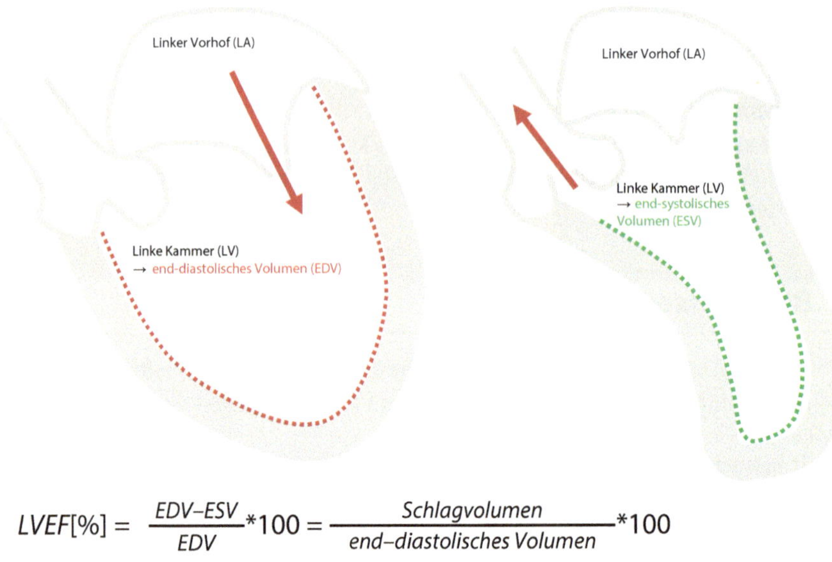

$$LVEF[\%] = \frac{EDV-ESV}{EDV}*100 = \frac{Schlagvolumen}{end-diastolisches\ Volumen}*100$$

◻ Abb. 5.3   Darstellung von linker Herzkammer, end-disastolischem Volumen (EDV) und end-systolischem Volumen (ESV)

▪ Informationen über *ECAS*

Die Software *ECAS* bietet folgende Kernfunktionen:

- herstellerunabhängiger Import von dreidimensionalen Ultraschallbildern
- Darstellung der US-Bildern in 2D und 3D,
- verschiedene Messtools
- automatische Bestimmung der LVEF
- Erzeugung eines Befundungsberichts

Zweckbestimmung von *ECAS*:

» „*ECAS* dient zum Import, der Anzeige und Vermessung von dreidimensionalen Ultraschalldaten in der Kardiologie. *ECAS* wird von Kardiologen im Anschluss an Kontrolluntersuchen von Herzpatienten bedient. Mit *ECAS* können dreidimensionale US-Bilder vermessen werden und vollautomatisch die LVEF bestimmt werden. Befundberichte können gespeichert und gedruckt werden."

Klassifizierung:

Nach Regel 11 wird *ECAS* als Klasse IIa-Produkt klassifiziert.

▪ Informationen über *EchoSoft*

- *CEO Ive*: Führt die Geschäfte und ist als Product-Owner für die inhaltlichen und medizinischen Aspekte von *ECAS* zuständig.
- *CTO Steve*: Ist für die Software-Architektur zuständig und zudem Scrum-Master des Entwicklungsteams.

- *QMB Joe*: Ist verantwortlich für das Qualitätsmanagementsystem, die internen Audits und die Managementbewertung. *Joe* ist zudem Risikomanager und Compliance Officer.
- *Testmanager Anton*: Ist für die Erstellung von Testspezifikationen und die Koordination der Tests verantwortlich.
- Insgesamt beschäftigt *EchoSoft* 20 Mitarbeiter in Entwicklung, Vertrieb und Support.

5.4 Qualitätsmanagement für Software als Medizinprodukt

5.4.1 Software ist anders

Im Laufe des Buches haben wir schon mehrfach gesehen, dass Software anders ist – anders im Vergleich zu physikalischen Produkten. Leider spiegelt die Struktur der ISO 13485 für das Qualitätsmanagement für Medizinprodukte eher die Entwicklung und Herstellung von physikalischen Produkten wider.

> **Tip**
>
> Wir sehen es als wichtig an, die grundlegenden Unterschiede der Produktion von Hardware und Software zu verstehen. Ein Vergleich mit der physikalischen Welt ist nach unserer Erfahrung oft nützlich bei der Interpretation und Umsetzung der ISO 13485 im Software-Umfeld.

Bei der Entwicklung von Software als Medizinprodukt stellt sich die Frage, wie die Forderungen der ISO 13485 zu interpretieren und umzusetzen sind. Die IMDRF bietet hierzu einen hilfreichen Leitfaden [10] und empfiehlt die in ◘ Tab. 5.1 aufgeführten QM-Prozesse für die Entwicklung von Software als Medizinprodukt.

Hintergrundinformation
Philosophisches zur Software-Produktion
  Man kann herzlich darüber philosophieren, was das Äquivalent der Produktion bei der Software-Entwicklung entspricht. Folgende Meinungen dazu sind im Umlauf:
a) der Schritt der Kompilierung des Quellcodes zu einem Binary (das „Bauen" der Software)
b) das Kopieren eines Binary auf eine CD oder Zielrechner (die Vervielfältigung)
c) das Installieren einer Software auf einem Zielrechner

Strenggenommen entspricht das reine Kopieren einer Software der Produktion: Das Produkt wird vervielfältigt. Wir haben uns im Rahmen dieses Buches für c) entschieden und setzen die Produktion mit der Installation gleich.
  Im Umfeld der Web- und Cloud-Entwicklung wird auch mit der Aussage „Wir gehen in die Produktion" das Deployment verstanden. Bei skalierbaren Cloud-Applikationen werden je nach Last neue Instanzen erzeugt. Entspricht das einer Produktion? Die Software wird ja vervielfältigt!
  Um zum Abschluss zu verwirren: Manchmal wird in der Software-Branche der komplette Entwicklungszyklus von Anforderungsanalyse bis hin zur Installation als Software-Produktion bezeichnet.

5.4.2 Validierung von Tools

Bei der Software-Entwicklung wird eine Vielzahl von Tools eingesetzt, (siehe ▶ Abschn. 4.14). Die ISO 13485 fordert eine Validierung von

◼ Tab. 5.1   QM-Prozesse für die Entwicklung von Software nach IMDRF [10]

Prozess	Beschreibung
QM-Prinzipien	Dies entspricht im Wesentlichen einem High-Level QM-Handbuch.
Führungsprozesse und Verantwortungen	Die Führungsebene ist verantwortlich für die Einrichtung, Aufrechterhaltung und Verbesserung eines Qualitätsmanagementsystem, um sichere und leistungsfähige Software zu entwickeln. Dies beinhaltet die Definition von Qualitätszielen, Managementbewertungen, internen Audits und die interne Kommunikation der Qualitätspolitik.
Mitarbeiter	Die notwendige Mitarbeiterkompetenz in Bezug auf technisches und klinisches Hintergrundwissen muss sichergestellt werden.
Infrastruktur	Mitarbeitern ist eine geeignete Arbeitsumgebung bereitzustellen. Dies beinhaltet z. B. vernünftige Testumgebungen.
Produktplanung	Dies umfasst Forderungen nach typischen Planungsaktivitäten der Software-Entwicklung.
Risikomanagement	Entspricht der Forderung nach einem Risikomanagementprozess während des Software-Lebenszyklus.
Dokumentenlenkung	Entspricht im Wesentlichen der Forderung nach einem Prozess zur Dokumentenlenkung.
Konfigurationsmanagement	Forderung nach vernünftiger Versionsverwaltung von Quellcode, Bibliotheken, Freigegebener Software, Handbüchern u. a.
Messung, Analyse und Verbesserung von Prozessen und Produkt	Entspricht im Wesentlichen der Forderung nach einem Prozess zur Erhebung und Analyse von Daten zur Verbesserung von Prozessen und Produkt. Umfasst die Auswertung von Kundenrückmeldungen, Fehlerberichten, proaktive Kundenworkshops oder die Bewertung bekannter Sicherheitslücken. Aber auch z. B. die Einbettung von Tools in die ausgelieferte Software zur automatisierten Sammlung von Nutzungsdaten und Problemen der Software.
Ausgelagerte Prozesse und eingekaufte Produkte	Umfasst die Beschaffung und Einbindung fertiger Software-Komponenten sowie ausgelagerter Prozesse zur Entwicklung von Software-Komponenten.
Anforderungsmanagement	Prozess zum Anforderungsmanagement.
Design und Entwicklung	Prozess zu Design und Entwicklung.
Verifikation und Validierung	Prozess zum Verifizieren und Validieren (Testen).
Auslieferung	Prozess zur Auslieferung der Software zum Kunden. Umfasst die bei Hardware bekannten Tätigkeiten Produktion, Transport und Installation.
Wartung	Prozess zur Software-Wartung (adaptiv, perfektiv, korrektiv, präventiv) der Software.
Abkündigung	Prozess zur Abkündigung der Software.

In [10] findet sich eine Gegenüberstellung der obigen Prozesse auf die QM-Prozesse nach ISO 13485

a. Software, die im Zusammenhang mit dem Qualitätsmanagementsystem genutzt wird. Ein Beispiel wäre hier ein Tool zur Erstellung und Freigabe von Verfahrensanweisungen.
b. Software, die bei der Produktion und Dienstleistungserbringung eingesetzt wird. Da es bei der Herstellung von Software keine „echte" Produktion gibt, wird hier auch die Entwicklung subsumiert. Als Dienstleistungserbringung ist hier beispielsweise Installation, Konfiguration oder Support anzusehen. Ein Beispiel wäre ein Tool zum Testmanagement oder zur Datenbankmigration während der Installation.

Im Folgenden verwenden wird folgende Terminologie:
- *Tool* bezeichnet ein bei der Entwicklung eines *Produkts* eingesetztes Software-Tool.
- *Produkt* bezeichnet die eigentliche Software, die mithilfe eines *Tools* entwickelt wird.

Eine Hilfe bei der Validierung von Tools liefert der Technical Report *ISO TR 80002-2:2017, Medical device software – Part 2: Validation of software for medical device quality* [7]. Bei der Validierung sind in einem ersten Schritt alle eingesetzten Tools in einer Liste zu erfassen. Die bei „EchoSoft" eingesetzten Tools sind exemplarisch in ◘ Tab. 5.2 aufgeführt.

◘ **Tab. 5.2** Liste der eingesetzten Tools von *EchoSoft*

Tool, Version, Hersteller	Zweckbestimmung	Validierung ja/nein	Begründung Falls ja: Verweis auf Validierungsprotokoll
IDE Visual Studio 2017, Microsoft	Schreiben, debuggen und lokales bauen der Software	nein	Nur Standardfunktionalität Fehler werden in weiterem Verlauf erkannt. Großer, etablierter Hersteller
Google Test, Version x.y, Open-Source	Durchführung und Messung (pass/fail) von Unittests	ja	Falsche UT-Ergebnisse werden in späterem Verlauf nicht erkannt. Durch falsche UT-Ergebnisse können Fehler im Produkt unentdeckt bleiben und bergen daher ein Patientenrisiko. Großer, etablierter Hersteller Siehe: Validierung/GoogleTest
DBM-Tool, Eigenherstellung	Migration von Daten aus Altsystemen (vor V2.0) auf die neue DB-Struktur (ab V2.0)	ja	Fehler bei der Datenmigration haben direkten Einfluss auf die Produktqualität und können z. B. zu Patientenverwechselungen führen. Fehler bei der Datenmigration werden nicht erkannt. Eigenherstellung Siehe: Validierung/DBMT
Confluence, 6.10, Atlassian	Bearbeitung und Freigabe von Verfahrensanweisungen	ja	Veraltete Verfahrensanweisungen können zu fehlerhaften Produkten führen. Großer, etablierter Hersteller Siehe: Validierung/Confluence
usw.	usw.	usw.	usw.

Auf Basis der möglichst konkret formulierten Zweckbestimmung des Tools ist zu entscheiden, ob eine Validierung nötig ist. Gründe für eine notwendige Validierung können sein:
- Es ist unklar, ob das Tool die beabsichtigte Zweckbestimmung erfüllt.
- Eine Fehlfunktion des Tools könnte zu einem Patientenrisiko führen.
- Eine Fehlfunktion des Tools würde im weiteren Verlauf nicht mehr entdeckt werden.

Tools lassen sich einteilen in
- gekaufte Standardtools ohne spezifische Anpassung,
- gekaufte Standardtools mit spezifischen Anpassungen, z. B. Macros in einer Tabellenkalkulation,
- selbstgeschriebene Tools.

Primär ist nachzuweisen, dass das Tool für seinen Einsatzzweck geeignet ist (Validierung im eigentlichen Sinne, siehe auch ▶ Abschn. 4.11). Ist dies klar oder nachgewiesen, ist im Anschluss abzuwägen, ob eine Fehlfunktion des Tools zu einem Produktfehler und damit Patientenschaden führen könnte. In vielen Fällen kann argumentiert werden, dass eine Fehlfunktion des Tools
- in weiteren Schritten, z. B. Verifikationstests des Produkts, entdeckt würde.
  Beispiel: Wenn der Compiler fehlerhaften Code erzeugt, wird dies in Produkttests entdeckt.
- oder zu keinem (nicht akzeptablen) Patientenrisiko führt.

> **Konkrete Zweckbestimmung für Tools**
>
> Soll das Tool *Confluence* zur Verwaltung der Verfahrensanweisungen eingesetzt werden, ist die Zweckbestimmung nicht
> „*Confluence* ist ein Enterprise-WIKI und wird zur Verwaltung unserer Verfahrensanweisungen eingesetzt.",
> sondern besser
> „*Confluence* dient zum gemeinsamen Bearbeiten unserer Verfahrensanweisungen und deren elektronischer Freigabe unter Beachtung des 4-Augen-Prinzips. *Confluence* stellt sicher, dass immer nur die aktuell freigegebene Verfahrensanweisung für Mitarbeiter sichtbar ist."
> Dies ist wesentlich konkreter und nützlicher für eine Validierung.

Je nach den Antworten auf obige Fragen ist das Tool in unterschiedlichen Ausprägungen zu validieren. Validieren in diesem Sinne meint, Vertrauen in das Tool zu erzeugen. Zum einen Vertrauen, dass das Tool für den Einsatzzweck geeignet ist. Aus der konkreten Zweckbestimmung kann eine Liste mit Anforderungen an das Tool abgeleitet werden. Die Erfüllung der Anforderungen durch das Tool kann entweder begründet werden (z. B. „Das gemeinsame Bearbeiten von Seiten ist Standardfunktion von *Confluence*.") oder durch einen kleinen, unaufwendigen Test geprüft und dokumentiert werden. Letzteres bietet sich an, wenn über die Standardfunktionalität hinausgehende Anpassungen vorgenommen wurden.

Zum anderen ist Vertrauen herzustellen, dass das Tool richtig funktioniert (klassische Verifikation). Es ist nicht vernünftigerweise zu erwarten, ein Tool eines Dritten vollumgänglich zu testen. Hier gilt es vielmehr Vertrauen in das Tool und den Hersteller herzustellen, in dem folgende Fragen beantwortet werden:

- Wie lange ist das Tool auf dem Markt? Ältere Tools sind üblicherweise ausgereifter.
- Wie verbreitet ist das Tool? Je mehr Nutzer, desto mehr Feedback über Probleme gibt es.
- Wie oft liefert der Hersteller Updates und Patches?
- Gibt es öffentliche Buglisten?
- Welchen Support liefert der Hersteller?
- Wie ist die Marktstellung des Herstellers? Ist zu erwarten, dass der Hersteller auch noch in zehn Jahren auf dem Markt ist?
- Gibt es Informationen zum Entwicklungsprozess des Herstellers?
- Welches Sicherheitskonzept hat der Hersteller? (Insbesondere bei Software as a service.)
- usw.

Anders sieht es mit selbst geschriebenen Tools aus. Hier ist eine ausführliche Verifikation inklusive Testplänen, -spezifikationen und -ergebnissen angeraten. Natürlich nur, wenn die selbstgeschriebene Software als validierungspflichtig eingestuft wurde. Die Dokumentation einer Validierung sollte bestehen aus

- Validierungsplan und
- Validierungsreport,

wobei beide durchaus in einem Dokument zusammengefasst sein können. Der Report muss ein eindeutiges Statement enthalten, ob das Tool für den definierten Einsatzzweck freigegeben ist. Weitere Aspekte, die bei einer Tool-Validierung angedacht werden sollten:

- Risikoanalyse: eine kurze, qualitative Beschreibung, mit welchen Funktionen des Tools ein Patientenrisiko einhergeht.
- Konfigurationsmanagement: Beschreibung für welche Konfiguration die Validierung gültig ist. Dies beinhaltet: Version des Tools und verwendete Infrastruktur (Betriebssystem, Hardware, Browserversion) bei der Validierung.
- Plan zur Revalidierung: Bei welchen Konfigurationsänderungen ist eine Revalidierung durchzuführen? Wer ist zuständig? Wie wird über Änderungen der Konfiguration informiert? Letztes kann z. B. bei Software as a Service kritisch sein, da Versionsupdates nicht unter eigener Kontrolle sind.

Eine sehr gute und ausführliche Anleitung zur Validierung von Software-Tools für die Entwicklung medizinischer Software findet sich in [7, 8].

Hintergrundinformation

Sind Unittests ein zu validierendes Tool?

Unittests sind eine Standardmethode zur Verifizierung von Code. Unittests sind selbst Code, aber nicht Bestandteil des Produkts. Sie unterstützen die Entwicklung. Sagen uns die Unittests „alles gut", müssen wir uns darauf verlassen. Eine Fehlfunktion von Unittests wird im weiteren Verlauf nicht mehr erkannt. Sie sind somit ein klassischer Fall eines selbst geschriebenen Tools, dessen Fehlfunktion kritisch ist und nicht erkannt würde.

Natürlich ist es sinnlos, Tests der Tests zu schreiben. Aber eine Mindestforderung an Unittests sollte ein Vier-Augen-Code Review sein.

5.4.3 Qualitätsmanagementsystem des Beispielszenarios

CEO *Ive* und QMB *Joe* haben im QM-Handbuch folgende Qualitätspolitik und Qualitätsziele definiert:

Qualitätspolitk von „EchoSoft"

Unser Anspruch ist der führende Ansprechpartner für Kardiologen bei quantitativen Messungen in Ultraschalldaten zu sein (1). Unsere Kunden schätzen unsere Software für eine präzise Diagnostik ihrer Patienten (2). Unsere Kunden sind uns wichtig, aber das Wohl von Patienten steht an erster Stelle (3). Basis unseres Schaffens ist unser hochwertiger Code (4) und unsere zufriedene und auf dem „Stand der Technik" ausgebildete Mitarbeiterschaft (5).

Qualitätsziele von „EchoSoft"

1. Wir sind Marktführer	→ Kennzahl 1.1: Marktanteil
	→ Kennzahl 1.2: Anzahl Releases/Jahr
2. Wenig Reklamationen	→ Kennzahl 2: Anzahl Reklamationen/Jahr
3. Patientensicherheit	→ Kennzahl 3: Vorkommnisse
4. Softwarequalität	→ Kennzahl 4.1: Fehlerdichte
	→ Kennzahl 4.2: Testabdeckung
	→ Kennzahl 4.3: Anzahl Methoden mit McCabe >10
5. Unsere Mitarbeiter	→ Kennzahl 5.1: Durchschnittsnote der Mitarbeiterbefragung
	→ Kennzahl 5.2: Schulungen pro Mitarbeiter und Jahr

Zur Lenkung der Verfahrensanweisungen und der technischen Dokumentation setzt *EchoSoft* auf ein etabliertes Unternehmens-WIKI (z. B. Confluence, siehe: ▶ https://www.atlassian.com). Damit werden elektronische Freigabe-Workflows möglich. Nur die Konformitätserklärung unterschreiben *Ive* und *Joe* noch von Hand. Da *EchoSoft* ein Klasse IIa-Produkt vertreibt, ist das Qualitätsmanagementsystem von einer Benannten Stelle zertifiziert.

5.5 Entwicklungsprozess entlang harmonisierter Normen

In ▶ Kap. 3 haben wir die Forderungen hinsichtlich des Qualitätsmanagements (ISO 13485), der Software-Entwicklung (IEC 62304 und IEC 82304-1), der Usability (IEC 62366-1) und des Risikomanagements (ISO 14971) getrennt kennengelernt. Nun wollen wir alle Forderungen über einen agilen, nutzerzentrierten Entwicklungsprozessen verbinden und gemeinsam betrachten.

5.5.1 Sicherheitsklassen

Auf Basis einer initialen Risikoanalyse haben *Ive, Steve* und *Joe* ECAS der Sicherheitsklasse B zugeordnet.

5.5.2 Software-Entwicklungsprozess

> **Case Study**
>
> *EchoSoft* hat einen hybriden Entwicklungsprozess etabliert. In einer initialen Anforderungsphase (Sprint 0) entsteht ein Backlog mit User-Storys. Dann wird in jeweils zweiwöchigen Sprints entwickelt und parallel zum Code entsteht ein formales Lastenheft (*EchoSoft* nennt es *Product Requirements Spec*) und ein formales Pflichtenheft (*EchoSoft* nennt es *Functional Spec*), siehe ◨ Abb. 5.4. Beide Dokumente werden über ein elektronisches Tool (z. B. Jira, siehe: ▶ www. atlassian.com) verwaltet.
>
> *Ive* will jedes Jahr zwei neue Versionen mit neuen oder verbesserten Features auf den Markt bringen, pünktlich vor den wichtigen Kongressen im Frühjahr und Herbst. Nach einem Haupt-Release ist immer ein Bugfix-Release geplant, zu 100 % ist die Software ja nie fehlerfrei.
>
> Das Entwicklungsteam besteht aus neun Mitgliedern, wobei einer primär für Usability und einer für das Testen (*Anton*) zuständig ist. Das Team sitzt in einem Büro zusammen. Sobald ein Entwickler ein neues Feature entwickelt oder Fehler behoben hat, verifiziert es *Anton* und gibt Feedback. Das passiert sehr informell. Parallel dazu formuliert *Anton* eine Testspezifikation für die formale Testrunde. Fehlertickets werden geschrieben, wenn am Ende eines Sprints noch Fehler offen sind.
>
> Am Ende eines Sprints kommt die Firma freitags um 12:00 Uhr zusammen und begutachtet die Software. Nach Möglichkeit wird ein Kunde eingeladen. Dies wird von den Kunden gerne angenommen, da es gute Pizza gibt. Nachmittags diskutiert das Entwicklungsteam den vergangenen Sprint in der Retrospektive und definiert kleine Verbesserungsmöglichkeiten. Das letzte Mal wurde die Anschaffung einer neuen Kaffeemaschine beschlossen, um den morgendlichen Stau vor der Maschine zu beheben. Aber auch schon Verbesserungen am Code-Review-Prozess und dem Formular zur Fehlerbeschreibung wurden beschlossen. Während der Retrospektive des Teams setzt sich *Ive* nochmal 2-3 Stunden vor die Software und testet die neuen Features auf deren Gebrauchstauglichkeit. Manchmal bleibt ein Kunde dabei und gibt sein Feedback.
>
> Am Ende eines Entwicklungszyklus werden alle Tests nochmal von *Anton* durchgeführt und formal dokumentiert. Dabei erhält er Unterstützung von den Entwicklern. In den meisten Fällen laufen diese Tests ohne Probleme durch, da während der Sprints schon sehr viel informell getestet wurde.

5.5.3 Nutzerzentriertes Anforderungsmanagement

In ▶ Kap. 3 wurden die Anforderungen der harmonisierten Normen herausgearbeitet. Die ISO 13485 fordert die Spezifikation von Entwicklungseingabe. Dazu zählen Produktanforderungen nach IEC 82304-1, Nutzungsanforderungen nach IEC 62366-1 sowie Risikobeherrschungsmaßnahmen nach ISO 14971. Aus den Entwicklungseingaben sind dann Software-Anforderungen nach IEC 62304 abzuleiten.

> **Case Study**
>
> *EchoSoft* dokumentiert die Entwicklungseingaben in der *Product Requirements Spec* und markiert die Anforderungen entweder als *GR (general requirement)*, *UR (usability requirement)* oder *RR (risk requirement)*. Die Software-Anforderungen nach IEC 62304 werden in der *Functional Spec* festgehalten. Diese enthält auch Wireframes der Nutzungsschnittstellen (UI-Design nach IEC 62366-1).

5.5.4 Architektur und Design

In ▶ Abschn. 3.5.2 haben wir gelernt, dass für Klasse B-Software eine Software-Architektur aus den Software-Anforderungen abzuleiten und in Software-Einheiten aufzuteilen ist.

5

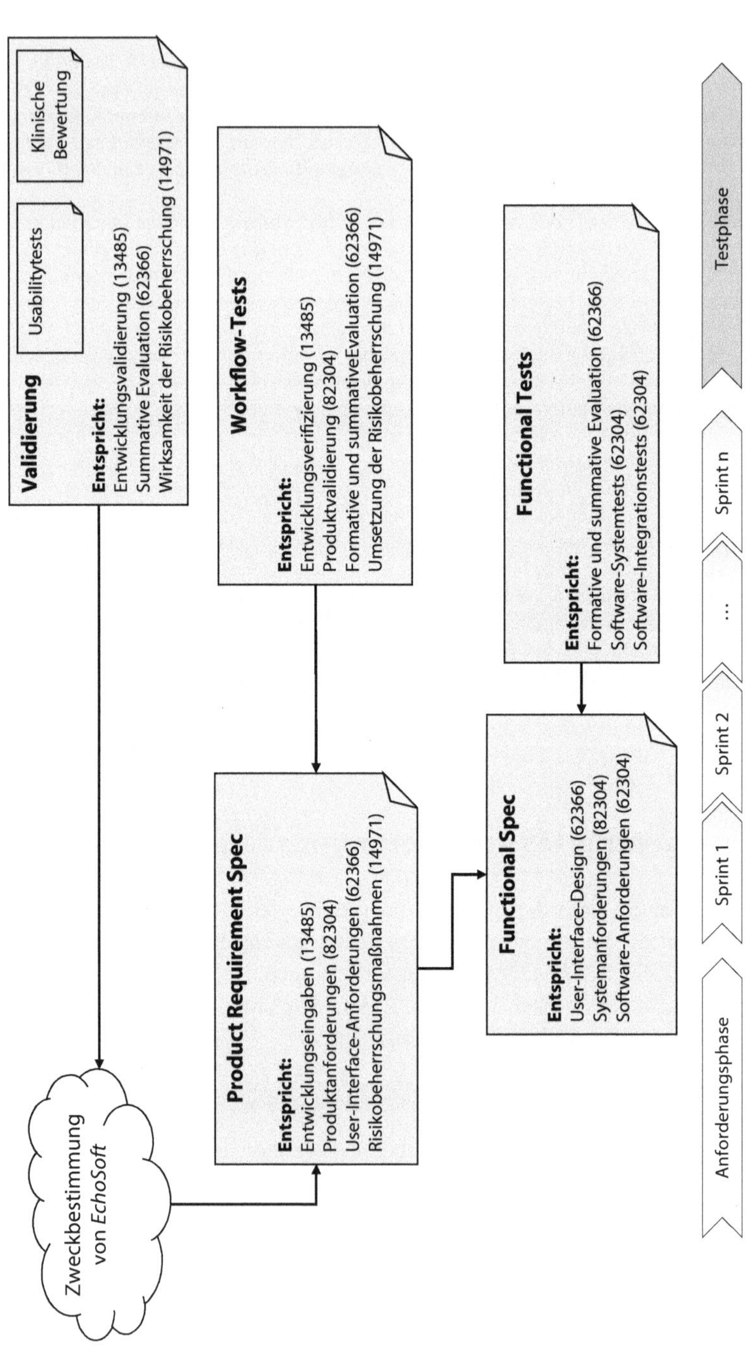

◘ Abb. 5.4 Entwicklungsprozess und Dokumenten-Struktur von *EchoSoft*

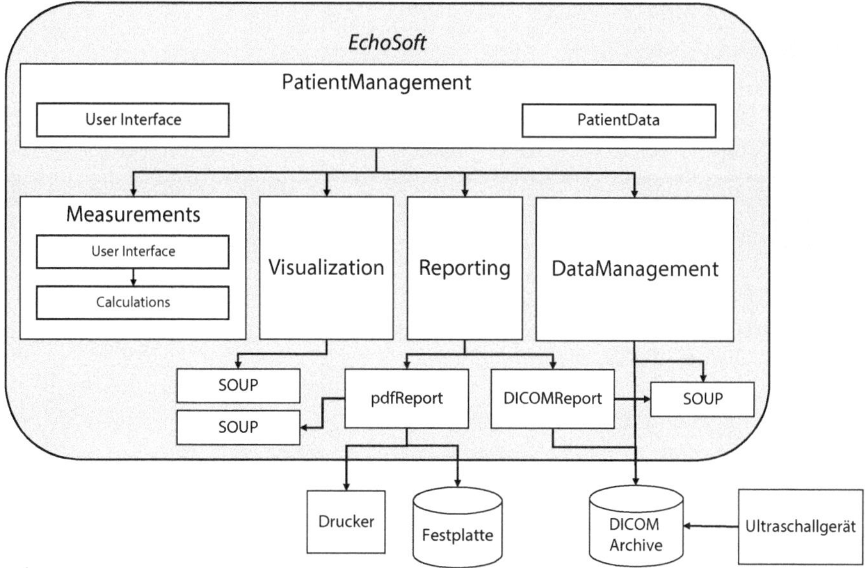

◨ Abb. 5.5   Grobe Architektur von *ECAS*

Case Study

Die Architektur von *EchoSoft* hat sich über die Jahre entwickelt und ist nun recht stabil, ◨ Abb. 5.5. Zur Visualisierung von Ultraschallbildern, zur Generierung von pdf-Dokumenten als auch zur Kommunikation mit DICOM[2]-Archiven werden externe Bibliotheken (SOUP) eingesetzt. Deren Einsatz muss gemäß IEC 62304 entsprechend dokumentiert werden.

5.5.5 Risikomanagement

Gefährdungen bei Software als Medizinprodukt sind immer indirekte Gefährdungen durch falsche oder fehlende Informationen als Output der Software:

- falsche Informationen
- keine Informationen durch Ausfall des Systems

Mit Kenntnis der weiteren medizinischen Abläufe werden dadurch folgende abstrakte Gefährdungen denkbar:

- falsche Diagnose/Behandlung durch das Medizingerät
- falsche Diagnose/Behandlung durch den Arzt
- falsche Eigendiagnose/Eigenbehandlung durch den Patienten

---

2 DICOM (Digital Imaging and Communication in Medicine) ist ein Protokoll zur Speicherung und Kommunikation von medizinischen Bilddaten.

Mit Wissen der konkreten Zweckbestimmung ergeben sich dann konkrete Gefährdungen wie z. B.:

- zu hohe Strahlendosis
- Strahlendosis an falscher Position
- zu hohe Medikamentendosis

Case Study

Joe hat im Rahmen der initialen Risikoanalyse folgende Gefährdungen identifiziert:

- **Falsche Behandlung durch falsche Information**
  Wenn die Volumenwerte und die LVEF falsch angezeigt oder interpretiert werden, kann es zu falschen Therapiemaßnahmen kommen.

■ ■ **Keine Behandlung durch falsche Information**
  Ebenso kann es auch zu keiner Therapiemaßnahme führen, obwohl eine Therapie eigentlich indiziert wäre.
  Der Ausfall eines Systems wurde nicht als Gefährdung identifiziert, da die Untersuchungen nicht in zeitkritischen Situationen durchgeführt werden.

Die Ursachen für Gefährdungen durch Software sind, (siehe ◘ Abb. 5.6):
1. Mangelnde Usability, (siehe ► Abschn. 3.6)
2. Mangelnde Interoperabilität
3. IT-Security
4. Software-Fehler (Bugs, Anforderungsfehler, Installationsfehler)

Die Betrachtung von Risiken durch mangelnde IT-Security sind mit der MDR neu hinzugekommen. Dabei ist darauf zu achten, dass es durch Security-Maßnahmen nicht zu anderen Risiken kommen kann. Beispiel: Der Schutz von Patientendaten durch Authentifizierung zur Autorisierung der Nutzer darf in Notfall-Situationen nicht dazu führen, dass die verantwortlichen Ärzte nicht auf relevante Daten zugreifen können.

Mögliche Risikobeherrschungsmaßnahmen bei Software sind entsprechend der von MDR und ISO 14971 geforderten Reihenfolge:

- **Inhärente Sicherheit durch Design**: Ein Schaden durch den Fehler wird komplett verhindert. Dies kann zum einen über entsprechende Architekturauslegung (z. B. verlässliche Systeme durch doppelte Auslegung) erreicht werden. Zum anderen über Maßnahmen in der Nutzungsschnittstelle, z. B. ein Verbot von Aktionen bei bestimmten Bedingungen.
  Beispiel: Eine Kennziffer ist zu hoch, deswegen verbietet die Software, Daten abzuspeichern.
- **Schutzmaßnahmen:** Bei Software gibt es keine Schutzmaßnahmen im eigentlichen Sinne, also z. B. Schutzisolierungen oder eine Schürze gegen Strahlenbelastung. Bei Software sind jedoch Maßnahmen in der Nutzungsschnittstelle möglich, um den Nutzer vor möglichen Gefährdungen zu warnen, ihm aber die Weiterarbeit nicht komplett zu verbieten.
  Beispiel: Eine Kennziffer ist zu hoch und die Software fragt mittels Dialogs, ob der Nutzer wirklich mit den Daten weiterarbeiten will. Der Nutzer muss dies aktiv bestätigen.

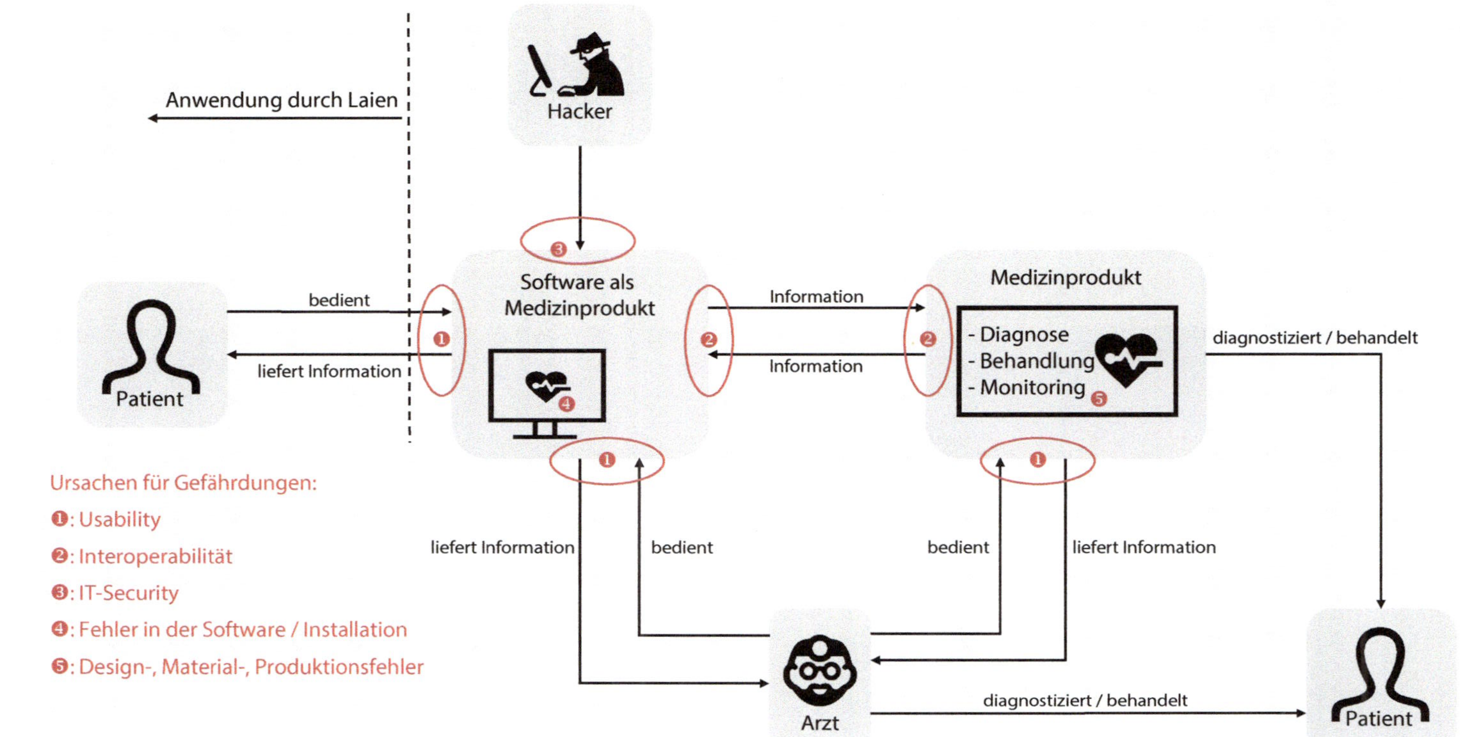

Abb. 5.6   Potentielle Ursachen für Risiken bei Software als Medizinprodukt

— **Warnhinweise:** Hier wird entweder in Handbüchern auf mögliche Gefährdungen aufmerksam gemacht. Oder in der Nutzungsschnittstelle über Hervorhebung von Informationen, ohne dass der Nutzer aktiv bestätigen muss.

Beispiel: Eine Kennziffer ist zu hoch und wird in großer Schrift blinkend angezeigt.

Case Study

Joe hat zusammen mit *Ive* und *Steve* in den Risikomeetings unter anderem folgende Ursachen für Risiken und entsprechende Maßnahmen identifiziert (die Bestimmung von Schweregrad und Wahrscheinlichkeit wird hier vernachlässigt):

Ursache	Maßnahme
U1: Algorithmus liefert keine ausreichend genauen Konturen. Beispiel: außergewöhnliche Form der Herzkammer, welche nicht in den Trainingsdaten berücksichtigt ist.	M 1.1: Konturen werden immer visuell angezeigt und müssen vom Nutzer akzeptiert werden. M 1.2: Dem Nutzer werden interaktive Korrekturmöglichkeiten geboten.
U2: Nutzer verwechselt Volumen mit normiertem Volumen.	M2.1: Die Einheiten für Volumen [ml] und normiertes Volumen [ml/m²] werden deutlich hervorgehoben angezeigt.

Die definierten Maßnahmen gehen als Anforderungen in die *Product Requirements Spec* ein und werden über Software-Anforderungen in der *Functional Spec* detailliert ausgearbeitet.

Hintergrundinformation

Philosophie über Wahrscheinlichkeiten

Wird ein Entwicklungsfehler in der Software angenommen, so ist dessen Wahrscheinlichkeit als 100 % anzunehmen, da er in jeder ausgelieferten Version drin ist. Die Wahrscheinlichkeit, dass daraus eine Gefährdungssituation entsteht ist jedoch <100 %, da die Auswirkung des Software-Fehlers ja potenziell vom Nutzer entdeckt werden kann.

Bei Nutzungsfehlern ist die Auftretenswahrscheinlichkeit jedoch <100 %, da Informationen richtig dargestellt, jedoch vom Nutzer potenziell falsch interpretiert werden. Nicht jeder Nutzer wird die Informationen falsch interpretieren. Nach Eintritt des Nutzungsfehlers ist die Wahrscheinlichkeit einer Gefährdungssituation jedoch 100 %, da der Nutzungsfehler nicht mehr vom Nutzer entdeckt werden kann.

5.5.6 Verifizierung

Die Verifizierung der Software wird von allen in ▶ Kap. 3 besprochenen Normen gefordert. Mit der Verifizierung wollen wir bestätigen, dass wir **die Software richtig gebaut** haben.

Case Study

Während der Implementierung schreiben die Entwickler *Unittests*. Ziel ist, eine Anweisungsüberdeckung von 70 % zu erzielen und zu erhalten. Dies wird allerdings nicht forciert, sondern es werden mit Augenmaß Unittests geschrieben. Jeder vorhandene Unittest muss vor Freigabe der Software grün sein. Die Wartbarkeit der Software wird über die *McCabe-Metrik* im Auge behalten. Ziel hier ist für jede Methode McCabe < 10 zu erhalten. Bevor Code in den Hauptzweig (Master-Branch) überführt werden darf, ist ein Vier-Augen-*Code-Review* zwingend nötig. Dies wird über verpflichtende Merge-Requests (z. B. mittels GitLab, siehe: ► https://gitlab.com) erzwungen.

■ **Formative Evaluierung**

Eine formative Evaluierung der Nutzungsanforderungen und der Nutzungsschnittstelle findet nach jedem Sprint Ende durch *Ive* und nach Möglichkeit einem Kunden statt. Zweimal pro Hauptrelease organisiert *Ive* zusätzlich einen Kundenworkshop, bei dem mehrere Key-User einen halben Tag Feedback zur Software geben und von den Entwicklern zu Verbesserungen befragt werden. Dies wird allerdings immer schwieriger zu organisieren, da die Kunden wenig Zeit mitbringen. Ergebnisse fließen immer direkt in den nächsten Sprint ein.

■■ **Software-Integrationsprüfung und Software-Systemtests**

Funktionale Tests gegen die *Functional Spec* werden zum größten Teil manuell durchgeführt, (siehe ► Abschn. 4.11.4). *Steve* hat gerade einen Studenten engagiert, der im Rahmen seiner Masterarbeit automatisierte UI-Tests einführen soll. *EchoSoft* hat keine dedizierten Integrationstests. Diese sind zum einen über die kontinuierliche Integration (z. B. mittels Jenkins, siehe: ► https://jenkins.io/) abgedeckt, zum anderen implizit über die funktionalen Tests (so wie in der IEC 62304 erlaubt).

■■ **Entwicklungsverifzierung**

Die Workflow-Tests gegen die *Product Requiremen Spec* werden ausschließlich manuell durchgeführt. Hier wird weniger die Funktionalität, sondern eher das Zusammenspiel der einzelnen Funktionen getestet. Hier wird auch die Umsetzung der Risikobeherrschungsmaßnahmen überprüft. Ein wichtiger Bestandteil der Workflow-Tests sind auch Tests der automatischen Segmentierung der Ultraschallbilder. Dazu werden die Ergebnisse des Algorithmus mit zuvor von Medizinern generierten Konturen verglichen.

■■ **Explorative Tests**

Sind alle formalen Tests durchgeführt, nimmt sich das Team nochmal einen ganzen Tag Zeit, um die *ECAS* explorativ zu testen. Oft werden dabei mehr Fehler als bei der Abarbeitung der Testspezifikationen gefunden. *Anton* entscheidet dann, ob die Testspezifikationen zu aktualisieren sind.

5.5.7 Validierung

Die ISO 13485 fordert eine Entwicklungsvalidierung inklusive einer klinischen Bewertung. Die MDR fordert zwingend eine klinische Bewertung. Mit der Validierung soll gezeigt werden, dass wir **die richtige Software gebaut** haben (für den beabsichtigten Einsatzzweck).

Sprint-Reviews

Nach jedem Sprint begutachtet *Ive* in seiner Rolle als Product-Owner, teilweise zusammen mit einem Kunden, die entwickelten Funktionen. Nur nach Akzeptanz von *Ive* wird das zugehörige Ticket geschlossen. Zusammen mit den dokumentierten Ergebnissen der Kundenworkshops mit Key-Usern dienen diese Ergebnisse als Validierungsnachweis. Zusätzlich werden Usabilitytests und eine klinische Bewertung durchgeführt.

- **Usabilitytests**

  Die Hauptbedienfunktion von *EchoSoft* ist die Erstellung eines Befundberichts aus 3D-Ultraschalldaten inklusive der Herz-Volumina und der LVEF. Dies entspricht einem gefährdungsbezogenen Nutzungsszenario, da dabei a) die Konturen falsch berechnet werden können und b) der Nutzer die Volumina falsch interpretieren könnte, siehe Risikoanalyse oben.

  In der formalen Testphase organisiert *Ive* immer fünf Key-User, welche das Nutzungsszenario durchspielen. Teilweise werden die Tests in den Räumlichkeiten von *EchoSoft* durchgeführt, teilweise bekommen die Nutzer eine Betaversion (*Joe* lässt dann immer eine große „Not for clinical use"-Anzeige einbauen). Neben der Wirksamkeit der Risikobeherrschungsmaßnahmen werden auch Effizienzmessungen durchgeführt (Anzahl der Klicks und Zeitspanne von Laden der Daten bis Fertigstellung des Berichts). Zum Abschluss bekommen die Nutzer einen vordefinierten Usability-Frageboden (z. B. ▶ http://attrakdiff.de oder ▶ https://www.ueq-online.org) und werden von *Ive* interviewt.

- **Klinische Bewertung**

  Als Experte für den medizinischen Background hat *Ive* die klinische Bewertung verfasst. Er holte sich dazu allerdings Hilfe des bekannten Kardiologen *Prof. de Julianne*.

  Zuerst haben die beiden die klinische Nützlichkeit einer LVEF-Bestimmung mittels 3D-Ultraschall herausgearbeitet (wissenschaftliche Validität):
  - In Standardleitlinien wird die LVEF als Standardparameter bei der Diagnostik von Herzinsuffizienz angegeben [3].
  - Als Standardmethode zur Bestimmung der LVEF wird Ultraschall angegeben, nach Möglichkeit soll die 3D-Ultraschalluntersuchung verwendet werden [4].
  - Dies lässt sich durch die höhere Genauigkeit und Reproduzierbarkeit von 3D-Ultraschall gegenüber 2D-Ultraschall begründen [5, 6].

  Als weiterer Nutzen wird die Zeitersparnis bei der Bestimmung von LVEF mittels 3D-Ultraschalluntersuchen herausgearbeitet. Dazu findet *Ive* unter anderem folgende Studie:
  - *Tsang W. et al., Transthoracic 3D Echocardiographic Left Heart Chamber Quantification Using an Automated Adaptive Analytics Algorithm, JACC Cardiovasc Imaging. 2016 Jul;9(7)*

  Aus der Literatur geht somit klar der Nutzen einer automatisierten LVEF-Berechnung mittels 3D-Ultraschall hervor. Da allerdings die Algorithmen von *EchoSoft* mit denen der Studien nicht exakt vergleichbar sind, plant *Ive* eine *klinische Nachbeobachtung (Post-Market Clinical Follow-Up (PMCF)*, siehe ▶ Abschn. 2.11) und will zusammen mit *Prof. de Julianne* die
  - Genauigkeit im Vergleich zu einer Goldstandard-Messung mittels Magnetresonanztomographie,
  - Zeitersparnis gegenüber 2D-Ultraschall und
  - Reproduzierbarkeit

  von *ECAS* evaluieren.

5.5.8   Tracing

Case Study

Da *EchoSoft* elektronische Tools zum Anforderungsmanagement verwendet, lässt sich die Rückverfolgbarkeit von Anforderungen und Tests jederzeit zeigen. Zu jeder Produktanforderung lässt sich zeigen, von welcher funktionalen Anforderung sie implementiert wird. Weiter lassen sich zu jeder Anforderung die entsprechenden Testfälle zeigen. Somit wird zu jedem Zeitpunkt sichergestellt, dass jede Entwicklungseingabe (inklusive der Risikobeherrschungsmaßnahmen) implementiert und getestet ist. Der Auditor lobte im letzten Audit das System.

5.5.9 Unique Device Identification

In ▶ Abschn. 2.10 haben wir bereits die Anforderungen an die eindeutige Identifikation von Software mittels Unique Device Identification (UDI) herausgearbeitet.

Case Study

EchoSoft hat sich bei einer zertifizierten Organisation einen Nummernblock für die UDI gekauft. Die Basis-UDI 0123456789 erscheint auf der Konformitätserklärung. In dem Startscreen von ECAS wird die UDI-DI und UDI-PI angezeigt. *Joe* hat sich zusammen mit *Steve* ein dreiteiliges Versions-Schema (*EACS Version x.y.z*) mit folgender Strategie überlegt:

- Erste Stelle x: Wird nur bei grundlegendem Technologiewechsel oder Änderung der Zweckbestimmung hochgezählt. Solange die erste Stelle gleichbleibt, ändert sich auch die Basis-UDI nicht.
- Zweite Stelle y: Wird bei jedem Hauptrelease hochgezählt. Damit ändert sich auch die UDI-DI.
- Dritte Stelle z: Wird bei jedem Bugfix-Release hochgezählt. UDI-DI bleibt gleich.

Aktuell arbeitet *EchoSoft* an der Version 2.3 mit der UDI (DI+PI): 123321456-20190224. Für nächstes Jahr plant *Steve* eine Umstellung auf eine neue Datenbanktechnologie. Das wird einen Versionswechsel auf 3.0 sowie eine neue Basis-UDI zur Folge haben.

5.5.10 Software-Freigabe

Case Study

Da *ECAS* eine Software der Sicherheitsklasse B ist, müssen verbliebene Fehler bewertet werden. Dazu begründet *Joe* zusammen mit *Steve* vor jeder Software-Freigabe für alle verbliebenen Fehler, dass diese keine Auswirkung auf die Sicherheit von *ECAS* haben. Die wichtigsten verbleibenden Fehler werden Teil der Software-Release-Notes, in der die neuen Features und behobenen Fehler eines jeden Releases dokumentiert werden.

Der freigegebene Softwarestand wird in der Versionsverwaltung gekennzeichnet. Damit ist jederzeit die freigegebene Software-Version wiederherstellbar. Die freigegebene Software-Version wird auf einer internen Deployment-Page im Intranet von *EchoSoft* veröffentlicht. Nur dort veröffentlichte Versionen sind zur Installation bei Kunden freigegeben. Zusätzlich zur Software wird ein Hashcode veröffentlicht. Damit ist eine Integritätsprüfung nach dem Download möglich.

5.6 Inverkehrbringen

Case Study

Vor der Freigabe einer neuen Version prüft *Joe* alle Dokumente. Insbesondere muss die technische Dokumentation (siehe ▶ Abschn. 2.8) aktuell sein und alle Dokumente der Entwicklung müssen vorhanden und freigegeben sein. Die Testprotokolle werden von *Anton* verfasst und von *Joe* auf Vollständigkeit geprüft und freigegeben.

Die wichtigsten Dokumente der technischen Dokumentation von *ECAS* sind:

- allgemeine Produktbeschreibung von *ECAS* (im WIKI)
- Nachweis der grundlegenden Sicherheits- und Leistungsanforderungen (im WIKI)
- Product Requirements Spec und Functional Spec (nur im Anforderungstool vorhanden)
- Risikomanagementake (im WIKI)
- Achitekturdokument (im WIKI)
- Workflow-Test Spezifikation und Ergebnisse (nur im Tool vorhanden)
- Functional Test Spezifikation und Ergebnisse (nur im Tool vorhanden)
- Ergebnisse der Usabilitytests (im WIKI)
- klinische Bewertung (im WIKI)

- Gebrauchsanweisungen (als pdf für den Kunden)
- Marketingmaterial (als pdf für den Kunden)
- Installationsanweisungen (im WIKI)

Für jedes Hauptrelease erstellt *Joe* eine neue Konformitätserklärung, die er und *Ive* unterschreiben:
„Wir, EchoSoft, erklären in alleiniger Verantwortung, dass unser Produkt
- ECAS Version 2.2
- Basis-UDI 0123456789
- Klasse IIa nach Regel 11

den Bestimmungen der Medical Device Regulation 2017/745 entspricht.
…weitere Angaben….
Heidelberg, den 24.02.2019
Ive   Joe

Ive, CEO   Joe, QMB"
Das CE-Zeichen wird im Splash-Screen beim Starten von *ECAS* angezeigt, als auch in einem Fenster mit zusätzlichen Informationen („Über …"). *Joe* meldet nach der Freigabe die notwendigen Informationen der EUDAMED. Jetzt kann die Software an Kunden verkauft und installiert werden.

5.7 Überwachung nach dem Inverkehrbringen und Vigilanz

Case Study

In einer Verfahrensanweisung hat *Joe* das Vorgehen zur Überwachung nach dem Inverkehrbringen dokumentiert (*Post-Market Surveillance Plan*). Wichtigste Quelle für Rückmeldungen sind:
a. Rückmeldungen von Kunden über den Support
b. Vorkommnismeldungen von Mitbewerbern
c. neue medizinische Erkenntnisse der Fachliteratur

Zu a) Eingehende Rückmeldungen von Kunden werden auf sicherheitsrelevante Fehler analysiert und gegebenenfalls wird die Risikoanalyse angepasst. Sollte sich eine Rückmeldung als meldepflichtig herausstellen, wird *Joe* in seiner Rolle als Compliance Officer tätig. Dazu gibt es eine Vigilanz-Verfahrensanweisung.
Zu b) Regelmäßig durchsucht *Joe* die Meldungen über Vorkommnisse von Mitbewerbern und bewertet diese auf Relevanz für *ECAS*.
Zu c) Einmal im Jahr durchsucht *Ive* die neueste wissenschaftliche Fachliteratur auf neue Erkenntnisse hinsichtlich 3D-Ultraschall in der Kardiologie und aktualisiert bei Bedarf die klinische Bewertung. Negative Erkenntnisse aus der Fachliteratur gehen auch in die Risikoanalyse ein.
    Bei dem letzten Screening der Meldungen von Mitbewerbern ist *Joe* folgende Sicherheitsmitteilung ins Auge gesprungen (BfArM-Meldung vom 12.05.2015):

》 *„Maßeinheiten-Umrechnungsfehler bei der Bestimmung der Körperoberfläche*
    Durch eine falsche Berechnung der Körperoberfläche aufgrund eines Fehlers kann es zu
falschen Berechnungen von diagnostischen Herz-Parametern kommen. Das Problem tritt auf,
wenn das System auf metrisch eingestellt ist."

Joe stuft diese Meldung als für *ECAS* relevant ein, da bei *ECAS* auch normierte Volumenwerte auf Basis der Körperoberfläche berechnet werden. Da *ECAS* im europäischen und amerikanischen Raum verkauft wird, sind auch unterschiedliche Maßeinheiten im Einsatz. *Joe* ergänzt die Risikoanalyse und lässt von *Anton* ausführlich prüfen, ob das Problem auch bei *ECAS* besteht. Es stellt sich heraus, dass alles richtig funktioniert. Allerdings werden die verwendeten Maßeinheiten nochmal deutlicher im User Interface hervorgehoben.

Alle zwei Jahre dokumentiert *Joe* die Ergebnisse der Überwachung nach dem Inverkehrbringen in dem *Bericht über die Sicherheit (Periodic Safety Update Report, PSUR)*. *Joe* wartet noch auf Ergebnisse der klinischen Nachbeobachtung von *Ive* und *Prof. de Julianne*, dann wird er die klinische Bewertung aktualisieren.

5.8 Wartungsprozess

Case Study

Steve hat zusammen mit *Joe* einen Wartungsprozess in einer Verfahrensanweisung beschrieben. Bei kleineren Releases müssen keine Anforderungen und Tests angepasst werden. Es werden nur Fehlertickets abgearbeitet. Es muss auch nicht zwingend in einem Sprint-Zyklus gearbeitet werden. Der Wartungsprozess wird für die Bugfix-Releases angewandt. Für Releases mit Änderung an der ersten oder zweiten Versionsnummer ist der Entwicklungsprozess anzuwenden.

5.9 Kontinuierliche Verbesserung

Die kontinuierliche Verbesserung nach einem PDCA-Zyklus ist ein zentraler und wesentlicher Teil eines Qualitätsmanagementsystems. In einem agilen Prozess nach Scrum sind schon viele kleine PDCA-Zyklen eingebaut:

- Tägliche Scrum-Meetings
- Sprint-Reviews zur Produktverbesserung
- Sprint-Retrospektiven zur Prozessverbesserung

Die von der ISO 13485 geforderten Maßnahmen ergänzen dies um einen PDCA-Zyklus im Großen.

5.9.1 Messung von Daten (Produkt, Prozess)

Es wird allgemein angenommen, Dinge nur verbessern zu können, wenn der aktuelle Zustand messbar ist. Dazu sind Daten notwendig. Neben den Kennzahlen für die Qualitätsziele des Qualitätsmanagementsystems können zusätzliche Zahlen über das Projekt oder Produkt generiert werden. Hier gilt oft: Weniger ist mehr.

Case Study

Joe hat sich zusammen mit *Steve* folgende Kennzahlen überlegt, welche in den Sprint-Retrospektiven kurz angeschaut und diskutiert werden:

- In-Flow und Out-Flow von Fehlertickets
- In-Flow und Out-Flow von Supporttickets
- Velocity des Teams (Anzahl an abgearbeiteten Story-Points pro Sprint)

Die beiden haben entschieden, keine Schwellwerte für diese Zahlen festzulegen, sondern mit gesundem Menschenverstand bei Bedarf Maßnahmen einzuleiten.

5.9.2 **Managementreviews**

Einmal im Jahr treffen sich *Ive*, *Steve* und *Joe* für das Managementreview. Für die Kennzahlen der Qualitätsziele aus dem QM-Handbuch werden jährlich Sollwerte festgelegt. Im vergangenen Jahr waren dies:

Kennzahl	Soll-Wert	Ist-Wert
Kennzahl 1.1: Marktanteil	$\geq$20 %	23 %
Kennzahl 1.2: Anzahl Releases/Jahr	2 Haupt-Releases 2 Patches	2 Haupt-Releases 2 Patches
Kennzahl 2: Anzahl Reklamationen/Jahr	<10	**12**
Kennzahl 3: Vorkommnisse	0	0
Kennzahl 4.1: Fehlerdichte	<0.5 Fehler/kLoC	0.35
Kennzahl 4.2: Testabdeckung	>70 % Anweisungsüberde-ckung	75 %
Kennzahl 4.3: #Methoden mit McCabe >10	0	**35**
Kennzahl 5.1: Durchschnittsnote der Mitarbei-terbefragung	>4 Sterne	4.2
Kennzahl 5.2: Schulungen pro Mitarbeiter und Jahr	>1	**0.85**

In diesem Jahr wurden drei Qualitätsziele nicht erreicht, für die nun jeweils eine Ursachenanalyse durchzuführen ist und entsprechende Korrekturmaßnahmen abzuleiten sind:
1. Zu Kennzahl 2: Es ist zu untersuchen, warum die Reklamationsquote angestiegen ist.
2. Zu Kennzahl 4.3: Es ist zu untersuchen, warum sich langsam Komplexität in die Code-Basis einschleicht. Für viele Methoden ist der definierte Schwellwert für die McCabe-Metrik überschritten.
3. Zu Kennzahl 5.2: Es ist zu untersuchen, warum zu wenig Mitarbeiterschulungen stattfanden. Gab es keine Angebote oder waren die Mitarbeiter überlastet?

5.9.3 **Interne Audits**

Alle paar Monate führt *Joe* interne Audits mit den Abteilungen durch. Er diskutiert mit den Abteilungsleitern die Aktualität der Verfahrensanweisungen. Stichprobenartig lässt er sich Nachweise zeigen. Im letzten Audit zeigte sich, dass der Support nicht entsprechend der Verfahrensanweisung arbeitet. Dies hatte allerdings gute Gründe. *Joe* hat zusammen mit dem Abteilungsleiter entschieden, die Verfahrensanweisung der aktuellen Arbeitsweise anzupassen.

5.9.4 Korrektur- und Vorbeugemaßnahmen (CAPA)

Korrektur- und Vorbeugemaßnahmen, beziehungsweise CAPAs, sind das Rückgrat eines Qualitätsmanagementsystems. Sie schließen den PDCA-Kreis. Es gilt, mittels geeigneter Maßnahmen ein wiederholtes Auftreten eines Fehlers zu verhindern (Korrekturmaßnahme) oder einen noch nicht aufgetretenen Fehler zu verhindern (Vorbeugemaßnahme). In ▶ Abschn. 3.4.3 haben wir bereits mögliche Ursachen für CAPAs kennengelernt.

Case Study

In den letzten Monaten hat *Joe* zwei CAPAs vorgeschlagen und eine ausführliche Ursachenanalyse angestoßen:

1. Ein Mitarbeiter aus dem Installationsteam hat vergangenen Monat eine nicht freigegebene Version bei einem Kunden installiert. Das darf nach der Verfahrensanweisung nicht passieren. Der Fehler wurde zwar im Rahmen der Abnahme entdeckt und korrigiert. *Joe* will dennoch wissen, was die Ursachen dafür war und geeignete Maßnahmen definieren, dass dies nicht nochmal passiert.

2. In den formalen Testrunden der letzten vier Releases kam es zu immer mehr Fehlern (2, 4, 7, 12). Eigentlich war die Idee von *Joe* und *Steve*, dass die formalen Testrunden ohne Fehler durchlaufen werden, da schon während der Sprints viel getestet wird. *Joe* und *Steve* wollen dem auf den Grund gehen.

5.10 Marktüberwachung

Case Study

EchoSoft unterliegt jährlichen Audits. Mittlerweile kennen sich der Auditor und *Joe* schon gut. Im letzten Audit gab es nur zwei Nichtkonformitäten:

- Der Auditor stellte fest, dass ein Tool in einer neueren Version eingesetzt wird, als in der Tools-Liste angegeben. Dabei kam auch zum Vorschein, dass die Kriterien für eine notwendige Re-Validierung nicht definiert sind. Dies muss *Joe* nun in die entsprechenden Verfahrensanweisungen einarbeiten.
- *EchoSoft* führt zwar intern sehr viele Schulungen über aktuelle IT-Themen durch, diese sind aber oft nicht dokumentiert. Auch fehlt ein Nachweis über die Wirksamkeit der Schulungen. Zumindest für die wichtigsten Schulungen zu den Verfahrensanweisungen will *Joe* jetzt kleine Multiple-Choice-Quiz ausprobieren.

Spätestens im nächsten Jahr erwartet *Joe* ein unangekündigtes Audit. Hoffentlich nicht während seines Urlaubs! Auf einen Besuch der zuständigen Aufsichtsbehörde, das Regierungspräsidium Baden-Württemberg, wartet *Joe* auch schon länger. Bisher hat sich noch niemand angekündigt.

5.11 Zusammenfassung

In diesem Kapitel wurden die Begriffe Gesundheitssoftware und Software als Medizinprodukt abgegrenzt. Eine Einstufung von Software als Medizinprodukt und deren Klassifizierung ist nicht immer eindeutig, ein Abgleich mit der Definition der MDR reicht meist nicht. Andere Quellen sind dabei hinzuzuziehen. Die Entwicklung einer Software als Medizinprodukt von der Idee bis zum Inverkehrbringen haben wir anhand der imaginären

Firma *EchoSoft* und den Protagonisten *Ive, Steve, Joe* und *Anton* nachvollzogen. Für Software als Medizinprodukt gelten zwar die gleichen Gesetze und Normen wie für andere, physikalische Medizinprodukte, die Besonderheiten von Software sind allerdings bei deren Umsetzung zu berücksichtigen.

Literatur

1. MEDDEV 2.1/6: Guidelines on the Qualification of Stand Alone Software Used in Healthcare Within the Regulatory Framework of Medical Devices. MEDDEV (2016)
2. EU: Manual on Borderline and Classification in the Community Regulatory Framework for Medical Devices. EU, Brussels (2017)
3. Bundesärztekammer: Nationale Versorgungsleitlinie Chronische Herzinsuffizienz. Bundesärztekammer, Berlin (2017)
4. Buck, T., et al.: Manual zur Indikation und Durchführung der Echocardiographie. Clin. Res. Cardiol. 4(Suppl 1), 3–51 (2009)
5. Dorosz, J., et al.: Performance of 3-Dimensional echocardiography in measuring left ventricular volumes and ejection fraction: a systematic review and meta-analysis. J. Am. Coll. Cardiol. **59**(20), 1799–1808 (2012)
6. Lang, R., et al.: Recommendations for cardiac chamber quantification by echocardiography in adults: an update from the American Society of Echocardiography and the European Association of Cardiovascular Imaging. J. Am. Soc. Echocardiogr. **28**, 1–39 (2015)
7. ISO TR 80002-2: Medical Device Software – Part 2: Validation of Software for Medical Device Quality Systems. ISO, Geneva (2017)
8. Vogel, D.: Medical Device Software Verification, Validation and Compliance. Artech House, Norwood (2010)
9. IMDRF SaMD Working Group: Software as a Medical Device (SaMD): Key Definitions. IMDRF (2013)
10. IMDRF SaMD Working Group: Software as a Medical Device (SaMD): Application of Quality Management System. IMDRF (2015)

Internationales

Zulassungen in den USA

© Springer Fachmedien Wiesbaden GmbH, ein Teil von Springer Nature 2019
M. Hastenteufel, S. Renaud, *Software als Medizinprodukt*,
https://doi.org/10.1007/978-3-658-26488-8_6

Zusammenfassung

In den grundlegenden Dingen ist der Weg eines Medizinprodukts von der Entwicklung über die Zulassung auf den Markt in Europa und den USA recht ähnlich: Qualitätsmanagement, Risikoanalysen, Usability, Software-Lebenszyklus, Dokumentation. Ein entscheidender Unterschied liegt darin, dass in den USA eine Behörde die volle Verantwortung über Zulassung und Überwachung trägt. Ein Qualitätsmanagementsystem wird in den USA nicht zertifiziert. Hersteller unterliegen nach Zulassung unangekündigten Kontrollen des Qualitätsmanagementsystems durch die FDA. In USA wird zur Zulassung ein Zulassungsantrag bei der FDA eingereicht, in Europa findet die Bewertung der technischen Dokumentation im Rahmen des Konformitätsbewertungsverfahrens statt.

Nachdem in den bisherigen Kapiteln der Weg eines Medizinprodukts, insbesondere von Software als Medizinprodukt, von der Entwicklung bis zur Zulassung in Europa ausführlich beschrieben wurde, wollen wir nun einen Blick über den Kontinent werfen. Medizinprodukte unterliegen in den USA der staatlichen *Food and Drug Administration (FDA)*. Die FDA überwacht ca. 190.000 Medizinprodukte von ca. 18.000 Herstellern.[1] Ein grundlegender Unterschied von den USA zu Europa ist, dass Hersteller von Medizinprodukten der Aufsicht einer staatlichen Behörde unterliegen, von dieser Behörde Medizinprodukte zugelassen werden und die Behörde selbst Hersteller inspiziert.

■ **Lernziele**

Nach Abschluss dieses Kapitels sind Leser in der Lage,

- die wesentlichen Schritte bei der Zulassung von Medizinprodukten, insbesondere von Software als Medizinprodukt, in den USA zu benennen und zu erklären sowie
- die wesentlichen Unterschiede der Zulassung von Medizinprodukten in Europa und USA zu benennen.

6.1 Gesetzliche Grundlage

6.1.1 Aufbau des Systems

■ **United States Code, Title 21 (21 USC)**

Die FDA ist als staatliche Behörde der USA zuständig für die öffentliche Gesundheit und stellt unter anderem die Sicherheit und Wirksamkeit von Medizinprodukten sicher. Gesetzliche Grundlage für Medizinprodukte in den USA ist Chapter 9 des Title 21 des U.S. Code (Bundesrecht der USA), auch genannt *Food, Drug and Cosmetic Act (FD&C Act), siehe z. B.* [1]. Der FD&C Act (beziehungsweise 21 USC) ist unterteilt in zehn Kapitel (Chapter I bis Chapter X), wobei Chapter V „Drugs and Devices" Medizinprodukte behandelt. Chapter V ist weiter unterteilt in Part A bis Part I, wobei Part A die relevanten Sektionen beinhaltet, siehe ◨ Abb. 6.1.

---

1   Quelle: FDA.

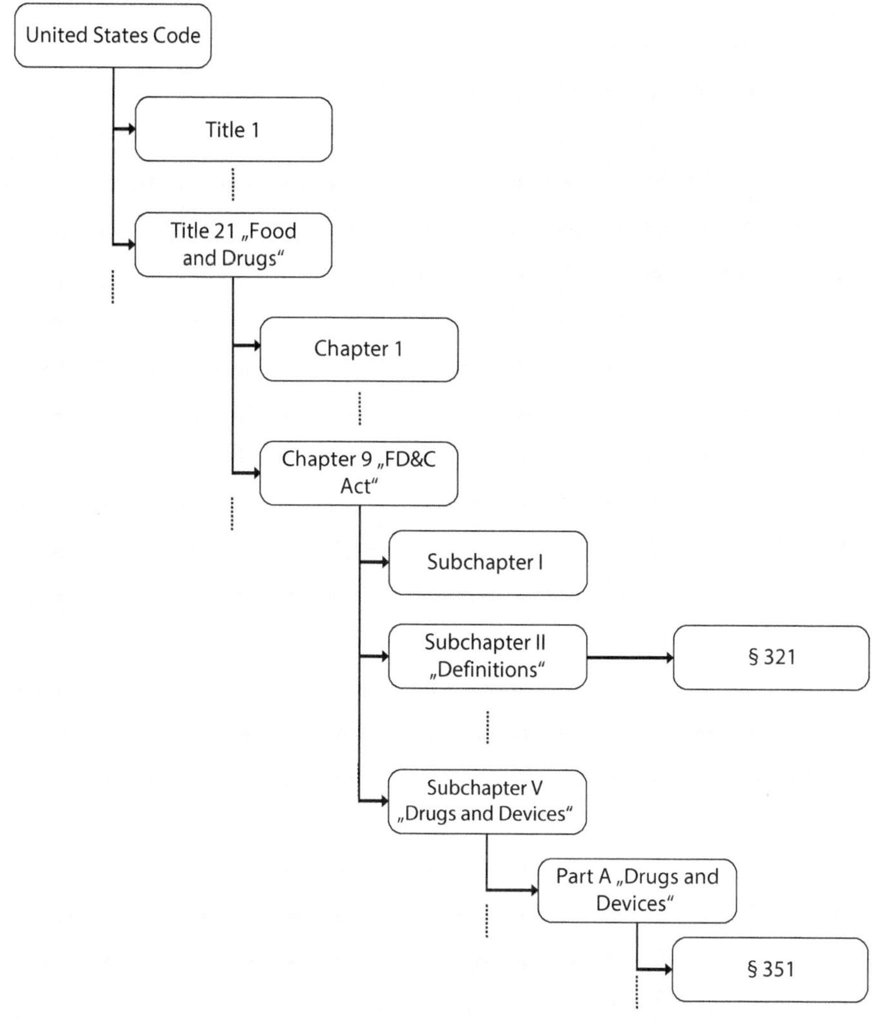

Abb. 6.1 Gesetzliche Grundlage für Medizinprodukte in den USA ist der Food, Drug and Cosmetic Act (FD&C Act) als Teil des United States Code

■ Code of Federal Regulation, Title 21 (21 CFR)

Die Umsetzung des FD&C Acts erfolgt durch Title 21 des Code of Federal Regulations (21 CFR), (siehe z. B. [2]). Die CFR sind von Bundesbehörden erlassene Verwaltungsverordnungen, welche sich aus dem Bundesrecht ableiten. In Chapter I, Subchapter H (Part 800 bis 898) des 21 CFR sind die für Medizinproduktehersteller relevanten Abschnitte zu finden, siehe ■ Abb. 6.2. Beispielsweise beschreibt 21 CFR 820 die Anforderungen an das Qualitätsmanagement für Medizinproduktehersteller.

Die wichtigsten Parts des 21 CFR finden sich in ■ Tab. 6.1.

6

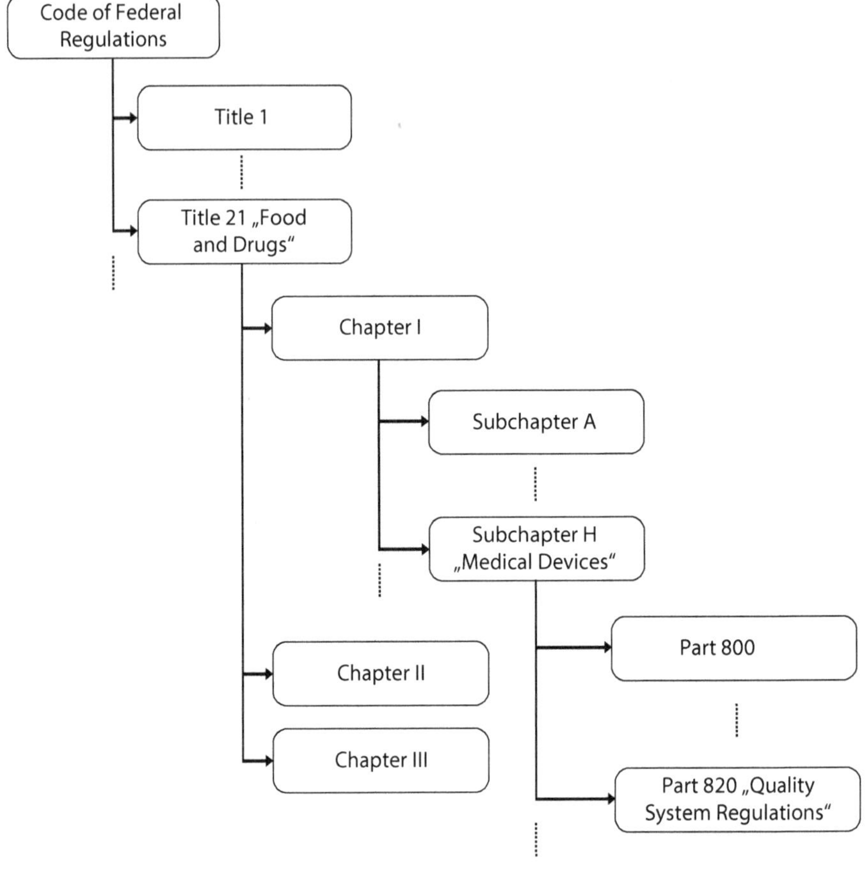

◘ Abb. 6.2 Konkrete Anforderungen an die Zulassung von Medizinprodukten in den USA finden sich im Title 21 des Code of Federal Regulations (21 CFR)

◘ Tab. 6.1   Die wichtigsten Parts des 21 CFR für Hersteller von Medizinprodukten

Part	Name	Beschreibung
11	Electronic Records and electronic signatures	Anforderungen an die Aufbewahrung elektronischer Dokumente und deren elektronischer Unterschrift.
801	Labels	Anforderungen hinsichtlich der Produktinformationen.
803	Medical Device Reporting	Anforderungen an Hersteller, Betreiber, Importeure und Händler hinsichtlich Meldungen von Vorkommnissen.

(Fortsetzung)

◻ **Tab. 6.1**   (Fortsetzung)

Part	Name	Beschreibung
806	Reports of Corrections and Removals	Anforderungen hinsichtlich Korrekturen und Rückrufe von Medizinprodukten.
807 (Part A-D)	Establishment Registration and Device Listing	Anforderung hinsichtlich Meldungen von Herstellern und Produkten.
807 (Part E)	Premarket Notification	Anforderungen an die Zulassung von Klasse II Produkten → 510(k) Clearance.
814	Premarket Approval	Anforderungen an die Zulassung von Klasse III-Produkten → Approval.
820	Quality System Regulations	Anforderungen an das Qualitätsmanagement.
821	Medical Device Tracking	Anforderungen an die Verfolgbarkeit von Medizinprodukten vom Hersteller zum Patienten für bestimmte Klasse II- und III-Produkte (z. B. implantierbare oder lebenserhaltende Produkte zur Heimanwendung)
822	Post Market Surveillance	Anforderungen an die Marktüberwachung von Medizinprodukten für bestimmte Klasse II- und III-Produkte (z. B. implantierbare oder lebenserhaltende Produkte zur Heimanwendung)
830	Unique Device Identification	Anforderungen an die eindeutige Produktkennzeichnung (UDI).
860	Medical Device Classification Procedure	Allgemeine Beschreibungen hinsichtlich Klassifizierung von Medizinprodukten inklusive Definition der Klassen I, II und III.
862–892	Classification Panels	Hier werden alle bisher zugelassenen Medizinproduktekategorien inklusive der Klasse gelistet.

▪ **Guidelines**

Die in den Verwaltungsverordnungen des 21 CFR beschriebenen Anforderungen werden durch eine Vielzahl von Guidelines konkretisiert. Diese stellen nur eine Empfehlung dar und sind nicht als gesetzliche Anforderungen zu interpretieren. Dennoch sollte man sich nach Möglichkeit an den Guidelines ausrichten. Wichtige Guidelines werden in ► Abschn. 6.2 beschrieben.

6.1.2 Definitionen

Der Begriff Medizinprodukt wird im § 321(h) 21 USC definiert:

Medizinprodukt

§ 321(h) The term „device" … means an instrument, apparatus, implement, machine, contrivance, implant, in vitro reagent, or other similar or related article, including any component, part, or accessory, which is –
(1) recognized in the official National Formulary, or the United States Pharmacopeia, or any supplement to them,
(2) intended for use in the diagnosis of disease or other conditions, or in the cure, mitigation, treatment, or prevention of disease, in man or other animals, or
(3) intended to affect the structure or any function of the body of man or other animals, and

which does not achieve its primary intended purposes through chemical action within or on the body of man or other animals and which is not dependent upon being metabolized for the achievement of its primary intended purposes. The term „device" does not include software functions excluded pursuant to section 360j(*o*) of this title.

Im Unterschied zur europäischen Definition werden hier auch tierische Anwendungen eingeschlossen. Im letzten Satz werden explizit einige Software-Funktionen von der Definition ausgeschlossen:

Definition

§ 360j(o) Regulation of medical and certain decisions support software
(1) The term device as defined in section 321(h) of this title, shall not include a software function that is intended –
(A) for administrative support of a health care facility, including the processing and maintenance of financial records, claims or billing information, appointment schedules, business analytics, information about patient populations, admissions, practice and inventory management, analysis of historical claims data to predict future utilization or cost-effectiveness, determination of health benefit eligibility, population health management, and laboratory workflow;
(B) for maintaining or encouraging a healthy lifestyle and is unrelated to the diagnosis, cure, mitigation, prevention, or treatment of a disease or condition;
(C) to serve as electronic patient records, including patient-provided information, to the extent that such records are intended to transfer, store, convert formats, or display the equivalent of a paper medical chart, so long as—
　(i) such records were created, stored, transferred, or reviewed by health care professionals, or by individuals working under supervision of such professionals;
　(ii) such records are part of health information technology that is certified under section 300jj–11(c)(5) of title 42; and
　(iii) such function is not intended to interpret or analyze patient records, including medical image data, for the purpose of the diagnosis, cure, mitigation, prevention, or treatment of a disease or condition;
(D) for transferring, storing, converting formats, or displaying clinical laboratory test or other device data and results, findings by a health care professional with

---

> respect to such data and results, general information about such findings, and general background information about such laboratory test or other device, unless such function is intended to interpret or analyze clinical laboratory test or other device data, results, and findings; or
>
> (E) unless the function is intended to acquire, process, or analyze a medical image or a signal from an in vitro diagnostic device or a pattern or signal from a signal acquisition system, for the purpose of –
>
> > (i) displaying, analyzing, or printing medical information about a patient or other medical information (such as peer-reviewed clinical studies and clinical practice guidelines);
> >
> > (ii) supporting or providing recommendations to a health care professional about prevention, diagnosis, or treatment of a disease or condition; and
> >
> > (iii) enabling such health care professional to independently review the basis for such recommendations that such software presents so that it is not the intent that such health care professional rely primarily on any of such recommendations to make a clinical diagnosis or treatment decision regarding an individual patient.

Es lässt sich zusammenfassen, dass folgende Software von der Definition eines Medizinprodukts ausgeschlossen wird:

- Administrative Software
- Software zur Wahrung eines gesunden Lebensstils (Gesundheitssoftware)
- Elektronische Patientenakten
- Software zum Übertragen, Speichern, Konvertieren und Anzeigen medizinischer Daten, solange die Daten nicht interpretiert oder analysiert werden

Die FDA behält sich jedoch das Recht vor, bei begründeten Annahmen bestimmte Software wieder in die Definition Medizinprodukt einzuschließen. Interessanterweise geht in diese Überlegungen auch die Interpretierbarkeit der Ergebnisse ein, sprich: Kann der Nutzer die zugrundeliegenden Algorithmen nachvollziehen?

6.1.3 Klassifizierung und Zulassungswege

Medizinprodukte werden in die Klassen I, II, und III mit unterschiedlichen Zulassungswegen eingeteilt (21 USC § 360(c)):

- Klasse I: *general controls* müssen erfüllt werden.
- Klasse II: *general controls* und *special controls* müssen erfüllt werden.
- Klasse III: *general controls* müssen erfüllt werden und eine *Premarket Approval (PMA)* eingereicht werden.

Das Verfahren zur Klassifizierung von Medizinprodukten wird in Part 860 beschrieben. Implantate und lebenserhaltende Medizinprodukte werden generell der Klasse III zugeordnet. Die Klassifizierung konkreter Medizinprodukts erfolgt über die *Classification Panels* in den Parts 862–892.

Beispiel

Klassifizierung eines Picture Archiving and Communication Systems (PACS)
§ 892.2050 Picture archiving and communications system.

(a)   Identification. A picture archiving and communications system is a device that provides
one or more capabilities relating to the acceptance, transfer, display, storage, and digital processing of medical images. It's hardware components may include workstations,
digitizers, communications devices, computers, video monitors, magnetic, optical disk,
or other digital data storage devices, and hardcopy devices. The software components
may provide functions for performing operations related to image manipulation, en-
hancement, compression or quantification.
(b)   Classification. **Class II** (special controls; voluntary standards – Digital Imaging and Communications in Medicine (DICOM) Std., Joint Photographic Experts Group (JPEG) Std.,
Society of Motion Picture and Television Engineers (SMPTE) Test Pattern).

Als Teil der General Controls ist eine *Premarket Notification (510(k))* einzureichen. Für
einige Produkte werden in den Classification Panels Ausnahmen der General Controls
beschrieben. Beispielsweise werden die meisten Klasse I-Produkte und einige Klasse
II-Produkte von einer 510(k) ausgenommen.

Hintergrundinformation

Der übliche Name 510(k) für eine Premarket Notification leitet sich aus dem § 510(k) des FD&C Acts ab. Im
21 USC findet sich der Abschnitt jedoch unter § 360(k).

Beispiel

Zahnbürste, 21 CFR 872.6855

(a)   *Identification.* A manual toothbrush is a device composed of a shaft with either natural
or synthetic bristles at one end intended to remove adherent plaque and food debris
from the teeth to reduce tooth decay.
(b)   *Classification.* Class I (general controls). The device is **exempt from the premarket notification** procedures in subpart E of part 807 of this chapter subject to the limitations in
§ 872.9. If the device is not labeled or otherwise represented as sterile, it is **exempt from
the current good manufacturing practice requirements of the quality system regulation in part 820** of this chapter, with the exception of § 820.180, with respect to general
requirements concerning records, and § 820.198, with respect to complaint files.

Wird für ein neues, innovatives Produkt keine Klassifizierung in den Classification Panels
gefunden, kann über ein *De Novo-Verfahren* eine Klassifizierung in die Klassen I oder II
beantragt werden. Per Definition sind diese Produkte zunächst Klasse III-Produkte.

- **General Controls**

Die *General Controls* werden durch den 21 USC definiert und beinhalten Folgendes:
- § 351 (§ 501 FD&C): Adultered devices
- $352 (§ 502 FD&C): Misbranded Devices
- § 360 (§ 510 FD&C): Registration of producers
- $360f (§ 516 FD&C): Banned devices
- § 360h (§ 518 FD&C): Notification and other remedies
- § 360i (§ 519 FD&C): Records and reports on devices

— § 360j (§ 520 FD&C): General provisions respecting control of devices intended for human use

Im Wesentlichen werden darin folgende Tätigkeiten gefordert:
— Bereitstellung wahrheitsgetreuer Produktinformationen (Labels, Handbücher)
— Registrierung von Hersteller und Produkt (inklusive Zahlung jährlicher Gebühren)
— Premarket Notification 510(k)
— Meldungen von Vorkommnissen und Korrekturen
— Unique Device Identification
— Einhaltung der Qualitätsanforderungen (21 CFR 820)

■ **Special Controls**

Die *Special Controls* werden produktspezifisch von der FDA erlassen und umfassen unter anderem
— die Einhaltung bestimmter Standards und Guidelines,
— eine Überwachung nach dem Inverkehrbringen (Postmarket Surveillance),
— Spezielle Anforderungen an die Kennzeichnung von Produkten.

Die je nach Produktklasse unterschiedlichen Zulassungswege sind in ◘ Abb. 6.3 graphisch veranschaulicht. Auf die Premarket Notification 510(k) wird in ▶ Abschn. 6.1.5 noch näher eingegangen.

6.1.4 Qualitätsmanagement

Das Äquivalent zur ISO 13485 ist in den USA der 21 CFR 820 „Quality System Regulations". Dieser ist Teil der General Controls und muss immer, außer wenn ausdrücklich ausgenommen, erfüllt werden. Insbesondere für Software als Medizinprodukt sind mindestens immer die Anforderungen an die Entwicklungslenkung zu erfüllen:

>> Sec. 820.30 Design controls.

>> (a) *General.* (1) Each manufacturer of any class III or class II device, and the class I devices listed in paragraph (a)(2) of this section, shall establish and maintain procedures to control the design of the device in order to ensure that specified design requirements are met.
(2) The following class I devices are subject to design controls:
(i) **Devices automated with computer software**; and
…..

Die Inhalte der Quality System Regulation sind ähnlich der ISO 13485 und finden sich in ◘ Tab. 6.2. Die FDA hat im Rahmen der Revision von 2016 der ISO 13485 aktiv an einer Annäherung der ISO 13485 und 21 CFR 820 mitgewirkt. Dies zeigt sich unter anderem an der Medizinprodukteakte (entspricht dem Device Master Record DMR) und der Entwicklungsakte (Design History File DHF). Im Laufe des Jahres 2018 hat die FDA zudem angekündigt, eine Anerkennung der ISO 13485 in Betracht zu ziehen.

Die im Rahmen eines Qualitätsmanagementsystems anfallende Dokumentation wird eingeteilt in

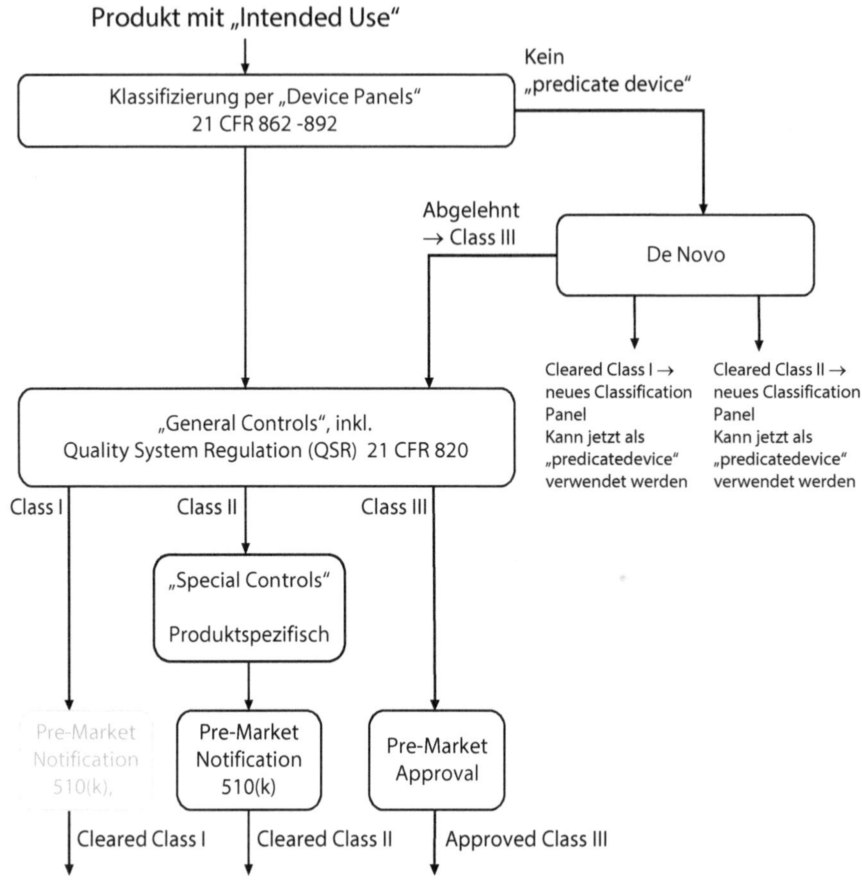

◘ Abb. 6.3   Zulassungswege in den USA

- Design History File (DHF): entspricht der Entwicklungsakte der ISO 13485
- Device Master Record (DMR): entspricht der Medizinprodukteakte der ISO 13485
- Device History Record (DHR): entspricht der Forderung der ISO 13485 nach Rückverfolgbarkeit
- Quality System Records (QSR): alle Dokumente des Qualitätsmanagementsystems, z. B. Verfahrensanweisungen
- Complaint Files

Für Software als Medizinprodukt sind mögliche Inhalte der jeweiligen Dokumente in ◘ Tab. 6.3 zu finden.

Es gibt nicht wie in Europa eine Zertifizierung eines Qualitätsmanagementsystems. Entweder wird das Qualitätsmanagementsystem als Teil einer Premarket Approval von Klasse III-Produkten inspiziert, oder in zufälligen Zeitabständen nach der Produktzulassung.

◘ Tab. 6.2   Inhalte des 21 CFR 820 (Quality System Regulations)

Part	Titel	Beschreibung
A 820.1– 820.5	General Provisions	Allgemeine Angaben und Definitionen.
B 820.20– 820.25	Quality System Requirements	Anforderungen an das Management (z. B. Management Review, Verantwortliche Person), an interne Audits und die Mitarbeiter (z. B. Schulung).
C 820.30	Design Controls	Anforderungen an die Entwicklung: Design Input, Design Output, Design Verifikation und Validierung, Design Transfer. Die Entwicklungsschritte sind in dem „Design History File (DHF)" zu dokumentieren.
D 820.40	Document Controls	Anforderungen an die Dokumentenlenkung, z. B. 4-Augen Prinzip für alle Dokumente.
E 820.50	Purchasing Controls	Anforderungen an die Beschaffung. Beinhaltet Beschaffung von Produkten und Dienstleistungen.
F 820.60– 820.65	Identification and Traceability	Anforderungen an die Nachverfolgbarkeit von Implantaten und lebenserhaltenden Medizinprodukten.
G 820.70– 820.75	Production and Process Controls	Anforderungen an den Produktionsprozess inkl. Prozessvalidierung. Fordert Validierung von Software, welche in Produktionsprozessen oder im Qualitätsmanagementsystem eingesetzt wird.
H 820.80– 820.86	Acceptance Activities	Anforderungen an Wareneingangskontrolle zugelieferter Produkte und Endkontrolle gefertigter Produkte.
I 820.90	Nonconforming Product	Anforderungen an den Umgang mit nichtkonformen Produkten.
J 820.100	Corrective and Preventive Action	Anforderungen an den CAPA Prozess.
K 820.120– 820.130	Labeling and Packaging Control	Anforderungen an die Beschriftung (inkl. UDI) und Verpackung.
L 820.120– 820.130	Handling, Storage, Distribution and Installation	Anforderungen an die Lagerung, den Vertrieb und die Installation.
M 820.180– 820.198	Records	Anforderungen an die Dokumentation im Rahmen des Qualitätsmanagementsystems. Dies beinhaltet - Device Master Record (DMR) - Device History Record (DHR) - Quality System Record - Complaint Files
N 820.200	Servicing	Anforderungen an die Wartung, z. B. Wartungsprotokolle.

(Fortsetzung)

◘ Tab. 6.2   (Fortsetzung)

Part	Titel	Beschreibung
O 820.250	Statistical Techniques	Anforderungen nach statistischen Maßzahlen zur Überwachung der Prozess- und Produktqualität.

◘ Tab. 6.3   Typische Inhalte der von 21 CFR 820 geforderten Dokumentation

Akte	Inhalte
DHF	Das *Design History File (DHF)* beinhaltet Aufzeichnungen über den Entwicklungsprozess. Bei der Entwicklung von Software werden hier die meisten Dokumente anfallen. Typische Inhalte sind z. B. - Projektpläne: Software-Plan, Risikomanagementplan, Konfigurationsplan, Testplan, Qualitätsmanagementplan, … - Software-Spezifikationen - Software-Architektur und Software-Design - Testspezifikationen - Testprotokolle von Unittests, Integrationstests, Systemtests - Meilensteinreviews
DMR	Der *Device Master Record (DMR)* beinhaltet alle Informationen, um das Produkt herzustellen. Bei physischen Produkten wären das z. B. Produktionsspezifikationen. Bei Software sind hier z. B. anzugeben: - (Verweis auf) Installationspakete - Installationsanleitungen, inklusive Formulare zur Abnahme - Serviceanleitungen - Handbücher
DHR	Der *Device History Record (DHR)* beinhaltet Angaben zu allen hergestellten Produkten. Bei Software wären das z. B. - Zuordnung Software-Version zu UDI - Kunden und installierte Software-Version - Nachweise über erfolgreiche Installation, z. B. Abnahmeprotokolle
QSR	Der *Quality System Record (QSR)* beinhaltet alle anderen nicht produktspezifischen Dokumente im Rahmen des Qualitätsmanagementsystems. Dies sind z. B. - Aufzeichnungen über das Managementreview - Aufzeichnungen über interne Audits - Aufzeichnungen über Mitarbeiterschulungen - QM-Handbuch und Verfahrensanweisungen
Complaint Files	Aufzeichnungen über alle Beschwerden und deren Bearbeitung. Alle meldepflichtigen Beschwerden müssen gekennzeichnet sein.

6.1.5 Marktzugang

In ▶ Abschn. 6.1.3 haben wir bereits die verschiedenen Zulassungswege angerissen. Dies wollen wir nun vertiefen.

- **Registrierung von Hersteller und Produkt**

Als Teil der General Controls muss sich jeder Hersteller mit allen Produkten registrieren (21 CFR 807, Subpart B and C). Die Registrierung muss jährlich aktualisiert werden und ist mit Gebühren verbunden.

- **Traditionelle Zulassungswege**

Für Klasse II-Produkte ist der traditionelle Zulassungsweg eine *Premarket Notification (510(k)*, 21 CFR 807, Subpart E). Hierzu ist vor der Vermarktung eines Produkts ein Dokument bei der FDA einzureichen. Das Prinzip einer 510(k) basiert auf dem Vergleich mit einem bereits zugelassenen Produkt nach dem Motto „Der darf es, also darf ich es auch". Hersteller müssen in einem Vergleich mit dem *Vergleichsprodukt (predicate device)* die technische, klinische und biologische Gleichartigkeit (*substantial equivialence*) nachweisen. Ein typischer Aufbau einer 510(k) findet sich im Anhang, siehe auch [8].

Die FDA verspricht eine Prüfzeit von maximal 90 Tagen, während der Sie weitere Informationen vom Hersteller anfordern kann. Nach erfolgreicher 510(k) wird von der FDA das *Statement of Indications for Use* sowie die *510(k) Summary* veröffentlicht. Der Grundgedanke einer 510(k) über den Nachweis der Gleichwertigkeit mit einem bereits am Markt befindlichen Produkt kann mit der klinischen Bewertung über die vergleichende Literaturroute verglichen werden, (siehe ▶ Abschn. 3.3).

Neben der traditionellen 510(k), bietet die FDA noch eine *Abbreviated 510(k)* sowie die *Special 510(k)* an. Bei der Abbreviated 510(k) wird dem Hersteller erlaubt, die Konformität mit anerkannten Standards und Guidance-Dokumenten zu bestätigen um damit weniger Informationen einreichen zu müssen. Eine Special 510(k) ist zu erwägen, wenn nach Änderungen an einem bereits zugelassenen Produkt eine Neuzulassung angestrebt wird. Der Umfang einer Special 510(k) ist wesentlich geringer, der Hersteller bestätigt im Wesentlichen, die Design Controls (21 CFR 820.30) eingehalten zu haben. Guidance Dokumente unterstützen Hersteller beim Verfassen von 510(k)s [3, 4].

Eine initiale Begutachtung einer 510(k) kann auch über eine akkreditierte Organisation stattfinden (*Third-Party Review*). Eine finale Zulassung findet jedoch auch in diesem Fall durch die FDA statt. Die FDA verspricht sich von dem Third-Party Review eine effizientere Zulassung.

Für Klasse III-Produkte führt der Weg zur Zulassung meist über eine ausführlichere *Premarket Approval* (PMA, 21 CFR 814), welche jedoch im Rahmen dieses Buches nicht weiter beleuchtet wird.

- **Digital Health Software Precertification**

Die traditionellen Zulassungswege der FDA sind sehr schwerfällig und waren ursprünglich für physikalische Medizinprodukte gedacht. Software als Medizinprodukt hat jedoch wesentlich schnellere Releasezyklen als traditionelle physische Medizingeräte. Das hat die FDA erkannt und im Rahmen des *21st Century Cures Act* das *Software Precertification Programm* aufgesetzt.

Basis des Programms sind Arbeiten des IMDRF zu Software als Medizinprodukt, insbesondere die Klassifizierung von Software als Medizinprodukt in die Klassen I-IV [5] (siehe dazu auch ▶ Abschn. 7.1) sowie das Qualitätsmanagement für Software als Medizinprodukt [6]. Basierend auf der Risikoklasse zertifiziert die FDA den Hersteller. Dieser muss eine *Qualitäts- und Excellenzkultur in der Software-Entwicklung (Culture of exzellente and Quality (COEQ))* nachweisen. Die zugrundeliegende Annahme ist: „Wenn der Hersteller einen sauberen Prozess einhalten und nachweisen kann, gehen wir auch von qualitativen Softwareprodukten aus", (siehe dazu auch ▶ Abschn. 4.3). Folgende fünf Excellenz-Prinzipien werden bei der Zertifizierung berücksichtigt:

1. Product Quality
2. Patient Safety
3. Clinical Responsibility
4. Cybersecurity Responsibility
5. Proactive Culture

Je nach Ergebnis der Zertifizierung und Risikoklasse des Produkts kann der Hersteller nun neue Versionen selbstständig oder mit einer schlankeren Zulassung auf den Markt bringen.

6.1.6 Technische Dokumentation

Bereits in ▶ Abschn. 6.1.4 wurden DHF, DMR und DHR als produktbezogene Dokumentation beschrieben. Zusammen mit einem potenziellen Zulassungsantrag (Premarket Notification oder Premarket Approval) ergibt sich die technische Dokumentation eines Medizinprodukts. Die speziell für Software geforderte Dokumentation als Teil des Zulassungsantrags wird in ▶ Abschn. 6.2.1 beschrieben.

6.1.7 Inspektionen

Weitere wesentliche Unterschiede zwischen dem europäischen und amerikanischen System sind die Audits (Europa) beziehungsweise Inspektionen (USA). In den USA werden die Inspektionen von der zuständigen Behörde FDA durchgeführt und durch 21 USC 360(h) „Inspections" legitimiert. Üblicherweise sind Inspektionen in den USA unangekündigt, außerhalb USA werden Inspektionen jedoch kurzfristig angekündigt.

Bei den Inspektionen wird nur das Qualitätsmanagementsystem nach 21 CFR 820 inspiziert. Grundlage der Inspektionen ist der QSIT Guide der FDA, welcher Inspektionen in folgenden Bereichen beschreibt [7]:

- Management Controls
- Design Controls
- Corrective and Preventive Actions (CAPA)
  - Medical Device Reporting
  - Corrections and Removals
  - Medical Device Tracking
- Production and Process Control

Ergebnisse einer Inspektion werden in einer *483 Observation* festgehalten und dem Hersteller mitgeteilt. Statistiken über 483s sind der Öffentlichkeit über die FDA Webseite zugänglich. Im Jahr 2017 wurden beispielsweise 1030 483 Observations erstellt, wobei eine Verletzung des CAPA-Prozesses (21 CFR 820.1000(a)) mit 400 Vorkommen die häufigste war. Sollte der Hersteller innerhalb einer Frist nicht erwartungsgemäß auf eine 483 Observation reagieren, verhängt die FDA einen vollständig öffentlichen *Warning letter*.

Die FDA kennt vier Arten von Inspektionen:

- Inspektionen im Rahmen von PMA Zulassungsanträgen
- Routine-Inspektionen

- „For cause"-Inspektionen
- Compliance Follow-up-Inspektionen

6.2 Umsetzung mittels Guidences

Die Anforderungen des 21 CFR werden in einer Vielzahl an Guidence-Dokumenten konkretisiert. Diese entsprechen in etwa den harmoniserten Normen in Europa. Die Guidence-Dokumente sind nicht verpflichtend, aber man sollte sich dennoch möglichst daran orientieren.

6.2.1 Software-Lebenszyklus

Anforderungen an einen Software-Entwicklungsprozess werden in dem Guidance Dokument *„General Principles of Software Validation; Final Guidance for Industry and FDA Staff"* beschreiben [9]. Die Guidance ist das Gegenstück zur IEC 62304, beinhaltet aber zusätzlich auch die Validierung von Software-Tools. Weiterhin deckt das Guidance-Dokument auch die Software-Validierung ab, welche in Europa über die ISO 13485 und IEC 82304-1 geregelt ist.

In dem Guidance-Dokument werden folgende Besonderheiten von Software gegenüber Hardware hervorgehoben:

- Die meisten Fehler bei Software entstehen in der Entwicklungsphase. Es gibt im Prinzip keine Produktionsphase wie bei Hardware.
- Software ist sehr komplex und schwer verstehbar durch unzählige Code-Verzweigungen.
- Testen ist im Allgemeinen nicht ausreichend zur Qualitätssicherung. Weitere Maßnahmen, insbesondere ein strukturierter Entwicklungsprozess, sind zwingend nötig.
- Software kann leicht geändert und angepasst werden. Dies kann aber zu Fehlern führen, wenn kein kontrollierter Änderungsprozess zugrunde liegt.
- Änderungen können unerwartete Seiteneffekte zur Folge haben.

Zusammengefasst kommt die FDA in dem Guidance zum Schluss, dass Softwareentwicklung ein wesentlich größeres Maß an Managementkontrolle braucht als Hardwareentwicklung.

Validierungsaktivitäten sollen je nach der Komplexität und dem mit der Nutzung verbundenen Risiko stattfinden. Es wird kein bestimmtes Vorgehensmodell gefordert, aber zu folgenden Aktivitäten sind genauere Vorgaben beschrieben:

- Qualitätsplanung
- Nutzungsanforderungen (System Requirements Definition)
- Software-Anforderungen (Detailed Software Requirements Specification)
- Software-Design (Software Design Specification)
- Implementierung
- Testen
- Installation
- Betrieb und Wartung

Interessant ist folgende Aussagen bzgl. Software-Tests:

» Testing of all of a program's code does not mean all necessary functionality is present in the program. Testing of all program functionality and all program code does not mean the program is 100 % correct! Software testing that finds no errors should not be interpreted to mean that errors do not exist in the software product; it may mean the testing was superficial.

Empfehlungen der Guidance zur Implementierung und zum Testen werden in ◘ Tab. 6.4 beschrieben.

Hintergrundinformation
Line-Coverage

In einem großen Projekt hatten wir uns zum Ziel gesetzt, eine 70 % Line-Coverage für normalen Code und 90 % Line-Coverage für Risikocode zu erreichen. Einfacher Code (z. B. getter/setter-Methoden) wurde dabei ausgeschlossen, da hier ein Unittest wenig Nutzen bringt. Die Vorgaben wurden erreicht, hierbei fiel doppelt so viel Unittest-Code wie Produktiv-Code an. Von 100 % Branch-Coverage wie von der FDA empfohlen waren wir weit entfernt. Es ist fraglich, ob der Mehraufwand wirklich Nutzen gebracht hätte. Auch so war schon unglaublich viel Unittest-Code zu warten. Im Laufe der Jahre wurde die Entwicklung neuer Features oder die Anpassung bestehender Features immer schwerfälliger da entsprechender Unittest-Code anzupassen war. Oft sagten Entwickler: „Ohh, das Feature können wir einfach einbauen. Aber wir brauchen lange, um den Unittest-Code nachzuziehen." Dies führte dazu, dass implementierte Features nicht mehr geändert wurden, was der agilen Philosophie widerspricht. Zusätzlich wurde vom Projektmanagement (ja, trotz Scrum gab es das) noch gefordert, dass in einem Sprint-Review nur „done-done"-Features gezeigt werden, also voll getestete. Sprich: Entweder war das Feature vorhanden, getestet und schwerfällig zu ändern oder es war nicht da und der Kunde beziehungsweise Product-Owner konnte kein Feedback geben. Was ich sagen will: Testcode muss auch gewartet werden, mehr Testcode bringt nicht immer mehr Nutzen und kann im schlimmsten Fall die Entwicklung schwerfällig machen. Nichtsdestotrotz sind Unittests absolut sinnvoll und angebracht. Aber in Maßen.

Die für einen Zulassungsantrag einzureichende Dokumentation ist in dem Guidance-Dokument *„Guidance for the Content of Premarket Submissions for Software Contained in Medical Devices"* beschrieben [10]. Software wird in folgende *Level of Konzerns (LoC)* eingeteilt:

◘ **Tab. 6.4** Empfehlungen der FDA hinsichtlich Implementierung und Software-Test

Aktivität	Empfehlungen
Implementie-rung	- Nutzung von Coding Guidelines - Durchführung von Code Reviews - Tracing von Code zu Software-Anforderungen
Testen	- Durchführung von Unittests, Integrationstests und Systemtests - Statische Code-Analyse - Bestimmung von Überdeckungsmaßen (Coverage) für Unittests. Empfohlen werden 100 % Line-Coverage (alle Codezeilen wurden beim Test durchlaufen) und 100 % Branch-Coverage (alle Verzweigungen wurden beim Test durchlaufen). Letzteres sieht die FDA als Minimum an (siehe dazu den Erfahrungsbericht unten). - Regressionstests sollen nach Software-Änderungen durchgeführt werden. - Tests in der Nutzungsumgebung (Usersite Testing) sind durchzuführen und zu protokollieren.

- Major: Tod oder ernsthafte Verletzung möglich
- Moderate: Verletzung möglich
- Minor: Verletzung unwahrscheinlich

Diese sind vergleichbar mit den Sicherheitsklassen A, B, C der IEC 62304, (siehe ▶ Abschn. 3.5.2). Je nach Level of Concern werden verschiedene Dokumente in einem Zulassungsantrag erwartet, (siehe ◘ Tab. 6.5).

Für Software als Medizinprodukt entsprechen einige der oben genannten Dokumente ganzen Abschnitten einer 510(k), z. B.

- „Software Description" → „Specification" in 510(k)
- „Verification and Validation" → „Performance" in 510(k)

Die FDA steht einem agilen Entwicklungsprozess wohlwollend gegenüber. Der *Technical Report 45 der AAMI „Guidance on the use of Agile practices in the development of medical device software"* [11] ist ein *recognized standard* der FDA. In dem TIR45 wird die Anwendung agiler Prinzipien zur Erfüllung der FDA-Forderungen beschrieben.

Es wird zudem der Nutzen agiler Entwicklung im Umfeld medizinischer Software hervorgehoben:

- kontinuierlicher Fokus auf Sicherheit, Risikomanagement und Kundennutzen über Backlog-Priorisierung, Planungsaktivitäten (Sprint-Planung) und Kundenfeedback (Sprint-Review)
- kontinuierliche Qualitätsbewertung durch Continuous Integration und Testen
- kontinuierliche Verbesserung des Software-Prozesses über Sprint-Retrospektiven
- kontinuierlicher Fokus auf Fertigstellung von Anforderungen

6.2.2 Usability

Ein Usabilityprozess wird in dem Guidance-Dokument *„Applying Human Factors and Usability Engineering to Medical Devices"* beschrieben [12]. Dies entspricht im Wesentlichen dem Vorgehen nach IEC 62366-1. Hervorgehoben werden kann, dass die FDA für Usabilitytests Probanden aus den USA erwartet, andernfalls eine ausreichende Begründung, warum dies nicht notwendig ist. Ein empfohlener Aufbau einer FDA-konformen Usabilityakte findet sich im Anhang.

6.2.3 Risikomanagement

Für das Risikomanagement hat die FDA keine eigene Guideline, sondern akzeptiert ein Vorgehen nach ISO 14971, (siehe ▶ Abschn. 3.2).

6.2.4 Cybersecurity

Im Gegensatz zu Europa gibt es in den USA sehr genaue Empfehlungen zur Cybersecurity für Medizinprodukte. In zwei Guidance-Dokumenten werden Anforderungen beschrieben.

☐ Tab. 6.5 Bei einem Zulassungsantrag für Software einzureichende Dokumente nach Level of Concern

	Minor	Moderate	Major
Level of Concern	Eine erklärende Beschreibung und Begründung des Level of Concern.		
Software Description	Eine Zusammenfassung der Software-Features (Produktbeschreibung).		
Device Hazard Analysis	Risikoanalyse (nach ISO 14971)		
Software Requirements Specification (SRS)	Zusammenfassung	Komplettes SRS Dokument	
Architecture	Nicht nötig	Detaillierte Beschreibung der Software-Komponenten.	
Software Design Specification	Nicht nötig	SDS Dokument mit z. B. wichtigen UML-Diagramme und API-Dokumentation.	
Traceability Analysis	Tracing (Nachverfolgbarkeit) von Software-Anforderungen, Software-Design, Code, Verifikation, Validierung, Risiken und Risikominimierungsmaßnahmen.		
Software Development Environment Description	Nicht nötig	Zusammenfassung des Software-Prozesses, inklusive Versionsverwaltung und Wartung.	Zusammenfassung des Software-Prozesses, inklusive Versionsverwaltung und Wartung. Zusätzlich eine Liste mit allen in der Entwicklung erzeugten Dokumenten und Aufzeichnungen (entspricht dem DHF).
Verification and Validation	Software-Systemtest: Plan, Spezifikation und Ergebnisse	Planung von Unittest, Integrationstest und Systemtests. Für Software-Systemtest: Plan, Spezifikation und Ergebnisse.	Für alle Levels (Unittest, Integrationstest und Systemtests): Plan, Spezifikation und Ergebnisse.
Revision Level History	Versionshistorie der Dokumentation, inklusive Version und Datum.		
Unresolved Anomalies (Bugs)	Nicht nötig	Liste mit allen verbliebenen Software-Bugs mit einer Begründung, warum diese keinen Einfluss auf Sicherheit und Wirksamkeit haben.	

■ **Pre-Market**

In dem Guidence „*Content of Premarket Submissions for Management of Cybersecurity in Medical Devices*" [13] werden die Anforderungen an Cybersecurity im Rahmen der

Entwicklungslenkung vor Freigabe des Produkts beschrieben. Durch geeignete Maß-nahmen soll verhindert werden, dass es durch Security-Probleme (das heißt Verlust der klassischen Schutzziele Confidentiality, Availability, Integrity) zu Patientenschäden kommt. Der FDA ist bewusst, dass Cybersecurity eine gemeinsame Verantwortung von Hersteller, Betreiber und Anwender ist.

Für Hersteller wird zunächst eine initiale *Sicherheits-Risikoanalyse (security risk analysis)* empfohlen:

- Identifizierung der zu schützenden Gegenstände (*assests*), Gefahren (*threads*) und potenziellen Sicherheitslücken (*vulneribilities*)
- Bestimmung der Auswirkung einer Sicherheitslücke auf die Leistungsfähigkeit des Medizinprodukts und damit auf die Patienten
- Bestimmung der Wahrscheinlichkeit, dass Sicherheitslücken ausgenutzt werden
- Bestimmung des Risikos und Definition von Sicherheitsmaßnahmen
- Bestimmung des Restrisikos

Das entspricht weitestgehend dem, was wir von klassichen Risikoanalysen für Medizin-produkte kennen, allerdings mit Fokus auf Sicherheitsprobleme. Diese Art der Risiko-analysen wird auch als *Bedrohungsmodellierung* bezeichnet. Hierbei wird immer die Dreiteilung

- Schwachstelle (Vulneribility),
- Gegenstand (Asset), z. B. Code, Rechenressourcen, Netzwerke, Daten, Konfiguratio-nen, …,
- Gefährdung (Thread), z. B. kriminelle Angreifer, „wissenschaftliche" Angreifer, inkompatible Schnittstellen, unabsichtlicher Missbrauch, …

betrachtet. Eine ausführliche Anleitung zur Durchführung solcher auf Sicherheit ausge-richteter Risikoanalysen für Medizinprodukte findet sich in *AAMI TIR57 „Principles for medical device security – risk management"* [15], einem *recognized standard* der FDA.

Zusätzlich gibt die FDA einige, am NIST (National Institute of Standards and Techno-logie) Cybersecurity Framework orientierte, konkrete Empfehlungen für Entwicklungs-eingaben:

- *Identify and Protect*: Verhinderung unauthorisierter Nutzung (Passwörter, Rollen-konzept, Timeouts, …), Authentifizierung bei sicherheitskritischen Funktionen (z. B: explizite Passwortbestätigung bevor Strahlung eingeschaltet wird), Authentifizierung vor Software-Updates, Authentifizierung der Kommunikation mit externen Syste-men, Authentifizierung und Integrität von Code (z. B. signierter Code), Integrität von Daten (z. B. durch Überprüfung mittels Hashwerten), Vertraulichkeit von sicherheitskritischen Daten (Konfigurationsdaten, Patientendaten, Credentials)
- *Detect, Respond, Recover*: Angriffe und Brüche der Sicherheit sollen erkannt und geloggt werden. Anwender sollen daraufhin benachrichtigt werden und nach erkann-tem Bruch der Sicherheit sollen automatisiert Maßnahmen zur Absicherung kriti-scher Funktionen getroffen werden. Produkte sollen robust gegenüber Netzwerkaus-fällen, Denial-of-Service-Attacken oder Bandbreitenverlust sein.

Die Risikoanalyse sowie alle Maßnahmen zur Cybersecurity sind im Rahmen der Zulas-sungsanträge zu dokumentieren. Insbesondere sind die Voraussetzungen an das IT-Netzwerk, die Schnittstellen, die Protokolle, die Authentifizierungsmechanismen, das Rollenkonzept, die kryptographischen Methoden, ein Plan für Security-Updates sowie die vom Betreiber notwendigen Tätigkeiten zu beschreiben. Zu bemerken ist dabei, dass die generelle Vertraulichkeit von Patientendaten nicht im Fokus steht, sondern nur die Vertraulichkeit von sicherheitskritischen Daten. Also Daten, deren Verlust an Vertraulichkeit zum Risiko für Patienten führen kann.

■ **Post-Market**

In dem Guidance „*Postmarket Management of Cybersecurity in Medical Devices*" [14] werden Maßnahmen zur Cybersecurity im Rahmen der Überwachung nach dem Inverkehrbringen beschrieben. Grundlage dafür ist eine Sicherheits-Risikoanalyse. Werden neue Schwachstellen bekannt, sind die damit verbundenen Risiken zu bewerten und geeignete Maßnahmen zu treffen. Als Wahrscheinlichkeit ist die *Ausnutzbarkeit* (*Exploitability*) der Sicherheitslücke zu bewerten.[2] Für Sicherheitslücken und deren Ausnutzwahrscheinlichkeit sollen einschlägige Datenbanken[3] verfolgt werden. Im nächsten Schritt ist der mögliche Patientenschaden zu beurteilen, falls die Sicherheitslücke ausgenutzt würde.

Liegen die Risiken im akzeptablen Bereich, sollen die Schwachstellen nach Möglichkeit mit Sicherheits-Updates behoben werden (Cyber-Hygiene). Risiken im nicht akzeptablen Bereich müssen unter gewissen Voraussetzungen der FDA gemeldet und die Kunden zeitnah über einen Maßnahmeplan informiert werden. Innerhalb von 60 Tagen ist ein Sicherheits-Update auszuliefern.

6.2.5 Spezielle Guidelines zu Software als Medizinprodukt

Die FDA beschreibt in weiteren Guidance-Dokumenten Erklärungen und Empfehlungen zur Entwicklung und Zulassung von Software als Medizinprodukt. Diese sind in ◨ Tab. 6.6 zusammengefasst.

6.3 FDA-Datenbanken

Die FDA betreibt eine Vielzahl an Datenbanken mit nützlichen Informationen. Einige dieser Datenbanken sind in ◨ Tab. 6.7 zusammengefasst.

6.4 Zusammenfassung

In den grundlegenden Dingen ist der Weg eines Medizinprodukts von der Entwicklung über die Zulassung auf den Markt in Europa und den USA recht ähnlich: Qualitätsmanagement, Risikoanalysen, Usability, Software-Lebenszyklus, Dokumentation. Ein entscheidender Unterschied liegt darin, dass in den USA eine Behörde die volle Verantwortung über Zulassung und Überwachung trägt. Ein Qualitätsmanagementsystem wird in den USA nicht zertifiziert. Hersteller unterliegen nach Zulassung unangekündigten

---

2   Zum Beispiel Common Vulnerability Scoring System ▶ https://www.first.org/cvss/specification-document.

3   Zum Beispiel ▶ https://cve.mitre.org/.

◻ Tab. 6.6 FDA Guidance-Dokumente zur Entwicklung und Zulassung von Software als Medizinprodukt

Dokument	Inhalt
Medical Device Data Systems, Medical Image Storage Devices, and Medical Image Communications Devices [16]	Genaue Beschreibung zur Einstufung von Software zur Speicherung und Kommunikation von (Bild-)Daten. Insbesondere für Hersteller von Software zur Betrachtung und Befundung von Bilddaten relevant.
Clinical and Patient Decision Support Software (DRAFT) [17]	Genaue Beschreibung, wann Entscheidungsunterstützende Software als Medizinprodukt einzustufen ist. Unter anderem ist die Nachvollziehbarkeit der zugrundeliegenden Algorithmen ein Kriterium.
Deciding When to Submit a 510(k) for a Software Change to an Existing Device [18]	Leitfeiden zur Entscheidung, wann bei Software-Änderungen ein neuer Zulassungsantrag einzureichen ist.
Mobile Medical Applications [19]	Genaue Beschreibung, wann Apps unter die Definition Medizinprodukt fallen. Zusätzlich definiert die FDA noch eine Kategorie von Apps, die zwar laut Definition ein Medizinprodukt sind, die aber aufgrund des niedrigen Risikos nicht kontrolliert werden.
Multiple Function Device Products: Policy and Considerations (DRAFT) [20]	Umgang mit Software, welche regulierte und nicht regulierte Funktionen enthält.
Design Considerations and Pre-market Submission Recommendations for Interoperable Medical Devices [21]	Anforderungen bezüglich Interoperabilität von Software.
Off-The-Shelf Software Used in Medical Devices [22] Cybersecurity for Networked Medical Devices Containing Off-the-Shelf (OTS) Software [23]	Anforderungen an den Umgang mit Software von Dritt-Anbietern, z. B. Open-Source-Bibliotheken.
Computer-Assisted Detection Devices Applied to Radiology Images and Radiology Device Data [24, 25]	Anforderungen für die Zulassung von Software zur automatischen Detektion in radiologischen Daten.

Kontrollen des Qualitätsmanagementsystems durch die FDA. In USA wird zur Zulassung ein Zulassungsantrag bei der FDA eingereicht, in Europa findet die Bewertung der technischen Dokumentation im Rahmen des Konformitätsbewertungsverfahrens statt, also üblicherweise bei den Audits der Benannten Stellen. Ein schöner und ausführlicher Vergleich der Anforderungen in Europa und den USA für Klasse IIb-Software findet sich in [26].

□ Tab. 6.7   Von der FDA betriebene Datenbanken (Auswahl)

Datenbank	Inhalte
MAUDE	Liste aller Vorkommnismeldungen.
GUDID	UDIs von zugelassenen Medizinprodukten.
510(k)	Enthält alle über eine 510(k) zugelassenen Produkte.
PMA	Enthält alle über eine Premakret Approval zugelassenen Produkte (Klasse III).
De Novo	Enthält alle De Novo-Anträge.
Recognized Standards	Enthält alle anerkannten Normen und Standards.
Product Code Classification Database	Enthält eine Liste aller Medizinprodukte-Kategorien mit ihrer Klassifizierung und allen relevanten Informationen.

6.5 Aufgaben

Gegeben sind folgende Medizinprodukte:
1. Computertomograf
2. Intraorales Röntgengerät
3. PACS (picture archiving and communication system), inklusive Bildmanipulation und -verarbeitung
4. Planungssoftware für die Strahlentherapie
5. Magnetresonanztomograph
6. Partikeltherapieanlage (Protonenanlage, charged particles)
7. Ultraschallgerät für die Herzdiagnostik (Echocardiograph)
8. Implantierbarer Defibrillator
9. Therapeutischer Ultraschall (HIFU)
10. Implantierbarer Defibrillator

Aufgabe 6.1: Bestimmen Sie die Klasse für jedes der angegebenen Medizinprodukte. Durchsuchen Sie dazu die Classification Panels 21 CFR 862–892 und gegebenenfalls 21 CR 860.

Literatur

1. https://www.law.cornell.edu/uscode/text/21
2. https://www.ecfr.gov
3. FDA: Format for Traditional and Abbreviated 510(k)s. FDA, Rockville (2005)
4. FDA: The special 510(k) programm (DRAFT). FDA, Rockville (2018)
5. IMDRF SaMD Working Group: Software as a Medical Device: Possible Framework for Risk Categorization and Corresponding Considerations. IMDRF, Berlin (2014)
6. IMDRF SaMD Working Group: Software as a Medical Device: Application of Quality Management System. IMDRF, Berlin (2015)
7. FDA: QSIT (Quality System Inspection Technique) Guide. FDA, Rockville (1999)

Literatur

8. FDA: Content of a 510(k). https://www.fda.gov/MedicalDevices/DeviceRegulationandGuidance/HowtoMarketYourDevice/PremarketSubmissions/PremarketNotification510k/ucm142651.htm. Zugegriffen am 30.11.2018

9. FDA: General Principles of Software Validation; Final Guidance for Industry and FDA Staff. FDA, Rockville (2002)

10. FDA: Guidance for the Content of Premarket Submissions for Software Contained in Medical Devices. FDA, Rockville (2005)

11. AAMI: TR45: Guidance on the Use of Agile Practices in the Development of Medical Device Software. AAMI, Arlington (2012)

12. FDA: Applying Human Factors and Usability Engineering to Medical Devices. FDA, Rockville (2016)

13. FDA: Content of Premarket Submissions for Management of Cybersecurity in Medical Devices. FDA, Rockville (2014)

14. FDA: Postmarket Management of Cybersecurity in Medical Devices. FDA, Rockville (2016)

15. AAMI: TR 57: Principles for Medical Device Security – Risk Management. AAMI, Arlington (2016)

16. FDA: Medical Device Data Systems, Medical Image Storage Devices, and Medical Image Communications Devices. FDA, Rockville (2015)

17. FDA: Clinical and Patient Decision Support Software (DRAFT). FDA, Rockville (2017)

18. FDA: Deciding When to Submit a 510(k) for a Software Change to an Existing Device. FDA, Rockville (2017)

19. FDA: Mobile Medical Applications. FDA, Rockville (2015)

20. FDA: Multiple Function Device Products: Policy and Considerations (DRAFT). FDA, Rockville (2017)

21. FDA: Design Considerations and Pre-market Submission Recommendations for Interoperable Medical Devices. FDA, Rockville (2017)

22. FDA: Off-The-Shelf Software Used in Medical Devices. FDA, Rockville (1999)

23. FDA: Cybersecurity for Networked Medical Devices Containing Off-the-Shelf (OTS) Software. FDA, Rockville (2005)

24. FDA: Computer-Assisted Detection Devices Applied to Radiology Images and Radiology Device Data. FDA, Rockville (2012)

25. FDA Clinical Performance Assessment: Considerations for Computer-Assisted Detection Devices Applied to Radiology Images and Radiology Device Data. FDA, Rockville (2012)

26. Froehlich, S.: Vergleich der europäischen und amerikanischen Anforderungen an die Herstellung von Software als Medizinprodukt, Masterthesis Universität Heidelberg/Hochschule Heilbronn. (2018)

Ausblick auf weltweite Zulassungen

© Springer Fachmedien Wiesbaden GmbH, ein Teil von Springer Nature 2019
M. Hastenteufel, S. Renaud, *Software als Medizinprodukt*,
https://doi.org/10.1007/978-3-658-26488-8_7

Zusammenfassung

Weltweit tätige Hersteller von Medizinprodukten müssen sich mit den jeweiligen regulatorischen Anforderungen der einzelnen Länder vertraut machen. Allen liegt jedoch das gleiche grundlegende Prinzip zugrunde: Medizinprodukte müssen sicher und leistungsfähig sein. Es gilt hier eine effiziente Dokumentationsstrategie zu entwickeln, um möglichst viel bei den Zulassungen in den einzelnen Ländern wiederverwenden zu können. Das International Medical Device Regulator Forum (IMDRF) erarbeitet Vorschläge zur Harmonisierung weltweiter Regulierungen von Medizinprodukten. Einige wurden bereits in die Praxis umgesetzt.

Sollen Medizinprodukte weltweit vertrieben werden, müssen sich Hersteller mit den gesetzlichen Anforderungen jedes Landes vertraut machen. Seit einigen Jahren gibt es weltweite Harmonisierungsbestrebungen zur Zulassung von Medizinprodukten in den verschiedenen Wirtschaftregionen. Diese wollen wir in diesem, abschließenden Kapitel des Buches kurz vorstellen.

7

■ Lernziele

Nach Abschluss dieses Kapitels sind Leser in der Lage, die Gemeinsamkeiten und Unterschiede bei der weltweiten Zulassung von Medizinprodukten zu benennen und zu erklären.

7.1   International Medical Device Regulator Forum (IMDRF)

Das *International Medical Device Regulator Forum (IMDRF)* ist ein 2011 gegründeter Zusammenschluss verschiedener weltweiter Regulierungsbehörden für Medizinprodukte [1].
   Mitglieder sind
- Australien (Therapeutic Goods Administration, TGA),
- Brasilien (National Health Surveillance Agency, ANVISA),
- Kanada (Health Canada, HC),
- China (National Medical Products Administration, NMPA),
- Europa (EU-Kommission),
- Japan (Pharmaceuticals and Medical Devices Agency, PMDA, sowie Ministry of Health, Labour and Welfare, MHLW),
- Russland (Russian Minstry of Health, Minzdrav),
- Singapur (Health Sciences Authority, HSA),
- Südkorea, (Ministry of Food and Drug Safety, MFDS) und
- die USA (US Food and Drug Administration, FDA).

In verschiedenen Arbeitsgruppen erarbeitet das IMDRF Dokumente für ein einheitliches Verständnis von Regulierungsfragen für Medizinprodukte. Insbesondere ist im Rahmen dieses Buchs die Arbeitsgruppe „Software as a medical Device (SaMD)" mit folgenden vier Dokumenten zu erwähnen:
- Software as a Medical Device: Key Definitions [3]
- Software as a Medical Device: Possible Framework for Risk Categorization and Corresponding Considerations [4]

- Software as a Medical Device: Application of Quality Management System [5]
- Software as a Medical Device: Clinical Evaluation [6]

- **Key Defiitions**

In diesem Dokument werden elementare und für das weitere Verständnis notwendige Begriffe definiert. Insbesondere wird *Software als Medizinprodukt* von *Software im Medizinprodukt* abgegrenzt. Die in allen weiteren Dokumenten verwendete Abkürzung *SaMD* (Software as a Medical Device) wird hier eingeführt.

- **Possible Framework for Risk Categorization and Corresponding Considerations**

In diesem Dokument wird eine auf zwei Dimensionen basierende Klassifizierung von Software als Medizinprodukt vorgeschlagen.

Die erste Dimension ergibt sich aus der Bedeutung der von der Software gelieferten Ergebnisse beziehungsweise Informationen:

- *Diagnostizieren oder Behandeln*: Die Ergebnisse der Software dienen zum direkten Diagnostizieren oder Behandeln.
- *Klinische Maßnahmen lenken*: Die Ergebnisse der Software entscheiden wesentlich über weitere klinische Maßnahmen.
- *Über klinische Maßnahmen informieren*: Die Ergebnisse der Software führen nicht direkt zu einer weiteren klinischen Maßnahme.

Die zweite Dimension ergibt sich aus dem Gesundheitszustand des Patienten:

- *kritisch*: Eine genaue und schnelle Diagnose oder Behandlung ist entscheidend, um Tod oder bleibende schwerwiegende Gesundheitsschäden zu vermeiden.
- *ernsthaft*: Eine genaue Diagnose oder Behandlung ist entscheidend, um bleibende oder schwerwiegende Gesundheitsschäden zu vermeiden.
- *nicht ernsthaft*: Eine genaue Diagnose oder Behandlung ist wichtig, aber nicht entscheidend zur Vermeidung von bleibenden oder schwerwiegenden Gesundheitsschäden.

Die beiden Dimensionen sollten bei Software als Medizinprodukt klar aus der Zweckbestimmung hervorgehen. Auf Basis der zwei Dimensionen werden vier Klassen für Software als Medizinprodukt festgelegt, (siehe ◘ Tab. 7.1).

In den USA wird die vorgeschlagene Klassifizierung bereits für das Software Precertification Programm angewandt, (siehe ▶ Abschn. 6.1.5). Kanada wird die Klassifizierung leicht angepasst in Ihre eigenen Regularien zur Klassifizierung von Software als

◘ Tab. 7.1 Klassifizierung von Software als Medizinprodukt nach IMDRF

	Diagnostizieren oder Behandeln	Klinische Maßnahmen lenken	Über klinische Maßnahmen informieren
kritisch	IV	III	II
ernsthaft	III	II	I
nNicht ernsthaft	II	I	I

[Tabellenfußzeile -bitte überschreiben]

Medizinprodukt übernehmen [7, 8]. Es bleibt aktuell (Stand Mai 2019) abzuwarten, ob in Europa die vom IMDRF vorgeschlagene Klassifizierung zur Interpretation der Regel 11 der MDR hinzugezogen wird.

- **Application of Quality Management System**

In diesem Dokument werden Prozesse für ein Qualitätsmanagementsystem für Hersteller von Software beschrieben. Dies wurde bereits in ▶ Abschn. 5.4.1 beschrieben.

- **Clinical Evaluation**

In diesem Dokument wird ein Vorgehen zur klinischen Bewertung von Software als Medizinprodukt vorgeschlagen. Dies wurde bereits in ▶ Abschn. 3.3 beschrieben.

7.2 Medical Device Single Audit Program (MDSAP)

Eine weitere Errungenschaft des IMDRF ist das *Medical Device Single Audit Program* (*MDSAP*). Hersteller von Medizinprodukten unterliegen meist Audits oder Inspektionen ihres Qualitätsmanagementsystems. Um weltweit agierenden Herstellern unnötige Aufwände von mehrfachen Audits oder Inspektionen zu ersparen, wurde das MDSAP konzipiert. Ein gemeinsames Audit soll die regulatorischen Anforderungen aller Länder abdecken. Aktuelle Teilnehmer sind die USA, Brasilien, Australien, Kanada und Japan.

7.3 Ausgewählte Länder

Für einige ausgewählte Länder werden im Folgenden die wichtigsten Informationen zur Zulassung von Medizinprodukten beschrieben. Alle Länder teilen sich grundlegende Gemeinsamkeiten wie
- den Nachweis von grundlegenden Anforderungen (beziehungsweise regulatory controls oder essential principles),
- eine risikobasierte Klassifizierung der Medizinprodukte,
- eine Anwendung eines Qualitätsmanagementsystems,
- eine Anwendung eines Risikomanagementprozesses,
- den Nachweis der Einhaltung regulatorischer Anforderungen über eine technische Dokumentation und
- die Registrierung von Hersteller und Produkt.

Unterschiede gibt es in der konkreten Umsetzung, teilweise werden unterschiedliche Normen und Standards zur Erfüllung der Anforderungen gefordert beziehungsweise empfohlen.
Ein weiterer Unterschied liegt in der Klassifizierung. Neben der unterschiedlichen Anzahl von Klassen führt der Weg zur Klasse über eine der folgenden zwei Möglichkeiten [2]:
- Nomenklatur: Medizinprodukte werden anhand Ihrer Eigenschaften in Produktkategorien und zugehörigen Klassen eingeteilt.
- Klassifizierungsregeln: Medizinprodukte werden über Klassifizierungsregeln in Klassen eingeteilt.

Werfen wir nun einen kurzen Blick auf einige ausgewählte Länder.

- **USA**

Regulierende Behörde	Food and Drug Administration (FDA) ► https://www.fda.gov/MedicalDevices/
Gesetze, Regularien und Guidelines	Food, Drug and Cosmetic Act (FD&C Act), 21 US Code 21 CFR Part 800 bis 1299 FDA Guidelines
Klassifizierung	Über Nomenklatur (21 CFR Parts 862–892)
Klassen	I, II, III
Zulassungsverfahren	Klasse I: meist ohne Zulassung Klasse II: Premarket Notification 510(k) Klasse III: Premarket Approval

- **Australien**

Regulierende Behörde	Therapeutic Goods Administration (TGA) ► https://www.tga.gov.au/medical-devices-ivds
Gesetze, Regularien und Guidelines	Australian Therapeutic Goods Act Therapeutic Goods (Medical Devices) Regulations Australian regulatory guidelines for medical devices (ARGMD)
Klassifizierung	Über Klassifizierungsregeln
Klassen	I, IIa, IIb, III, AIMD
Zulassungsverfahren	Für alle Klassen ist eine Konformitätsbewertung ähnlich wie in Europa durchzuführen.

- **Japan**

Regulierende Behörde	Ministry of Health, Labour and Welfare (MHLW) Pharmaceutical and Medical Devices Agency (PMDA) ► http://www.std.pmda.go.jp
Gesetze, Regularien und Guidelines	Pharmaceutical and Medical Device Act (PMD Act) Cabinet and Ministerial Ordinances Japanese Industrial Standards
Klassifizierung	Über Nomenklature (JMDN)
Klassen	I, II, III, IV
Zulassungsverfahren	Für *General Medical Device* (Klasse I mit sehr kleinem Risiko): Selbsterklärung und Registrierung beim PMDA (Tokokede). Für *Controlled Medical Devices* (Klasse II mit kleinem Risiko): Zertifizierung über einen *Registered Certification Body* (Ninsho). Für *Specially Controlled Medical Devices* (Klasse III und IV, mittleres und hohes Risiko): Überprüfung durch PMDA und Zulassung durch MHLW (Shonin). Einige Klasse III- und IV-Produkte werden als *Controlled Medical Devices* gehandhabt.

■ Kananda

Regulierende Behörde	Health Canada (HC) ▶ https://www.canada.ca/en/health-canada/services/drugs-health-products/medical-devices.html
Gesetze, Regularien und Guidelines	Food and Drugs Act Medical Devices Regulations (SOR/98–282) Guidelines
Klassifizierung	Über Klassifizierungsregeln
Klassen	I, II, III, IV
Zulassungsverfahren	Klasse I: Medical Device Establishment Licence Klasse II und höher: Medical Device Licence Application

7.4 Zusammenfassung

Weltweit tätige Hersteller von Medizinprodukten müssen sich mit den jeweiligen regulatorischen Anforderungen der einzelnen Länder vertraut machen. Allen liegt jedoch das gleiche grundlegende Prinzip zugrunde: Medizinprodukte müssen sicher und leistungsfähig sein. Es gilt hier eine effiziente Dokumentationsstrategie zu entwickeln, um möglichst viel bei den Zulassungen in den einzelnen Ländern wiederverwenden zu können. Das International Medical Device Regulator Forum (IMDRF) erarbeitet Vorschläge zur Harmonisierung weltweiter Regulierungen von Medizinprodukten. Einige wurden bereits in die Praxis umgesetzt.

Literatur

1. http://www.imdrf.org
2. Theisz, V.: Medical Device Regulatory Practices: An international Perspective. Pan Stanford, Routledge (2015)
3. IMDRF SaMD Working Group: Software as a Medical Device (SaMD): Key Definitions. IMDRF (2013)
4. IMDRF SaMD Working Group: Software as a Medical Device: Possible Framework for Risk Categorization and Corresponding Considerations. IMDRF (2014)
5. IMDRF SaMD Working Group: Software as a Medical Device (SaMD): Application of Quality Management System. IMDRF (2015)
6. IMDRF SaMD Working Group: Software as a Medical Device (SaMD): Clinical Evaluation. IMDRF (2017)
7. Health Canada: (Draft) Guidance Document: Software as a Medical Device (SaMD).Health Canada, Ottawa (2019)
8. Health Canada: (Draft) Examples Document: Software as a Medical Device (SaMD). Health Canada, Ottawa (2019)

Serviceteil

Anhang

Definitionen

Allgemeine Begriffe
Bereitstellung auf dem Markt bezeichnet jede entgeltliche oder unentgeltliche Abgabe eines Produkts, mit Ausnahme von Prüfprodukten, zum Vertrieb, zum Verbrauch oder zur Verwendung auf dem Unionsmarkt im Rahmen einer gewerblichen Tätigkeit. (Quelle: MDR)

Inbetriebnahme bezeichnet den Zeitpunkt, zu dem ein Produkt, mit Ausnahme von Prüfprodukten, dem Endanwender als ein Erzeugnis zur Verfügung gestellt wird, das erstmals als gebrauchsfertiges Produkt entsprechend seiner Zweckbestimmung auf dem Unionsmarkt verwendet werden kann. (Quelle: MDR)

Interoperabilität bezeichnet die Fähigkeit, von zwei oder mehr Produkten – einschließlich Software – desselben Herstellers oder verschiedener Hersteller

a) Informationen auszutauschen und die ausgetauschten Informationen für die korrekte Ausführung einer konkreten Funktion ohne Änderung des Inhalts der Daten zu nutzen und/oder

b) miteinander zu kommunizieren und/oder

c) bestimmungsgemäß zusammenzuarbeiten. (Quelle: MDR)

Inverkehrbringen bezeichnet die erstmalige Bereitstellung eines Produkts, mit Ausnahme von Prüfprodukten, auf dem Unionsmarkt. (Quelle: MDR)

Kompatibilität bezeichnet die Fähigkeit eines Produkts – einschließlich Software –, bei Verwendung zusammen mit einem oder mehreren anderen Produkten gemäß seiner Zweckbestimmung

a) seine Leistung zu erbringen, ohne dass seine bestimmungsgemäße Leistungsfähigkeit verloren geht oder beeinträchtigt wird, und/oder

b) integriert zu werden und/oder seine Funktion zu erfüllen, ohne dass eine Veränderung oder Anpassung von Teilen der kombinierten Produkte erforderlich ist, und/oder

c) konfliktfrei und ohne Interferenzen oder nachteilige Wirkungen in dieser Kombination verwendet zu werden. (Quelle: MDR)

Konformitätsbewertung bezeichnet das Verfahren, nach dem festgestellt wird, ob die Anforderungen dieser Verordnung an ein Produkt erfüllt worden sind. (Quelle: MDR)

Leistung bezeichnet die Fähigkeit eines Produkts, seine vom Hersteller angegebene Zweckbestimmung zu erfüllen. (Quelle: MDR)

schwerwiegendes Vorkommnis bezeichnet ein Vorkommnis, das direkt oder indirekt eine der nachstehenden Folgen hatte, hätte haben können oder haben könnte: a) den Tod eines Patienten, Anwenders oder einer anderen Person, b) die vorübergehende oder dauerhafte schwerwiegende Verschlechterung des Gesundheitszustands eines Patienten, Anwenders oder anderer Personen, c) eine schwerwiegende Gefahr für die öffentliche Gesundheit. (Quelle: MDR)

Vorkommnis bezeichnet eine Fehlfunktion oder Verschlechterung der Eigenschaften oder Leistung eines bereits auf dem Markt bereitgestellten Produkts, einschließlich Anwendungsfehlern aufgrund ergonomischer Merkmale, sowie eine Unzulänglichkeit der vom Hersteller bereitgestellten Informationen oder eine unerwünschte Nebenwirkung. (Quelle: MDR)

Zweckbestimmung bezeichnet die Verwendung, für die ein Produkt entsprechend den Angaben des Herstellers auf der Kennzeichnung, in der Gebrauchsanweisung oder dem Werbe- oder Verkaufsmaterial beziehungsweise den Werbe- oder Verkaufsangaben und seinen Angaben bei der klinischen Bewertung bestimmt ist. (Quelle: MDR)

Qualitätsmanagement
Prozess Zusammenhängende oder sich gegenseitig beeinflussende Tätigkeiten, die Eingaben zum Erzielen eines vorgesehenen Ergebnisses verwenden. (Quelle: angepasst nach ISO 9001)

Reklamation Ausdruck der Unzufriedenheit gegenüber einer Organisation in Bezug auf deren

Produkt oder Dienstleistungen. (Quelle: angepasst nach ISO 9001)

Validierung Objektiver Nachweis, dass die Anforderungen für einen spezifischen beabsichtigten Gebrauch erfüllt sind. (Quelle: angepasst nach ISO 9001)

Verfahren Festgelegte Art und Weise, einen Prozess auszuführen. (Quelle: angepasst nach ISO 9001)

Verifizierung Objektiver Nachweis, dass festgelegte Anforderungen erfüllt sind. (Quelle: angepasst nach ISO 9001)

Risikomanagement

Gefährdung Potentielle Schadensquelle. (Quelle: DIN EN ISO 14971)

Gefährdungssituation Umstände, unter denen Menschen, Güter oder die Umwelt einer oder mehreren Gefährdungen ausgesetzt sind. (Quelle: DIN EN ISO 14971)

Risiko bezeichnet die Kombination von Wahrscheinlichkeit eines Schadenseintritts und Schwere des Schadens. (Quelle: MDR)

Schaden Verletzung oder Schädigung der menschlichen Gesundheit oder Schädigung von Gütern oder der Umwelt. (Quelle: DIN EN ISO 14971)

Sicherheit bezeichnet die Freiheit von Risiken. (Quelle: DIN EN ISO 14971)

Klinische Bewertung

klinische Bewertung bezeichnet einen systematischen und geplanten Prozess zur kontinuierlichen Generierung, Sammlung, Analyse und Bewertung der klinischen Daten zu einem Produkt, mit dem Sicherheit und Leistung des Produkts, einschließlich des klinischen Nutzens, bei vom Hersteller vorgesehener Verwendung überprüft wird. (Quelle: MDR)

klinische Daten bezeichnet Angaben zur Sicherheit oder Leistung, die im Rahmen der Anwendung eines Produkts gewonnen werden und die aus den folgenden Quellen stammen:

- klinische Prüfung(en) des betreffenden Produkts,
- klinische Prüfung(en) oder sonstige in der wissenschaftlichen Fachliteratur wiedergegebene Studien über ein Produkt, dessen

Gleichartigkeit mit dem betreffenden Produkt nachgewiesen werden kann,
- in nach dem Peer-Review-Verfahren überprüfter wissenschaftlicher Fachliteratur veröffentlichte Berichte über sonstige klinische Erfahrungen entweder mit dem betreffenden Produkt oder einem Produkt, dessen Gleichartigkeit mit dem betreffenden Produkt nachgewiesen werden kann,
- klinisch relevante Angaben aus der Überwachung nach dem Inverkehrbringen, insbesondere aus der klinischen Nachbeobachtung nach dem Inverkehrbringen. (Quelle: MDR)

klinische Leistung bezeichnet die Fähigkeit eines Produkts, die sich aufgrund seiner technischen oder funktionalen – einschließlich diagnostischen – Merkmale aus allen mittelbaren oder unmittelbaren medizinischen Auswirkungen ergibt, seine vom Hersteller angegebene Zweckbestimmung zu erfüllen, sodass bei bestimmungsgemäßer Verwendung nach Angabe des Herstellers ein klinischer Nutzen für Patienten erreicht wird. (Quelle: MDR)

klinischer Nachweis bezeichnet die klinischen Daten und die Ergebnisse der klinischen Bewertung zu einem Produkt, die in quantitativer und qualitativer Hinsicht ausreichend sind, um qualifiziert beurteilen zu können, ob das Produkt sicher ist und den angestrebten klinischen Nutzen bei bestimmungsgemäßer Verwendung nach Angabe des Herstellers erreicht. (Quelle: MDR)

klinischer Nutzen bezeichnet die positiven Auswirkungen eines Produkts auf die Gesundheit einer Person, die anhand aussagekräftiger, messbarer und patientenrelevanter klinischer Ergebnisse einschließlich der Diagnoseergebnisse angegeben werden, oder eine positive Auswirkung auf das Patientenmanagement oder die öffentliche Gesundheit. (Quelle: MDR)

klinische Prüfung bezeichnet eine systematische Untersuchung, bei der ein oder mehrere menschliche Prüfungsteilnehmer einbezogen sind und die zwecks Bewertung der Sicherheit oder Leistung eines Produkts durchgeführt wird. (Quelle: MDR)

Usability

anormaler Gebrauch Bewusste, vorsätzliche Handlung oder vorsätzliche Unterlassung einer Handlung, die dem bestimmungsgemäßen Gebrauch entgegensteht. (Quelle: angepasst nach IEC 62366)

Benutzungsfehler (Use error) Durchführung oder Unterlassung einer Benutzerhandlung während der Nutzung eines Medizinprodukts im Rahmen der Zweckbestimmung, die zu einem anderen Ergebnis führt, als vom Hersteller beabsichtigt oder vom Benutzer erwartet. (Quelle: angepasst nach IEC 62366)

bestimmungsgemäßer Gebrauch Handlungen, inklusive Überprüfung und Einstellung durch Nutzer entsprechend der Gebrauchsanweisung beziehungsweise Zweckbestimmung. Der bestimmungsgemäße Gebrauch umfasst auch die nicht medizinische Nutzung wie Wartung, Lagerung oder Transport. (Quelle: angepasst nach IEC 62366)

gefährdungsbezogenes Nutzungsszenario Nutzungsszenario, bei dem es durch Nutzungsfehler zu einer Gefährdungssituation und damit zum Patientenschaden kommen kann. (Quelle: angepasst nach DIN EN IEC 62366)

korrekter Gebrauch Bestimmungsgemäßer Gebrauch ohne Nutzungsfehler. (Quelle: IEC 62366)

Nutzungsszenario (Use Scenario) Abfolge von Tätigkeiten eines bestimmten Nutzers in einer bestimmten Nutzungsumgebung zur Erreichung eines Ziels. (Quelle: ISO 9241)

Nutzungsumgebung Bedingungen und Einrichtungen, in denen Nutzer mit dem Medizinprodukt interagieren, z. B. Ort, Beleuchtung, Geräusche, Temperatur oder Land der Nutzung. (Quelle: angepasst nach IEC 62366)

Usability (Gebrauchstauglichkeit) Ausmaß, in dem ein System, ein Produkt oder eine Dienstleistung durch bestimmte Benutzer in einem bestimmten Nutzungskontext genutzt werden können, um festgelegte Ziele effektiv, effizient und zufriedenstellend zu erreichen. Effektivität ist dabei die Genauigkeit und Vollständigkeit, mit denen Benutzer bestimmte Ziele erreichen. Effizienz bezeichnet dabei die im Verhältnis zu den erreichten Ergebnissen eingesetzten Ressourcen. (Quelle: ISO 9241)

Usabilitytest Beurteilung eines Medizinprodukts mit vorgesehenen Nutzern innerhalb der beabsichtigten Nutzungsumgebung. (Quelle: angepasst nach IEC 62366)

Softwarespezifische Begriffe

Embedded Software Software, die zur Ausführung in Geräten für spezielle Zwecke (z. B. Waschmaschine, Kaffeemaschine) bestimmt ist. (Quelle: eigene Definition)

Gesundheitssoftware Software-System, das speziell für das Management, die Aufrechterhaltung oder die Verbesserung der Gesundheit einzelner Personen oder für die Pflege bestimmt ist. Gesundheitssoftware schließt Medizinprodukte-Software ein. (Quelle: angepasst nach DIN EN 62304)

Medizingeräte-Software Embedded Software in einem Medizingerät oder eine Standalone Software, welche zusammen mit anderer Hardware zusammen ein Medizinprodukt darstellt. (Quelle: eigene Definition)

Medizinprodukte-Software Software-System, das entwickelt wurde, um in ein Medizinprodukt integriert zu werden, oder das als Software in Form eines eigenständigen Medizinprodukts vorgesehen ist. (Quelle: DIN EN 62304)

Software als Medizinprodukt (SWaMP) Eine Standalone Software, welche für sich allein ein Medizinprodukt darstellt. (Quelle: eigene Definition)

Standalone Software Software, die zur Ausführung auf allgemein verfügbarer Hardware (PC, Notebook, Smartphone, Weareable) bestimmt ist. (Quelle: eigene Definition)

Dazu kommen die Aktivitäten, die für alle Klassen gleich sind:
- Aufbau eines Qualitätsmanagementsystems
- Erstellung einer technischen Dokumentation
- Überwachung nach dem Inverkehrbringen
- Konformitätserklärung und CE-Kennzeichnung
- Unique Device Identification
  Registrierung von Produkt und Hersteller

Tätigkeiten je nach Medizinproduktklasse der MDR

Tätigkeit	I	IIa	IIb	III
Kurzbericht über Sicherheit und klinische Leistung (SSCP), inklusive jährlicher Aktualisierung	-	1)	1)	X
EUDAMED: Upload SSCP	-	1)	1)	X
Konformitätsbewertungsverfahren	Siehe ▶ Abschn. 2.6			
Konsultationsverfahren für klinische Bewertung	-	-	2)	1)
Optionale Prüfung der klinischen Bewertung durch Expertengremium im Auftrag des Herstellers	-	-	2)	X
Klinische Bewertung	X	X	X	X
Klinische Prüfung	3)	3)	1)	X
Jährliche Aktualisierung PMCF-Bericht	-	1)	1)	X
Bericht über die Überwachung nach Inverkehrbringung (PMSR)	X	-	-	-
Regelmäßig aktualisierter Bericht über Sicherheit (PSUR)	-	X	X	X
PSUR: Jährliche Aktualisierung	-	-	X	X
PSUR: Zweijährliche Aktualisierung	-	X	-	-
PSUR: Upload in EUDAMED	-	-	-	X
EUDAMED: Mitgliedstaaten, in denen das Produkt verfügbar ist	-	X	X	X
Überwachungsaudit: Prüfung der verbrauchten Materialien	-	-	-	X
Gebrauchsanweisung	4)	4)	X	X
Bewertung der technischen Dokumentation für jedes Produkt	-	-	-	X
Bewertung der technischen Dokumentation für ausgewählte Produkte (Stichproben)	-	X	X	-

1. Nur bei implantierbaren Produkten
2. Nur bei aktiven Produkten mit Arzneiabgabe
3. Nur wenn Weg über Literatur nicht möglich ist (neue, innovative Produkte)
4. Kann entfallen, wenn sicherer Betrieb gewährleistet ist

Liste der Verfahrensanweisungen nach ISO 13485

Verfahrensanweisung	Kapitel der ISO 13485:2016 und Bemerkungen
Validierung von Software-Tools	Kapitel 4.1.6, 7.5.6 Das Vorgehen der Validierung von Software, welche im Rahmen des Qualitätsmanagementsystems, der Produktion oder Dienstleistungserbringung genutzt wird.
Dokumentenlenkung	Kapitel 4.2.4, 4.2.5 Das Verfahren zur Lenkung von Vorgabe- und Nachweisdokumenten ist zu dokumentieren.
Managementbewertung	Kapitel 5.6 Das Verfahren zur Durchführung von Managementbewertungen (Managementreviews), insbesondere der dazu eingesetzten Datenquellen, ist zu dokumentieren.
Mitarbeiterschulungen	Kapitel 6.2 Das Verfahren zur Aufrechterhaltung der notwendigen Mitarbeiter-Kompetenzen ist zu dokumentieren.
Risikomanagement	Kapitel 7.1 Das Verfahren zum Risikomanagement (in Bezug auf durch Produkte verursachte Patientenrisiken) ist zu dokumentieren. Dies Umfasst sowohl Risikomanagement bei der initialen Entwicklung als auch bei der Überwachung nach dem Inverkehrbringen.
Arbeitsumgebung	Kapitel 6.4 Anforderungen an die Infrastruktur, deren Instandhaltung und die Arbeitsumgebung sind zu dokumentieren. Sofern die Arbeitsumgebung Einfluss auf Produktqualität hat (z. B. Reinräume), sind Verfahren zur Aufrechterhaltung der notwendigen Arbeitsumgebung zu dokumentieren,
Kundenkommunikation	Kapitel 7.2 Für die Kommunikation mit Kunden, z. B. bei Anfragen, Auftragsbearbeitungen oder Rückmeldungen, sind entsprechende Regelungen zu dokumentieren.
Entwicklung	Kapitel 7.3 Für die Entwicklung von Produkten sind Verfahren zu dokumentieren. Dies umfasst die Planung, die Produktanforderungen, die Entwicklungsbewertung, die Entwicklungsverifizierung, die Entwicklungsvalidierung,
Entwicklungsübertragung	Kapitel 7.3 Die Übertragung der Entwicklungsergebnisse an die Produktion (Design Transfer) ist zu dokumentieren. Dies in der Software-Entwicklung weniger kritisch als bei physikalischen Produkten. Es umfasst die Bereitstellung eines Installationspakets, Installationsanweisungen und der Begleitdokumentation (alles, was für eine Auslieferung zum Kunden notwendig ist).
Entwicklungsänderung	Kapitel 7.3 Die Lenkung von Produktänderungen ist in einem Verfahren zu dokumentieren. In der Software-Entwicklung fällt hier der Umgang mit Fehlerberichten, die Verbindung zur Versionsverwaltung sowie die Entwicklung und Auslieferung von Updates und Patches

Verfahrensanweisung	Kapitel der ISO 13485:2016 und Bemerkungen
Beschaffung	Kapitel 7.4 Verfahren zur Beschaffung sind zu dokumentieren. Hierunter fallen auch Dienstleistungen wie z. B. Übersetzung von Handbüchern. Gegebenenfalls sind zusätzlich Qualitätssicherungsvereinbarungen mit den Lieferanten zu schließen.
Produktion	Kapitel 7.5 Für Produktionsprozesse sind Verfahren zu dokumentieren. zu lenken. Dieser Punkt entfällt bei Software, sofern diese nicht vorinstalliert auf Hardware ausgeliefert wird. Die „Produktion" von Software entspricht im Wesentlichen der Auslieferung und Installation.
Installation	Kapitel 7.5 Anforderungen an die Installation, inklusive Abnahmeprotokolle, sind zu dokumentieren.
Instandhaltung	Kapitel 7.5 Falls erforderlich, sind Verfahren zur Instandhaltung zu dokumentieren. Software unterliegt keiner Instandhaltung im Sinne von „Schrauben wechseln", daher entfällt dieser Punkt bei Software meist. Man könnte jedoch eine proaktive Überwachung von Software während des Betriebs subsumieren, z. B. Monitoring bei Cloud-Applikationen.
Prozessvalidierung	Kapitel 7.5 Verfahren zur Validierung von Produktionsprozessen, inklusive der dabei eingesetzten Software, sind zu validieren. Da bei Software nicht im eigentlichen Sinne produziert wird, sind auch keine Produktionsprozesse zu validieren.
Sauberkeit und Sterilisation	Kapitel 7.5 Entfällt bei Software
Produktidentifikation	Kapitel 7.5 Verfahren zur Produktidentifikation sind zu dokumentieren. Es wird auf anwendbare regulatorische Anforderungen verwiesen (Unique Device Identification UDI), siehe ▶ Abschn. 2.10. Verfahren zur Identifikation von nichtkonformen Produkten, welche zurückgesendet wurden, sind zu dokumentieren. Dies entfällt für Software.
Rückverfolgbarkeit	Kapitel 7.5 Verfahren zur Rückverfolgbarkeit sind zu dokumentieren. Heißt: Welcher Kunde hat welches Produkt? Auf die Software-Entwicklung übertragen bedeutet dies: Welcher Kunde hat welche Software-Version.
Produkterhaltung	Kapitel 7.5 Verfahren zur Erhaltung der Produktqualität während Lagerung und Transport sind zu dokumentieren. Zwar gibt es bei Software keine Lagerung oder Transport im eigentlichen Sinne. Man kann hier aber z. B. Backup-Konzepte (Verlust bei Lagerung) oder Checksummenvergleich nach Download der Software (Transport) beschreiben. Die genannten Punkte könnten aber auch im Rahmen der Infrastruktur oder Installation beschrieben werden.

Verfahrensanweisung	Kapitel der ISO 13485:2016 und Bemerkungen
Überwachungs- und Messmittel	Kapitel 7.6 Verfahren zur Überprüfung von Messmitteln sind zu dokumentieren. Hier sind Messmittel zur Produktprüfung nach Produktion gemeint. Da in der Software-Entwicklung keine Produktion im eigentlichen Sinne stattfindet, kann dieser Punkt entfallen. Gegebenenfalls werden hierunter auch Messmittel der Entwicklung interpretiert, z. B. Testtools subsumiert. Eine Lenkung und Validierung solcher Software-Tools ist jedoch besser in der Verfahrensanweisung „Validierung von Software-Tools" abzuhandeln.
Rückmeldungen	Anhang Verfahren für den Umgang mit Kundenrückmeldungen sind zu dokumentieren. Dazu gehören Supportanfragen, bei Software auch Kommentare in App-Stores oder automatisch gesendete Fehlerberichte (Crashreports).
Reklamationen	Anhang Verfahren zur Reklamationsbearbeitung unter Einbezug anwendbarer regulatorischer Anforderungen sind zu dokumentieren.
Vigilanz	Anhang Verfahren zur Meldung von Vorkommnissen an Regulierungsbehörden sind zu dokumentieren. Es wird auf anwendbare regulatorische Anforderungen verwiesen. Anhang Verfahren zur Herausgabe von Sicherheitshinweisen mit Maßnahmempfehlungen sind zu dokumentieren. Es wird auf anwendbare regulatorische Anforderungen verwiesen.
Interne Audits	Anhang Verfahren zur Durchführung interner Audits sind zu dokumentieren.
Überwachung des Produkts	Anhang Verfahren zur Überwachung des Produkts (nach Produktion und vor Freigabe) sind zu dokumentieren.
Lenkung nichtkonformer Produkte	Anhang Verfahren zur Lenkung nichtkonformer Produkte sind zu dokumentieren. Fehlerhafte Software wird nicht wie physikalische Produkte zurückgeschickt. Daher ist dieses Verfahren bei Software anders zu interpretieren. Bei Software ist zum einen sicherzustellen, dass nur freigegebene Software ausgeliefert wird (Fehler vor Freigabe, siehe auch Entwicklungsübertragung). Zum anderen muss sichergestellt sein, dass bei sicherheitsrelevanten Fehlern im Feld alle Installationen Updates erhalten (Fehler nach Freigabe). Unter bestimmten Umständen sind Maßnahmenempfehlungen an Kunden herauszugeben. Hier wird auf anwendbare regulatorische Anforderungen verwiesen. Dies kann auch in eine Verfahrensanweisung zur „Vigilanz" abgedeckt werden.
Nacharbeit	Anhang Verfahren zur Nacharbeit von nichtkonformen Produkten sind zu dokumentieren. Bei Software gibt es keine Nacharbeit beziehungsweise Reparatur eines fehlerhaften Produktes im eigentlichen Sinne.
Datenanalyse	Anhang Verfahren zur Sammlung und Auswerten von Daten zur Überwachung und Verbesserung des Qualitätsmanagementsystems sind zu dokumentieren.
Korrekturmaßnahmen und Vorbeugemaßnahmen (CAPA)	Anhang Verfahren für Korrektur- und Vorbeugemaßnahmen (CAPA) sind zu dokumentieren.

FDA-konforme Usabilityakte

Kapitel	Inhalt
1	Zusammenfassung und Schlussfolgerung: „The <device> has been found to be safe and effective for the intended users, uses and use environments."
2	Beschreibung der Nutzer, Nutzungsszenarien, Nutzungsumgebung und Nutzerschulung.
3	Beschreibung der Nutzungsschnittstelle (User Interface, UI).
4	Zusammenfassung bekannter Nutzungsprobleme aus Vorgängermodellen und ähnlichen Produkten.
5	Risikoanalyse in Bezug auf die Nutzungsschnittstelle.
6	Zusammenfassung der vorläufigen Analyse und Evaluationen.
7	Beschreibung der kritischen Aufgaben (gefährdungsbezogene Nutzungsszenarien).
8	Details der Usability-Bewertung: Probanden, Testmethoden, Testumgebung, Testergebnisse und aufgetretene Nutzungsprobleme.

Aufbau einer 510(k)

Abschnitt	Beschreibung
General Information	Nachweis über entrichtete Gebühren und Anschreiben. Hierfür stellt die FDA Formblätter zur Verfügung.
Table of Content	Nummeriertes Inhaltsverzeichnis.
510(k) Acceptance Checklist	FDA entscheidet anhand dieser Checkliste über weitere Bearbeitung. Es wird empfohlen, die Checkliste direkt nach dem Inhaltsverzeichnis beizulegen.
Statement of Indications for Use	Beschreibung der Zweckbestimmung. Hierzu wird die Verwendung eines entsprechenden Formulars (FDA Form 3881) empfohlen. Die Zweckbestimmung sollte mit den Beschriftungen, Handbüchern und Werbematerialien übereinstimmen. Die Zweckbestimmung wird nach erfolgreicher Zulassung veröffentlicht.
510(k) Summary or Statement	Hier ist entweder eine Zusammenfassung (Summary) des Nachweises über die *Substantial Equivalence* gefordert (21 CFR 807.92). Die Zusammenfassung wird nach erfolgreichem Antrag veröffentlicht. Alternativ ist eine zertifizierte Aussage (Statement) beizufügen, dass Informationen zur Sicherheit und Wirksamkeit auf schriftliche Anfrage (jeder beliebigen Person) nachgeliefert werden (21 CFR 807.93).
Truthful and Accuracy Statement	Erklärung, dass alle Inhalte der 510(k) wahrheitsgemäß und genau eingereicht wurden, und dass keine wichtigen Inhalte unterschlagen wurden.
Proposed Labeling	Kopie aller Beschriftungen, Handbücher, Service-Anleitungen, Werbematerialien und Ähnliches. Es wird empfohlen, auch entsprechende Unterlagen zum gewählten Vergleichsprodukt einzureichen.
Specifications	Hier werden eine erklärende Beschreibung des Produkts sowie eine technische Spezifikation erwartet. Bei Software-Produkten ist hier eher auf die softwarespezifische Dokumentation (siehe „Additional Requirements") zu verweisen.

Abschnitt	Beschreibung
Substantial Equivalence Comparison	Der Nachweis über die Gleichwertigkeit mit einem am Markt befindlichen Produkt ist der Kern einer 510(k). Hier ist die Gleichwertigkeit von z. B. - Zweckbestimmung (Indikationen, Patientengruppen, Anwendungsumgebung, …), - Materialien (bei physikalischen Produkten), - Technologien und Algorithmen (bei Software), - Gebrauchstauglichkeit beziehungsweise Mensch-Maschine-Schnittstelle und - Sicherheit, Leistung, Nutzen tabellarisch nachzuweisen und zu diskutieren. Es ist auf eine saubere Darstellung der Gemeinsamkeiten zu achten. Sollten Aspekte nicht gleich sein, ist die Auswirkung auf Sicherheit, Leistung und Nutzen darzulegen. Für das Vergleichsprodukt ist die 510(k) Nummer anzugeben.
Performance	Hier sind Ergebnisse von Tests anzugeben, z. B. aus - Laborversuchen, - Tierversuchen, - (klinischen) Studien, - Verifikation und Validierung und - Usabilitytests. Bei Software sind hier spezielle Anforderungen zu beachten, siehe „Additional Requirements".
Additional Requirements	Dieser Abschnitt beinhaltet weitere produktspezifische Informationen. Diese betreffen z. B. - Biokompatibilität, - Sterilität, - In-Vitro-Diagnostika, - strahlerzeugende Produkte und - Software. Bei Software (Standalone oder Embedded) gelten die Anforderungen wie in Kapitel ▶ Abschn. 6.2.1 beschrieben.

Inhalte entnommen von ▶ www.fda.gov

Stichwortverzeichnis